Konstantin Linder

Tellerwissen

Konstantin Linder

Tellerwissen

Verstehen, was wir essen sollten

Alibri Verlag
Aschaffenburg

2025

Konstantin Linder, studierte zunächst Sozial- und Staatswissenschaften, bevor er ein weiteres Studium der medizinischen Ernährungswissenschaften aufnahm. Als aktives Mitglied der *Gesellschaft zur wissenschaftlichen Untersuchung von Parawissenschaften* (GWUP) und Wissenschaftskommunikator auf YouTube widmet er sich der verständlichen Vermittlung wissenschaftlicher Methodik und dem Aufdecken verbreiteter Fehlinformationen.

Alibri Verlag
www.alibri.de | verlag@alibri.de
Mitglied in der Assoziation Linker Verlage (aLiVe)

1. Auflage 2025

Umschlaggestaltung: Eva Witten
unter Verwendung einer Abbildung von Eva Bronzini, 8058299 | Pexels
Druck und Verarbeitung: Interpress, Budapest

ISBN 978-3-86569-428-7

Inhaltsverzeichnis

1 Einleitung

Ich muss nicht erklären, warum Ernährung ein spannendes Thema ist. Wer das nicht so sieht, wird ganz sicher nicht diese Einleitung lesen. Doch wie oft habe ich gehört, dass sich andauernd ändert, was nun gesund ist und was nicht. Dass irgendwelche Lebensmittel „Superfoods" oder „Killer" seien – von Ärzten, von Ernährungsberatern, in Büchern, in Vorträgen und in Dokumentationen. Doch alles widersprach sich. Ich selbst habe gefastet, mich ketogen ernährt und begeistert Kaffee mit Butter getrunken – was auch immer mir gerade von überzeugenden Medien vermittelt wurde.

Über die Jahre hatte ich durchaus den Eindruck, dass immer mehr auf Wissenschaft verwiesen wurde. Plötzlich flogen in jedem YouTube-Video die Zusammenfassungen wissenschaftlicher Aufsätze ein. Doch trotzdem unterschieden sich die Ausführungen. Wie kann das sein? Ist die Wissenschaft wirklich so uneins?

Ich war schon immer an Medizin und Gesundheit interessiert, habe mich aber für Gesellschaftswissenschaften entschieden. Leider half das gar nicht, bei der Lektüre von medizinischen Texten. Irgendwann war die Frustration so groß, dass ich mich tatsächlich entschloss, noch einmal zu studieren, um endlich auch etwas von Gesundheit zu verstehen. Inhaltlich musste ich feststellen, dass so ziemlich alle Versprechungen von Leistungssteigerung und Gesundheitshacks, denen ich anhing, auf Sand gebaut waren. Ich kann nun mit sehr vielen Fachbegriffen, mit vielen chemischen Formeln anhand von Stoffwechselvorgängen und klinischen Studien bis ins Detail nachvollziehen, warum es leider doch keine Wundermittel gibt.

Da ich selbst so lange von rhetorisch überzeugenden Influencern auf Abwege geführt wurde, war es mir ein großes Bedürfnis aufzuklären. Ein Buch zu schreiben, das einfach nur alle möglichen Ernährungsmythen sammelt, um im Endeffekt immer nur zu wiederholen: „Stimmt nicht", wäre aber ziemlich langweilig. Doch selbst wenn ich es tun würde: Wer würde es ernst nehmen? So etwas verkauft sich nicht, es wird einfach nur als *eine* Meinung gesehen. Und wer sollte *mir* glauben, dass das, was ein Doktor im Fernsehen erzählt hat, nicht stimmt?

Tatsächlich sollte man mir auch nicht einfach glauben. Das Wichtigste ist, dass jeder selbst erkennen muss, was eine verlässliche Information ist – und was nicht. Dazu muss man wissen, wie eine Aussage begründet wurde. Man muss einschätzen können, ob ein Beleg geeignet ist, ob es überhaupt einen Beleg gibt oder ob er bekannten Fakten widerspricht. Dafür braucht man aber Wissen über den aktuellen Stand – und über die Methoden. Der Wissenschaftler und bekannte Kommunikator Carl Sagan fasst es perfekt zusammen:

> „Wenn wir nur die Erkenntnisse und Produkte der Wissenschaft lehren – so nützlich und inspirierend sie auch sein mögen – ohne ihre kritische Methode zu vermitteln, wie soll dann ein durchschnittlicher Mensch überhaupt zwischen Wissenschaft und Pseudowissenschaft unterscheiden können? (...) Die Methode der Wissenschaft – so spröde und mürrisch sie auch erscheinen mag – ist weitaus wichtiger als die Ergebnisse der Wissenschaft."[1]

Deswegen ist dies kein typisches Buch über Ernährung. Sicher, ein Teil des Buches wird die modernen Erkenntnisse der Wissenschaft in Bezug auf Ernährung vorstellen. Doch viel wichtiger ist, dass wir uns auch ansehen werden, *wie* man zu diesen Erkenntnissen gekommen ist. Dazu schauen wir in die jüngere Vergangenheit der Entdeckung dieser Methoden, aber auch in die fernste Vergangenheit, in der die Evolution unseren Körper und unser Denken prägte. So verstehen wir, warum wir diese Methoden für unsere Erkenntnis brauchen – und auf Basis dessen, was wir für Ernährung brauchen.

Vor diesem Hintergrund können wir auch andere Gesundheitsinformationen bewerten: von der Wirksamkeit von Medikamenten bis zur Schädlichkeit von Umwelteinflüssen. Schließlich werden wir auch über Sport reden. Mit Grundwissen über körperliche Aktivität und Ernährung, Wissen über die Methoden des Erkenntnisgewinns und einigen lehrreichen Beispielen trägt dieses Buch hoffentlich dazu bei, auch in

---

1 Sagan, C. / Druyan, A.: The Demon-Haunted World: Science as a Candle in the Dark, 1997.

sehr komplexen Situationen vernünftige und auf belastbaren Erkenntnissen fundierte Gesundheitsentscheidungen zu treffen.

Im Kern ist dies ein Buch über Ernährung – aber der Mehrwert ist eine Perspektive weit über den Tellerrand hinaus.

Dabei werde ich einen lockeren Stil bewahren, viele historische Beispiele zitieren und versuchen, mich nicht in Zahlen zu verlieren. Auf die genauen Werte, wie viel eines Nährstoffes beispielsweise zugeführt werden sollte, werde ich nur verweisen. Ich halte mich an etabliertes Wissen und versuche, Informationen, die vielleicht kontroverser sind, zu kennzeichnen und mit Quellen zu belegen. Wer mehr wissen möchte oder nachvollziehen will, wie ich zu bestimmten Äußerungen komme, sollte die entsprechenden Verweise nützlich finden.

Ich hoffe, es macht ein wenig Spaß, dieses Buch zu lesen, und die Lektüre verbessert das Verständnis von Wissenschaft und ermöglicht fundiertere Gesundheitsentscheidungen.

2 Regulation der Nahrungsaufnahme: Warum essen wir, was wir essen

Es gibt viele Gründe, warum wir essen – und Nährstoffaufnahme ist nur einer davon. Wir essen, um nicht zu verhungern, weil es uns glücklich macht, um zu einer Gruppe zu gehören, um Muskeln aufzubauen – und aus tausend anderen Gründen. Aber warum essen wir Kuchen und schwimmen nicht einfach wie ein Wal gemütlich mit offenem Mund durchs Planktonbuffet? Oder betreiben Photosynthese wie eine Pflanze? Warum ist es vielleicht auch keine gute Idee, dem Chef die Pommes zu klauen, selbst wenn man große Lust darauf hat? Warum ist alles so und nicht ganz anders?

Wir betrachten im Folgenden den evolutionären Hintergrund von Hunger und Geschmack, fragen, ob es eine „natürliche" Ernährung des Menschen gibt, ob wir uns auf unsere Instinkte verlassen sollten und was sonst noch unsere Ernährungsentscheidungen beeinflusst.

2.1 Was ist Evolution und was hat das mit Essen zu tun?

> „Nichts in der Biologie ergibt Sinn, außer im Lichte der Evolution."
>
> *Theodosius Dobzhansky*

Eine der bekanntesten Evolutionstheorien wurde von Charles Darwin formuliert: die natürliche Selektion. (Darwins Theorie war wegweisend, aber nicht die einzige. Andere evolutionäre Mechanismen existieren und werden heute in erweiterten Synthesen mitgedacht.) Sie erklärt, wie alle Lebewesen aus einem einzigen gemeinsamen Vorfahren entstanden sind: einem Einzeller namens LUCA (Last Universal Common

Ancestor, letzter universaler gemeinsamer Vorfahre – das ist der Punkt, an dem sich die Stammbäume aller Lebewesen treffen).

Eine winzige Mutation, also eine Änderung des genetischen Codes, kann zu einer leicht veränderten Eigenschaft führen. Ein Insekt mit etwas härterem Panzer zum Beispiel wird schwieriger zu kauen und damit unattraktiver für Fressfeinde. Wer weniger gefressen wird, kann sich häufiger fortpflanzen und so seine Mutation weitergeben. Besonders durch Veränderungen der Umweltbedingungen, die eine Spezies bedrohen, entsteht evolutionärer Druck: Nur die Individuen, die mit der Bedrohung umgehen können, überleben und werden heraus-„selektiert". Daher der Satz „Survival of the fittest" – das Überleben der am besten Angepassten. „Fit" bedeutet angepasst und hat nicht notwendigerweise etwas mit körperlicher Fitness zu tun (manchmal aber schon, denn schnell weglaufen hilft bekanntlich in bestimmten Situationen).

Diese Anpassungen passieren jedoch stets schrittweise. Ein Panzer wird über viele Generationen etwas härter, aber es schlüpft nicht plötzlich ein Käfer mit Flügeln statt Panzer. Daraus resultieren Anpassungen, die funktionieren, aber manchmal designtechnisch ziemlich absurd erscheinen.

Ein Paradebeispiel: der rückläufige Kehlkopfnerv. Ursprünglich verlief dieser Nerv bei unseren wasserbewohnenden Vorfahren wohl recht geradlinig vom Gehirn zum Herzen und dann zu den Kiemen. Als sich über Millionen Jahre hinweg Kiemen in Lungen verwandelten, wanderte das Herz nach unten, der Kehlkopf nach oben – aber der Nerv blieb an seinem Umweg über die Hauptschlagader hängen. Heute läuft er vom Gehirn zum Herzen, macht eine Kehrtwendung unter der Aorta und dann wieder hoch zum Kehlkopf. Besonders eindrucksvoll wird dieses Konstrukt bei Giraffen: Ihr Nerv kann mehrere Meter lang werden, obwohl 15 Zentimeter locker reichen würden. Intelligentes Design? Nicht so ganz.

Dieses einfache Prinzip des Testens von neuen Eigenschaften auf bessere Fortpflanzungschancen erklärt sehr eindrucksvoll, warum wir ein Bedürfnis nach Dingen haben, die unserer Gesundheit schaden, warum wir Bewegungsmuffel sind (obwohl uns Bewegung guttun würde) oder warum unser Denken potenziell apokalyptische Folgen wie Klimakrise oder Atomkriege ermöglicht. Nichts in unserer Biologie ergibt Sinn, wenn man sich nicht fragt, unter welchen Umständen eine Eigenschaft entstanden ist und warum sie damals einen Vorteil brachte. (Der

Vollständigkeit halber sei erwähnt, dass es auch Beispiele von größeren evolutionären Sprüngen gibt, die nicht graduell verlaufen oder zufällige Eigenschaften, die überhaupt keinen Vorteil bringen, sondern einfach zufällig mit anderen Eigenschaften verbreitet wurden. Wie wahrscheinlich diese Erklärungen sind, kann ich nicht sicher beurteilen. Daher werden sie aber auch niemals als Grundlage von Gesundheitsentscheidungen herangezogen werden.)

Bevor wir uns den biologischen Fakten widmen, erzähle ich *eine* Geschichte dieser vielen kleinen Anpassungen. Um zu verstehen, warum Zucker Karies verursacht, brauchen wir keine Story. Aber für die Frage, wie es überhaupt dazu gekommen ist, dass wir Zucker erschmecken können und das gut finden, holen wir ein wenig aus. Und sind es nicht genau diese Geschichten, die uns das Gefühl geben, dem Universum ein kleines Geheimnis entlockt zu haben?

Unsere Reise beginnt – wie alle guten Geschichten – am Anfang.

2.1.1 Eine (ganz) kurze Geschichte von uns

Beginnen wir mit LUCA vor etwa vier Milliarden Jahren. Das Leben existiert nur im Wasser, die Atmosphäre enthält keinen Sauerstoff. Über einen Zeitraum von rund 1,5 Milliarden Jahren entwickeln sich Cyanobakterien, die Photosynthese betreiben und aus dem Kohlendioxid der Atmosphäre Sauerstoff herstellen. Für alle, die mit Sauerstoff nicht umgehen können: evolutionäre Sackgasse.

Als der Sauerstoffgehalt kritisch ansteigt, beginnt vor etwa 541 Millionen Jahren die sogenannte „kambrische Explosion" – der Start des Phanerozoikums, also das Zeitalter des sichtbaren Lebens. Der Superkontinent Pangäa erhebt sich aus dem Ozean, und vor etwa 400 Millionen Jahren betreten die ersten Wirbeltiere das Land.

Ein Massenaussterben, liebevoll „Das große Sterben" genannt, schafft Raum für die Entwicklung von Dinosauriern und Säugetieren. Das nächste große Massenaussterben (Stichwort: Meteoriteneinschlag in Mexiko) beendet das Kapitel der Dinosaurier, woraufhin die Säugetiere an Bedeutung gewinnen. Die ersten Primaten entstehen vor rund 65 Millionen Jahren. Vor etwa 8 Millionen Jahren spaltet sich unser Stammbaum von dem anderer heute lebender Affen ab.

Durch Klimawandel wird aus fruchtbarem Dschungel zunehmend trockene Steppe. Der Speiseplan wird karger, Jagd von Wildtieren ergänzt die Pflanzenkost. Fleisch braucht einen kürzeren Darm – das spart Verdauungsenergie, die ins Gehirn investiert werden kann. Die Entdeckung des Feuers katapultiert die Kalorienverfügbarkeit in neue Höhen. Faserige Knollen werden durch Kochen genießbar, Fleisch wird leichter zu kauen, mehr Nährstoffe werden verfügbar. Die Verdauung beginnt teilweise schon im Topf.

Mit der Arbeitsteilung, komplexeren Sozialstrukturen und mehr Energie beginnt das Hirn zu wachsen. Und evolutionär gesehen sind wir hier schon fast in der Gegenwart. Seitdem hat sich nicht viel getan – außer, dass wir unsere Umwelt noch radikaler umgebaut haben. Vor 10.000 Jahren wird Landwirtschaft verbreitet, Siedlungen entstehen, Menschen werden sesshaft. Später folgt die industrielle Revolution mit Kühlschränken, Lieferdiensten und Cookie-Dough-Eis, das man sich beim Netflixen reinziehen kann.

2.1.2 Mythos Paläo-Diät

Die sogenannte Paläo-, ancestral oder primal-Ernährung ist eine von manchen propagierte Ernährungsform, die versucht, unsere „natürliche“ Ernährung aus der Steinzeit nachzuahmen. Die Idee: Seit der neolithischen Revolution (Ackerbau, Viehzucht) hätten sich unsere Gene nicht ausreichend angepasst – also: zurück zur Urkost, um Zivilisationskrankheiten zu vermeiden. Klingt auf den ersten Blick plausibel. Hält aber einer genauen Prüfung nicht stand.

Die Grundannahmen:

1. Es gab *eine* definierbare Diät unserer Vorfahren.
2. Wir können sie nachahmen.
3. Diese Diät war gesund.

Es gab keine Paläo-Diät

Schon Punkt eins ist fragwürdig: Welche Vorfahren meinen wir eigentlich? Homo sapiens? Homo erectus? Irgendwas dazwischen? Wann genau? Wo genau? Was diese Menschen gegessen haben, war extrem abhängig von Region, Klima, Jahreszeit, Tierbestand, Pflanzenvielfalt. Kurz: Die Ernährung war so vielfältig wie die Menschen selbst.

Dazu kommt: Auch nach der neolithischen Revolution hat die Evolution nicht aufgehört. Wer heute besonders viele Kopien des Gens AMY1 besitzt, kann Stärke besser verdauen. Und die Ausbreitung von Laktosetoleranz in bestimmten Regionen ist ein weiteres Beispiel dafür, dass auch „moderne" Lebensmittel Spuren in unserem Genpool hinterlassen haben.

Was uns als Menschen auszeichnet, ist nicht eine spezielle Ernährung, sondern die unglaubliche Flexibilität unserer Ernährung. Dass wir heute als Spezies global verbreitet sind, liegt daran, dass wir alles Mögliche essen können.

Inuit in der Arktis? Fast nur Fisch und Fleisch. Massai in Afrika? Fleisch, Blut, Milch. Stämme in Papua-Neuguinea? 95 % Süßkartoffeln.[2] Die „eine" Paläo-Diät? Die gab es schlicht nicht.

Wir können sie nicht nachahmen

Selbst wenn wir wüssten, was unsere Vorfahren gegessen haben – welche Lebensmittel und in welchen Verhältnissen –, wir würden diese nicht bekommen. Insekten und extrem mageres Fleisch von Wildtieren sind nicht das, was sich in der Kühltheke eines Supermarktes finden lässt. Doch wahrscheinlich würden sie die Jagdtiere immerhin noch erkennen können, während ihnen das, was an Pflanzen in der Auslage des Supermarktes liegt, völlig unbekannt vorkommen würde.

Ich kann mich noch erinnern, wie mir einmal im Supermarkt von einem lila Blumenkohl abgeraten wurde, weil dieser etwas Unnatürliches sei. Vielleicht war es auch ein Romanesco, eine italienische Blumenkohlsorte mit charakteristischem Fraktal-Muster. Was es war, ist aber nicht wichtig, denn Rosenkohl, Brokkoli, Spitzkohl, Rotkohl, Weißkohl, Grünkohl oder eben Blumenkohl (ob lila oder Romanesco) sind alles nur Züchtungen von ein und derselben Pflanzenspezies *Brassica oleracea*. Was für unsere Vorfahren noch ein struppiges Gewächs am Wegesrand war, wurde von uns in den letzten 10.000 Jahren zu verschiedenen, völlig unterschiedlichen Pflanzen gezüchtet. Fast alles, was

2 Luyken, R. u.a.: „Nutrition Studies in New Guinea". In: The American Journal of Clinical Nutrition 14, Nr. 1 (1964), S. 13-27.

wir seit dem ersten Aufkommen von Geschichtsschreibung konsumiert haben: Öl, Getreide, Hülsenfrüchte und auch viele Gemüsearten, ist in der Natur so nie zu finden gewesen. Nichts in unseren Supermärkten ist auch nur ähnlich zu den Lebensmitteln, die unsere Vorfahren in der Natur zur Auswahl hatten. Selbst wenn wir die Ernährung unserer Vorfahren nachahmen wollten, auf einen Supermarkt könnten wir nicht zurückgreifen. Auch Samen von irgendwelchen „alten" Sorten sind keine 5000 Jahre alt. Tatsächlich alte Sorten erkennt man daran, dass man sie im Garten nicht erkennen würde und man den Genuss wahrscheinlich auf der Toilette reflektieren müsste. Bevor die ganzen Bitterstoffe, Gifte und Abwehrstoffe herausgezüchtet wurden, würden größere Mengen uns entweder schleunigst und mit viel Wasser auf der Rückseite verlassen oder den Rückwärtsgang durch die Speiseröhre antreten. Ganz zu schweigen von den begleitenden unangenehmen Wahrnehmungen, die Gifte eben so mitbringen.

Die Frage, ob es überhaupt einen gesundheitlichen Nutzen haben könnte, sich an irgendeiner prähistorischen Ernährung auszurichten, wird später geklärt. Doch wir können festhalten: Es gab keine einheitliche Paläo-Ernährung, und wir können sie auch nicht nachahmen. Wir haben uns evolutionär nicht an *eine* Ernährung angepasst wie z. B. Pandas (fast ausschließlich Bambus), Koalas (fast ausschließlich Eukalyptus) oder Löwen (Fleisch). Wir haben uns zum Generalisten entwickelt, der *alles* essen kann und damit überall klarkommt. Selbst unsere fernen Verwandten sind vielseitiger als oft vermutet wird. Je nach Verfügbarkeit essen Gorillas in den Gebirgen des Kongo hauptsächlich wilden Sellerie, Blätter und Büsche, während sie im fruchtbaren Tiefland Früchte fressen. Ihre Zähne, die wie Scheren funktionieren sind gut geeignet, um die festen, faserigen Blätter in den Bergen zu zerkleinern. Doch wenn das nicht nötig ist: umso besser. Selbst Schimpansen jagen, wobei sie es weniger auf das Fleisch als auf die Eingeweide abgesehen haben, weil diese leichter zu verdauen sind. Denn im Endeffekt geht es nur um eines: nicht zu verhungern. Es wird gegessen, was zur Verfügung steht. Wer Zähne hat, um harte Blätter zu zerkleinern oder auch Nährstoffarmes zu verdauen (Kühe), hat andere Möglichkeiten als Tiere mit dicken Zähnen und starken Kaumuskeln, die sogar Walnüsse knacken können. Wieder andere haben schnelle Beine und Reißzähne, um Fleisch zu jagen. Für jagende Tiere gibt es viele Vorteile, doch wenn keine Beutetiere da sind, ist das schlecht für den Jäger. Wenn keine Blätter für den Pflanzenfresser und keine Früchte für den Fruchtfresser da sind, ist das auch schlecht. Wir Menschen können dank unserer Anpassungsfähigkeit, dem Gebrauch von Werkzeugen und Feuer alles zugänglich machen, was verfügbar ist, und haben so die besten Chancen, unseren Hunger zu stillen.[3]

Doch gehen wir noch einen Schritt zurück und fragen einmal: Warum essen wir überhaupt irgendetwas und liegen nicht einfach wie Pflanzen in der Sonne?

2.1.3 Hunger: Warum wir essen

Warum müssen wir eigentlich essen? Pflanzen tun es schließlich auch nicht.

Wir brauchen Nährstoffe, um zu wachsen und zu überleben. Mit Ausnahme einiger seltener Metalle mit sehr speziellen Aufgaben besteht Leben aus wenigen chemischen Elementen: Kohlenstoff (C), Sauerstoff (O), Wasserstoff (H) und Stickstoff (N). Diese vier bilden die Grundbausteine unseres Körpers. Cyanobakterien sind extrem selbstständig: Sie nutzen Sonnenlicht als Energiequelle (Photosynthese) und bauen aus den verfügbaren Elementen alles, was sie brauchen.

Pflanzen, obwohl komplexer, nutzen immer noch Licht. Beim Stickstoff allerdings sind sie wählerischer: Luftstickstoff nützt ihnen nichts. Erst durch fruchtbare Böden oder Symbiosen mit spezialisierten Bakterien können sie Stickstoff aufnehmen.

Doch all das kostet Energie. Warum also die Arbeit selbst machen, wenn man einfach Trittbrettfahren kann? Genau das „dachten“ sich die Vorfahren von Tieren (und Pilzen). Statt Energie in Umwandlungsprozesse zu stecken, fraßen sie andere Lebewesen – inklusive gespeicherter Sonnenenergie.

Dadurch wurde Energie frei für bessere Bewegung: Flossen, später Beine. Aber Bewegung braucht Steuerung – also entwickelte sich ein Gehirn. Um dieses Gehirn zu motivieren, Bewegungen in Richtung

3 Ungar, P. S.: Evolution's Bite, 2017.

Nahrung zu planen und umzusetzen, entstand das, was wir heute als Hunger kennen.
Wenn wir Hunger haben, suchen wir nach etwas Essbarem. Je größer der Hunger, desto höher die Motivation und die Belohnung beim Essen. Unser Körper steuert Hunger über komplexe Regelkreise. Im Großen und Ganzen funktioniert die Nahrungsregulation beeindruckend gut: Trotz großer Tagesschwankungen bleibt das Körpergewicht der meisten Menschen über Jahre konstant.

Das Aussehen und die Konsistenz, wie intensiv wir kauen, der Geschmack oder unsere emotionale Verfassung, all das liefert Nervensignale in die Steuerungsareale unseres Gehirns. Diese Signale lassen uns relativ schnell auf Reize reagieren. Wenn der Magen auf Grund seiner Füllung gedehnt wird, merken wir sofort: Wir sind voll. Etwas zu Bitteres, zu Scharfes oder zu Saures spucken wir nach Sekundenbruchteilen aus, bevor es im Magen landet. Doch selbst von hier gibt es im Notfall noch einen von unangenehmen Geräuschen begleiteten Weg zurück.
Doch die längerfristige Regulation erfolgt über Hormone. Am längsten bekannt ist Insulin und sein Gegenspieler Glukagon. Diese Hormone der Bauchspeicheldrüse regulieren die Menge an Zucker in unserem Blut. Wenn nach einer Mahlzeit Zucker ins Blut strömt, wird dieses von Insulin in die Körperzellen eskortiert. Ebbt die Zuckerzufuhr ab, weil der Darm leer ist, signalisiert Glukagon der Leber die Zuckerreserven herauszurücken und sogar selbst Zucker zu bilden. Durch diese direkte Verbindung mit Nährstoffzufuhr sind sie natürlich gute Informationsquellen des Gehirns um Hunger zu steuern. Zu den relativen Neuzugängen zählen Ghrelin und Leptin. Ghrelin wird vom leeren Magen produziert mit dem Ziel, ebendiesen Zustand zu beenden. Leptin wird von Fettzellen produziert und gibt die Änderung des Füllstandes unseres Energietanks, der Fettreserven, an.

Doch dabei handelt es sich um eine extrem vereinfachte Darstellung. Denn nichts in unserem Körper hat nur einen einzelnen Effekt. Leptin signalisiert bei vollen Fettspeichern zwar, dass wir weniger Nahrung brauchen und uns bewegen können. Doch es sträubt sich auch hartnäckig gegen Veränderungen. Wenn die Fettspeicher schrumpfen, stellt sich Leptin dagegen und sorgt für mehr Hunger. Insulin bringt Zucker in die Zellen und baut Fett auf. Aber es ist auch ein starkes Wachstumssignal für Muskeln. Mehr Muskeln wiederum sorgen für weniger Insulinbedarf (da Muskeln den Blutzucker gut aufnehmen können).

Wenn dieses komplexe System nicht funktioniert, haben wir ein Problem. Sowohl in die eine als auch in die andere Richtung. Doch in Deutschland ist es schwerer, zu wenig zu essen als zu viel.

Hunger ist ein mächtiger Gegner

Weniger Essen und mehr Bewegung – leicht gesagt, aber mitunter schwer getan. Manche Menschen sind satt und glücklich nach winzigen Portionen, die bei anderen kaum Sättigung auslösen. Es ist leicht vorstellbar, dass das Einsparen von Kalorien sehr stark davon abhängt, ob wir einfach nur den Nachtisch auslassen müssen oder ob wir konstant von überwältigendem Hunger geplagt werden.

Wenn man die Beschreibungen von adipösen Menschen oder Bodybuildern in der Wettkampfphase ihrer Diät hört, wird schnell klar: Das ist absolut kein wünschenswerter Zustand. Doch wenn abgehungerte Bodybuilder wieder normal essen, stabilisiert sich ihr Körpergewicht normalerweise auch. Bei Adipösen hingegen bedeutet das Ende der Diät oft eine weitere Gewichtszunahme. Wenn in der Hungerregulation wirklich etwas nicht stimmt, haben wir dem nicht viel entgegenzusetzen, außer:

Bariatrische Chirurgie: Der Chirurg zückt das Messer. Es gibt unterschiedlichste Varianten, die verhindern sollen, dass zu viel Nahrung aufgenommen wird oder dass sie nicht aufgenommen werden kann. Doch am erfolgreichsten sind OPs, die am hormonellen Regelkreis ansetzen. Wenn Teile des Magens entfernt werden, die Ghrelin produzieren, sorgt das für weniger Hunger – und damit für weniger Nahrungsaufnahme. Eine deutlich angenehmere Alternative zu einem Magen, in den nichts mehr hineinpasst, obwohl man immer noch Hunger hat!

Abnehmspritze: Auch bei der gerade frisch auf den Markt gekommenen Abnehmspritze handelt es sich um Stoffe mit großer Ähnlichkeit zu einem Gewebshormon, das wie Ghrelin im Magen produziert wird. Eigentlich soll dieses Hormon den Körper auf einen Zuckeransturm vorbereiten, indem es die Wirkung von Insulin verstärkt. Doch weil es die Ankunft von Kalorien anzeigt, unterdrückt es auch das Hungergefühl. Solange die Spritze regelmäßig verabreicht wird, wird der Hunger heruntergeregelt und das Körpergewicht kann reduziert werden. Doch auch das ist nicht ohne Nebenwirkung.

Aber ob OP oder Spritze – alles sind nur grobschlächtige Eingriffe in überkomplexe, nicht gut verstandene und feinjustierte Kreisläufe. Auch wenn die Wirkung auf das Gewicht im Vordergrund steht, gibt es viele bekannte und wahrscheinlich auch viele noch unbekannte unerwünschte Nebeneffekte. In Deutschland sind solche Interventionen zu Recht mit hohen Hürden versehen und werden nur als ultima ratio eingesetzt. Nur wenn alle anderen Maßnahmen keine Wirkung zeigen und die negativen Auswirkungen der Adipositas überwiegen, wird zu diesen Maßnahmen gegriffen. Höchstwahrscheinlich liegt dann eine erhebliche Störung der internen Regulation vor – und nicht „nur" schädliche Einflüsse der Umgebung, mit denen wir uns später noch beschäftigen werden.

Während des Zweiten Weltkrieges startete in den Vereinigten Staaten eine große Studie, um den Effekt von Unterernährung zu untersuchen und um Möglichkeiten zu finden, wie man die davon während des Krieges betroffenen Bevölkerungsgruppen nach Kriegsende wieder aufpäppeln könnte. Dazu wurden junge Wehrdienstverweigerer rekrutiert, die auf diese Weise einen Beitrag leisten wollten.

In der *Minnesota Semi-Starvation Study* wurden die Probanden über mehrere Monate hinweg mit immer wiederkehrenden, streng kontrollierten Mahlzeiten versorgt, die sie kontinuierlich abmagern ließen. Trotzdem mussten sie weiterhin arbeiten und körperlich aktiv bleiben. Die Berichte der Teilnehmenden zeigen sehr emotional, wie überwältigend der Hunger gewesen sein muss: Ihre Gedanken kreisten nur um Essen. Filme oder Bücher waren nur noch interessant, wenn sie Essen darstellten.

Die Teilnehmer wurden gewarnt, dass das Essen sehr eintönig werden würde, da sich über Monate hinweg dieselben drei Mahlzeiten wiederholten. Doch einer der Probanden, Jim Graham, sagte dazu in einem Interview: „Aber es war weit davon entfernt, eintönig zu sein. Es war Essen. Und jedes Essen schmeckte gut. Bis heute finde ich, dass eine der leckersten Speisen eine einfach gekochte Kartoffel ist. Sie ist köstlich."

In einer Mangelsituation ist es also völlig egal, woran man die Finger bekommt, solange es essbar ist und den Hunger stillt.

Doch sobald kein Mangel mehr herrscht und eine Wahl erlaubt ist, stellt sich die nächste Frage: *Was wähle ich aus?*

2.1.4 Geschmack: Was wir essen wollen

Die Aufgabe von Hunger ist es, uns zur Nahrungsaufnahme zu bewegen, um Nährstoffe zu bekommen. Aber warum essen Tiere meistens „das Richtige"? Warum fressen Menschen nicht aus Versehen Gras und verhungern? Weil wir gelernt haben, nicht vom Boden zu essen? Aber auch Kinder essen kein Gras, wenn sie Hunger haben. Aber warum? Weil es nicht schmeckt!

Hunger signalisiert uns, dass wir etwas essen sollen, aber unser Geschmack ist maßgeblich daran beteiligt, dafür zu sorgen, dass das, was wir essen, tatsächlich auch einen Nährwert hat. Natürlich spielen auch andere Sinne eine große Rolle. Doch so manches Porridge ist optisch von Erbrochenem nicht zu unterscheiden. Geschmacklich ist (zumindest manchmal) ein Unterschied festzustellen.

Seelöwen haben keinen Bedarf an Geschmackssinn. Sie fressen Fische, die optisch gut von Sand, Wasser oder Steinen zu unterscheiden sind. Außerdem schlucken sie ihre Beute direkt. Es gibt also auch nichts zu schmecken. Da es für solche Jäger keinen Bedarf für Geschmack gibt, haben sie diesen Sinn quasi komplett verloren. Deswegen gibt es auch keinen Markt für Seelöwen-Leckerlis.

Unsere Vorfahren lebten ähnlich wie unsere nächsten Verwandten, die Schimpansen, wahrscheinlich in Bäumen mit mehr oder weniger süßen Früchten. Um die besten Früchte zu finden, lohnt es sich, Zucker schmecken zu können. Je süßer eine Frucht, desto mehr Energie in Form von Zucker ist vorhanden. Wer kalorienreichere Früchte erkennen konnte, hatte bessere Voraussetzungen im Kampf um knappe Nahrung. Mit besserer Nahrung lässt sich leichter ein Partner finden und mehr Nachwuchs ernähren. So erklären sich unsere Geschmacksrezeptoren für Süßes.

Katzen, ob im Dschungel oder auf dem Sofa, sind reine Fleischfresser. Keines ihrer Beutetiere schmeckt süß. Der Geschmack von Obst kann ihnen völlig egal sein. Sie haben zwar einen Geschmackssinn, aber den Geschmack für Süßes völlig verloren, weil er keinen Vorteil bringt.

Reife Früchte enthalten nicht nur mehr Zucker, sondern sind auch weniger sauer. Wer Säure schmecken kann, findet besser reife Früchte. Unser Geschmack für Sauer hat aber vielleicht noch einen anderen Hintergrund: Eine leichte Säure empfinden wir als angenehm und nutzen Zitronensaft oder Essig, um Speisen zu verfeinern. Da die meisten Säugetiere Vitamin C selbst herstellen können, wir aber nicht, war es vermutlich effizienter, Säure über den Geschmack zu erkennen und über die Nahrung aufzunehmen.

Doch wie wir wissen, sind unsere Vorfahren irgendwann aus den Bäumen gestiegen und ins Flachland gezogen. Aus Mangel an Früchten musste sich unsere Diät diversifizieren. Um die richtige Nahrungsmittelauswahl zu begünstigen, sind dann natürlich auch andere Geschmäcker praktisch.

Neben Energie, die wir nun schon durch Süßes erschmecken können, brauchen wir unbedingt gute Quellen für Eiweiß. Aber für Eiweiß haben wir leider keinen Geschmack entwickelt. Vielleicht aber auch, weil Eiweiße Myriaden von Formen annehmen können. Die einzige Gemeinsamkeit: Sie sind alle aus demselben überschaubaren Baukasten von 21 Aminosäuren aufgebaut. Wenn diese Eiweiße etwas aufgespalten sind, werden diese Bausteine frei und zwei davon: Glutaminsäure und Asparaginsäure können wir erschmecken. Dieser Geschmack wurde im Vergleich zu den anderen bekannten Geschmäckern erst im 20. Jahrhundert beschrieben und mit dem japanischen Namen „umami“ (fleischig, wohlschmeckend) bezeichnet.

Wir haben also einen Geschmackssinn für teilzersetzte und damit leichter verdauliche Eiweiße. Unsere Vorfahren haben sehr wahrscheinlich, genauso wie unsere näheren Verwandten oder so ziemlich alle anderen „reinen“ Pflanzenfresser, ihren Speiseplan hier und da mit etwas Fleisch aufgepeppt. Neben Insekten, Reptilien oder kleinen Säugetieren spielte dabei vielleicht auch das Fleisch und Knochenmark von bereits verstorbenen Tieren eine Rolle. Das Knochenmark aus großen Knochen, welche von Aasfressern nicht geknackt werden konnten, wäre ein Beispiel für eine sehr nahrhafte Quelle von Eiweiß, welches aber auch nicht mehr besonders frisch war.

Als der Vor-Mensch aus den Bäumen stieg, entwickelte er sich zum Allesfresser, um weniger auf Pflanzen als einzige Nahrungsquelle angewiesen zu sein. Doch gerade am Beginn dieser Entwicklung waren leichter verdauliche Eiweiße für den auf Pflanzenmasse ausgelegten Darm von Vorteil. So zumindest eine Theorie, warum wir einen Geschmack für zersetztes Fleisch entwickelt haben.

Wer sich hingegen auf einzelne Pflanzen spezialisiert hat, hat keinen Bedarf mehr an Geschmackssinnen. So haben Pandas, die sich quasi ausschließlich von Bambus ernähren, und Koalas, bei denen nur Eukalyptus auf dem Speiseplan steht, teilweise von ihrem Sinn für Umami Abschied genommen. Es schmeckt eh alles gleich.

Die Zersetzung von Fleisch, aber natürlich auch von pflanzlichem Eiweiß, geschieht durch Mikroorganismen, die oft auch Säuren produzieren. Diese Säure in Verbindung mit zersetztem Eiweiß (Umami) und Geruch ergeben charakteristische Profile für fermentierte Lebensmittel. Die Sinne könnten helfen, noch genießbares von ungenießbarem Eiweiß zu unterscheiden und dabei gut verfügbare Eiweiße zu finden. Außerdem bieten fermentierte Lebensmittel andere interessante Stoffe aus dem Stoffwechsel der Mikroorganismen oder sogar die Bakterien selbst als Probiotika. Fermentation von Lebensmitteln auch zur Haltbarmachung hat weltweit eine hohe Verbreitung.

Eine andere Methode, Fleisch besser verdaubar zu machen, ist durch Erhitzung. Diese Zersetzung sorgt auch für mehr Umami.

Mit dem Geschmack für Süßes und Umami ist schon mal eine gute Basis für die Nährstoffzufuhr gelegt. Süßes liefert Zucker als Energiequelle, Umami liefert leicht verdauliches Eiweiß als Baustoff. Die Empfindlichkeit für Säure feinjustiert das Ganze und sorgt eventuell sogar für Mikronährstoffe (Vitamin C oder Fermentationsprodukte).

Doch es gibt noch andere Geschmackssinne, die wichtig für unser Überleben sind. So benötigen wir auch Mineralstoffe, allen voran Salz, genauer: Natrium. Reine Pflanzenfresser bekommen in ihrer Nahrung zu wenig davon und suchen sich andere Salzquellen, wie Lecksteine, als Supplemente. Da Pflanzenfresser sich also um einen ausgewogenen Salzhaushalt bemühen, können sich Fleischfresser entspannt zurücklehnen, denn ihre Nahrung hat eben genau den Salzgehalt, den auch sie benötigen. Der Salzgehalt in Fleisch wäre auch für uns schon ziemlich optimal, aber da wir eben hauptsächlich Pflanzen gegessen haben und außerdem im Gegensatz zu so ziemlich allen anderen Tieren auch noch Salz durch Schweiß verlieren, haben wir eine ausgeprägte Vorliebe dafür entwickelt.

Unsere Vorliebe für Salz und fermentiertes Eiweiß können wir kulinarisch übrigens in Form von Sojasauce genießen. Diese besteht neben Wasser fast nur aus Salz und Glutaminsäure (Umami).

Mit dem Geschmack für süß, sauer, salzig und umami ist schon eine gute Lebensmittelauswahl möglich. Aber was ist, wenn das ausgewählte Lebensmittel, z. B. ein Salatkopf, nicht mit der Auswahl als Nährstoffquelle einverstanden ist? Für Pflanzen besteht ein großer evolutionärer Anreiz, *nicht* gefressen zu werden. In einem Punkt nutzen Pflanzen den Hunger von Pflanzenfressern zu ihrem Vorteil, indem sie süße Früchte ausbilden: Wenn diese gefressen werden, werden damit auch ihre Samen verteilt. Aber das gilt eben nur für Samen, die sich entwickeln können. Samen, die noch nicht so weit sind (in unreifen Früchten), frische Keimlinge und natürlich auch die anderen Teile der Pflanzen haben überhaupt kein Interesse, vernascht zu werden.

Im Prozess der Evolution hat sich herausgestellt, dass eine Eigenschaft, die dazu führt, seltener gefressen zu werden, darin besteht, den Fressenden umzubringen. Aus Mangel an Händen oder Zähnen gibt es da nur zwei recht gut funktionierende Methoden: Auftragsmord und Gift.

Einige Pflanzen senden, wenn sie angefressen werden, chemische Signale aus, um den Fraßfeinden ihrer Fraßfeinde zu signalisieren: Hier gibt's was zu fressen für euch. Wenn das Buffet geleert ist, hat die Pflanze ihre Ruhe. Die andere Möglichkeit ist, giftig zu sein. Dazu muss das Gift nicht einmal zum Tode führen, denn auch Übelkeit, Erbrechen, Durchfall und Kopfschmerzen können recht überzeugend sein, das nächste Mal die Beißerchen von den Sprösslingen fernzuhalten.

Aber wir wären weder erfinderisch noch lebendig genug, um auf dem Mond gelandet zu sein, wenn unsere Vorfahren darauf keine Antwort gefunden hätten. Was die erste Verteidigung angeht, die Söldnerarmee der Fraßfeindefresser, so sind wir aufgrund unserer Größe doch recht unbeeindruckt. Hätten Weizenpflanzen eine Möglichkeit gefunden, Wölfen zu signalisieren, dass gerade Menschen im unübersichtlich hohen Gras stehen, dann hätten wir vielleicht ein Problem gehabt. Doch

Gift ist auch für uns ganz schön gefährlich. Selbst kleine Mengen können fatale Auswirkungen haben.

Unsere Vorfahren haben darauf zwei Antworten gefunden: Entweder das Entschärfen von Gift durch die Leber oder ein Frühwarnsystem, das uns vor Gift warnt. Letzteres funktioniert über den Geschmack, genauer: den Geschmack für Bitteres.

Während unser Sinn für Zucker, Säure, Salze und Eiweiße uns geholfen hat, die richtigen Nährstoffe zu finden, hat sich unser Sinn für Bitteres entwickelt, um uns vor Giftstoffen zu warnen. Doch während die Geschmacksrezeptoren für die „mögen-wir-Stoffe" recht spezifisch auf einige wenige Substanzen reagieren, können Gifte in allen möglichen Formen auftreten. Wir besitzen also um ein Vielfaches mehr Gene, die Stoffe als bitter einstufen, als Gene, die einen bestimmten wohlschmeckenden Stoff identifizieren. Trotzdem ist das System sehr unpräzise.

Während wir den Geschmack von Säure quasi nicht täuschen können, ist unser Süßrezeptor schon eher leicht zu veräppeln, wie die Vielzahl an Süßstoffen zeigt. Diese schmecken zwar süß, liefern aber überhaupt keinen Zucker. Doch im Vergleich zum Bittersinn ist das trotzdem noch geradezu chirurgische Präzision. Viele Gifte schmecken nicht bitter, und Bitterkeit zeigt nicht notwendigerweise Giftigkeit an. Doch auch wenn es nur eine lose Assoziation gibt, gibt es gute Hinweise, von welchen Pflanzen oder Pflanzenteilen man sich besser fernhalten sollte. Da Bitterkeit aber eben kein 100%iges No-Go darstellt, ist der Geschmack durchaus, sagen wir, verhandlungsbereit.

Wenn Bitterkeit in Verbindung mit anderen, positiven Geschmäckern auftritt, können diese das Warnsignal überlagern. Ich selbst trinke unter keinen Umständen schwarzen Kaffee. Doch wenn die Bitterkeit mit Zucker in astronomischen Größenordnungen, bzw. der durch Süßstoffe erzeugten Wahrnehmung davon, gepaart wird, ergibt sich ein sehr angenehmes Geschmacksprofil, dass mich intensiv durch den Schreibprozess dieses Buches begleitete.

Wenn das Versprechen von Zucker oder Eiweiß also verlockend genug ist, dann hat es sich wohl evolutorisch gelohnt, in das sprichwörtlich bittere Kraut zu beißen. Doch wenn sich die Toxizitätsdrohung der Bitterkeit nicht realisiert und wir bestimmte Pflanzen doch als ungefährlich erkennen, entschärft sich unsere Abwehr dagegen. So erklärt sich auch, dass viele der Lebensmittel, die wir als Kinder nicht ausstehen konnten, nach immer wiederkehrendem Verzehr irgendwann sogar gemocht werden können. Kaffee, Tee, Senf, Brokkoli, Rosenkohl und viele mehr sind bekannt für ihren bitteren oder beißenden Geschmack.

Wenn wir lernen, dass Brokkoli, trotz seiner Bitterkeit, uns tatsächlich nichts anhaben kann, dann wird die Stärke des Warnsignals gedrosselt. Es ergibt Sinn, dass dies eben nur über die Zeit und Erfahrung passiert und bei fragilen Kleinkindern eher übervorsichtig ist. Hier wäre Gift viel folgenschwerer als bei Erwachsenen. Babys reagieren übrigens selbst im Mutterleib schon mit der typischen Abwehrreaktion des Gesichtverziehens und Abwendens auf Bitterkeit.

Damit haben wir durch die Brille der Evolution die Kriterien hergeleitet, warum wir sowohl Hunger als auch Appetit entwickelt haben. Hunger bringt uns dazu, Nahrung zu suchen. Appetit auf Süßes, Saures, Salziges und Umami sorgt dafür, dass wir tatsächlich mit Nährstoffen – Energie, Eiweiß und Mineralstoffen – versorgt werden. Bitterkeit schützt uns vor vermeintlichem Gift.

Auch wenn es also keine Paläo-Ernährung gibt, so sind wir doch durch Hunger und Geschmack mit allem ausgestattet, um für uns passende Lebensmittel zu finden. Wir müssen also nur auf unseren Bauch hören und intuitiv essen, um uns gesund zu ernähren, richtig? Falsch.

2.1.5 Warum uns Biologie nicht weiterhilft

Unser Instinkt interessiert sich nicht für Gesundheit

Die Währung der Evolution ist Fortpflanzung. Es gibt unendlich viele denkbare Anpassungen, doch nur die, die zu mehr Nachkommen verhelfen, werden sich durchsetzen. Unsere physiologischen Möglichkeiten, Nahrung zu erkennen (Sehen, Riechen, Fühlen – und, wie im Detail besprochen, Hunger und Geschmack) und zu verdauen (Zähne, Magen, Darm ...), haben sich entwickelt, weil die Träger entsprechender Mutationen erfolgreicher in der Fortpflanzung waren als ihre Rivalen.

Doch: Lebendig genug zu sein, um Nachkommen zu zeugen, ist nicht dasselbe, wie Jahrzehnte nach dem Verlust der Zeugungsfähigkeit noch ein lebenswertes Leben zu führen. Evolutive Anpassung zielt nicht auf Gesundheit! Mit steigendem Alter sank die Wahrscheinlichkeit, sich fortzupflanzen – Eigenschaften, die eine frühe und häufige Fortpflanzung begünstigten, wurden weitergegeben. Alles, was nicht zu mehr Nachfahren führte, aber z. B. zu glücklichem Altern, blieb evolutionär auf der Strecke.

Es gibt unzählige illustrative Beispiele aus dem Tierreich, die zeigen, wie egal der Evolution alles ist, was nach der Fortpflanzung passiert: Männliche Bienen, also Drohnen, werden nach der Besamung der Königin aus dem Schwarm verstoßen und verenden. Männliche Gottesanbeter werden während des Aktes nicht selten geköpft. Anglerfische verbeißen sich bei der Paarung im Weibchen und werden danach absorbiert.

Jegliche Mutation, die erst nach der Paarung eine Wirkung entfaltet, hat keinen Einfluss auf die Selektion. Ebenso sind ältere oder weniger sexuell aktive Tiere evolutionär weniger relevant. Sterile Männchen oder Frauen nach der Menopause liegen im sogenannten Selektionsschatten – ebenso wie Eigenschaften, die ein gesundes und glückliches Altern ermöglichen. (Auch hier sei kurz erwähnt, dass es durchaus Theorien gibt, die dieses Konzept verfeinern. Laut der These der „gesunden Großeltern" hat es einen großen Einfluss auf das Überleben der nächsten Generationen, wenn sich die Großeltern um die Enkel kümmern. So werden die Eltern entlastet, die dann beispielsweise besser Nahrung sammeln können. Über diesen Umweg könnte sich Langlebigkeit evolutionär durchsetzen, obwohl die Eigenschaft erst *nach* der Fortpflanzung zum Tragen kommt).

Wenn wir also die Prozesse betrachten, die unsere Ernährung beeinflussen – Geschmack, Appetit, Emotionen und Denkweise –, können wir sicher sein: Die Evolution hat diese Fähigkeiten entwickelt, um überlebende Nachkommen zu ermöglichen. Nicht, um uns über Jahrzehnte hinweg gesund zu erhalten.

Um es anschaulich zu machen: Ein Appetit, der ein konstantes, leichtes Aufbauen von Übergewicht begünstigt, kann vorteilhaft gewesen sein, um mehrere Schwangerschaften und Stillzeiten zu überstehen – auch bei Nahrungsknappheit. Evolutionär betrachtet ein echter Pluspunkt. Dass man im Alter unter diesem Übergewicht leiden könnte, spielt für den evolutionären Erfolg dieser Eigenschaft keine Rolle.

Der Evolution ist unser körperliches Wohlergehen egal! Wir sollten uns in Gesundheitsfragen also nicht auf unseren Instinkt verlassen.

Unser Instinkt interessiert sich nicht für Glückseligkeit

Wir haben uns ausführlich angeschaut, wie die Evolution unsere biologischen Grundlagen der Nahrungsmittelauswahl durch Geschmack, Appetit und Hunger geprägt hat. Doch auch wie wir über die Welt – inklusive Essen – nachdenken und fühlen, hat sich über Millionen von Jahren entwickelt. Leider gilt auch hier: Solange unsere Gefühle nicht zu mehr Nachkommen führen, ist der Evolution unsere Glückseligkeit völlig egal.

Spielen wir das einmal an einem bekannten Beispiel durch, in dem man Evolution quasi „live“ (über einige Jahre) verfolgen konnte.

Eine Mottenart zieht auf einer Insel ein, deren Bäume etwas dunkler sind als die Motten selbst. Sie sind also leicht zu erkennen und damit leichte Beute für Vögel. Die Motten die zufälligerweise etwas dunklere Flügel haben, werden schlechter erkannt und haben eine höhere Überlebenschance. Die hellen Motten werden dezimiert und die Wahrscheinlichkeit steigt, dass Motten mit dunklen Flügeln ebenfalls einen Partner mit dunklen Flügeln finden. Schon über ein paar Generationen hinweg gibt es keine hellen Motten mehr. Die Eigenschaft mit der besten Anpassung an die Umwelt überlebt und setzt sich durch.

Doch dieser Prozess interessiert sich eben nicht für das Wohlergehen der Motten. Was auch immer zu mehr Nachkommen führt, setzt sich durch. Was, wenn es kein Zufall war, dass die Motten schwarz trugen? Vielleicht waren sie traurig. Zufälligerweise schützte sie die Farbe davor, gefressen zu werden, aber plötzlich gibt es nur noch depressive Grufti-Motten. Aber solange sie sich fortpflanzen, ist das ein evolutionärer Erfolg! Wenn die Mottenmännchen so depressiv wären, dass nur die Sehnsucht nach Fortpflanzung sie am Leben hält und sie sich sofort nach getaner Arbeit in den Schnabel eines Vogels stürzen, würden sich trotzdem eher durchsetzen als lebensfrohe Motten, die mit Vögeln spielen wollen, oder feingeistige Motten, die über den Sinn des Lebens nachdenken wollen statt sich immer nur fortzupflanzen. Wenn Melancholie sich besser fortpflanzt, gibt es nur noch traurige Motten.

Da der Evolution also auch unsere geistige Gesundheit egal ist gilt: Wer glücklich sein will, sollte sich auch nicht auf seinen Instinkt verlassen!

Es gibt also keine „natürliche“ Ernährung, und selbst, wenn es sie gäbe und wir sie nachahmen könnten, würde sie uns weder gesund noch glücklich machen.

2.2 Emotionen

Nicht nur Hunger und Geschmack haben Einfluss auf unsere Nahrungsauswahl. Wir sind extrem komplexe Lebewesen, deren Gefühle nicht nur die Suche nach Nahrung und das Vermeiden, selbst zur Nahrung zu werden, steuern. Wir leben in sozialen Strukturen, in denen selbst die sinnlosesten Handlungen einen Vorteil bringen können, wenn sie zu den Regeln dieser Gesellschaft passen. Wenn nichts in der Biologie Sinn macht, außer im Licht der Evolution, dann macht kein menschliches Verhalten Sinn, außer im Licht von Kultur.

Kein Schweinefleisch zu essen oder Rotwein und sehr langweilige Plätzchen zu konsumieren, kann religiöse Gruppenzugehörigkeit zeigen. Teil der Gruppe zu sein, ist evolutionär wichtiger, als sich über die Regeln hinwegzusetzen. Sicher bringt es einen Vorteil, wenn man Schweinefleisch essen kann, wenn dieses zur Verfügung steht und andere das nicht tun. Doch wer von der Gruppe ausgeschlossen wird, kann sich nicht fortpflanzen!

Wer gestresst ist und etwas Positives fühlen möchte, kann zu Fast Food oder Alkohol greifen. Lebensmittelhersteller haben ganze Abteilungen (Marketing), die versuchen, durch die Erzeugung positiver Assoziationen mit ihren Produkten Leute zu deren Konsum zu überzeugen.

Durch unsere Kulturen haben wir emotionale Anreize, gesellschaftliche Ziele zu verfolgen. Diese Anreize sind noch stärker von Gesundheit und Glücklichkeit entkoppelt als die biologischen. Man denke nur an all die Verstümmelungen von Frauen aus gesellschaftlichen Zwecken wie Fußbindungen in China, Tellerlippen in Afrika oder Korsetts in Europa.

2.3 Umwelt: Was steht denn zur Auswahl? Adipogene Umwelt

Während unsere Vorfahren für die längste Zeit einen sehr großen Teil ihres Tages damit verbrachten, Essen zu finden, ist das für uns heute kein großes Problem mehr. Beim kleinsten Aufkommen von Hunger ist die nächste Nahrungsquelle nicht weit. Statt sich auf den Weg zum nächsten Beerenbusch zu machen, reichen eine Münze und ein Zahlencode, um einem Automaten innerhalb von Sekunden ein extrem schmackhaftes Lebensmittel mit anständigem Kaloriengehalt zu entlocken. Wir sparen also sehr viel Energie bei der Nahrungsbeschaffung. Aber auch ein Schreibtischjob, der Weg zur Arbeit im Auto oder der Bahn, selbst die Fahrt mit dem Fahrrad sparen Energie im Vergleich zum traditionellen Fortbewegungsmittel: zu Fuß.

Doch die Lebensmittel sind nicht nur sehr nah, sondern auch sehr lecker. Denn natürlich herrscht ein Wettbewerb unter Lebensmittelproduzenten darum, die schmackhaftesten Produkte zu erzeugen. Das bedeutet viel Zucker, viel Fett, viel Eiweiß, viel Salz und wenig Bitterkeit. So enthalten die Produkte zum einen mehr Kalorien, zum anderen essen wir tendenziell auch noch mehr davon. Es ist sicher keine Überraschung, dass man sich eher bei einem Weihnachtsessen oder an Eiscreme überfuttert als an einem Rohkostteller.

Es gibt viele andere Variablen, die bestimmen, welche Lebensmittel wir überhaupt in Erwägung ziehen. Zum einen die finanzielle Verfügbarkeit: Mit einem höheren verfügbaren Einkommen ist es möglich, sich in speziellen Restaurants verwöhnen zu lassen und exotische Speisen zu probieren. Wer auf den Einkauf beim Discounter angewiesen ist, wird in deren Gemüseabteilung selten über etwas anderes als die Handvoll gängiger Gemüsesorten stolpern. Als ich während meines ersten Studiums in einem Bioladen jobben musste, habe ich zum ersten Mal Topinambur, Schwarzwurzeln oder Postelein zu Gesicht bekommen. Solche Bioläden gibt es auch nicht in jeder Stadt und jedem Stadtteil. Selbst wenn das Einkommen ausreicht und der Biomarkt vor der Türe liegt: Wenn ich nicht weiß, wie man so etwas zubereitet, wenn ich generell nicht kochen kann, wenn meine Freunde so etwas nicht essen – all das sind Determinanten, die die Nahrungsmittelauswahl beeinflussen.

Völlig unabhängig davon, ob Topinambur vielleicht das leckerste Gemüse der Welt wäre (ist es nicht, aber es ist schon ganz lecker).

Wir bewegen uns weniger, haben kaloriendichtere Lebensmittel mit einer viel größeren Verfügbarkeit und essen davon aufgrund ihres Geschmackes tendenziell mehr. Das allein sorgt schon für eine Umwelt, in der es völlig natürlich ist, eher zu viele als zu wenige Kalorien zu sich zu nehmen. Ein chronischer Überschuss an Kalorien sorgt für Übergewicht. Diese Faktoren werden daher auch adipogen genannt, also „fettleibigkeiterzeugend“ (adeps = Fett, gen = erzeugend).

An unserer Biologie können wir wenig ändern. Unsere Umwelt ist aber, zumindest zu einem gewissen Grad, eine Entscheidung. Wir können einen Arbeitsweg wählen, bei dem es keine Snackmöglichkeiten gibt, das Fahrrad nehmen statt des Autos. Wir können vorkochen und gar nicht erst in die Pommesbude gehen.

Mit besserem Wissen können wir unsere Umgebung so gestalten, dass wir uns einfacher und gesundheitsförderlich verhalten. Mit Wissen können wir versuchen, an unseren Affekten zu arbeiten. Doch genau wie Hunger, Geschmack und Gefühle ist auch unser ganzes Denken von der Evolution geprägt. Leider ist der Maßstab auch hier die Fortpflanzung und nicht die Wahrheit. Denkweisen, die zu mehr Nachfahren führen, setzen sich eher durch als solche, die zur objektiven Wahrheit führen.

3 Warum wir uns selbst nicht immer glauben sollten

Wie in den vorhergehenden Kapiteln hoffentlich ausreichend klar geworden ist, hat sich weder unser Körper noch unser Geist dafür entwickelt, Probleme des 21. Jahrhunderts möglichst effizient zu lösen. Unsere Eigenheiten des Denkens wurden sukzessive herausselektiert, weil die aktuelle Version unseres Betriebssystems unseren Vorfahren einen Vorteil brachte. Dass ein Gehirn, das beispielsweise besonders geeignet ist, um schnell Gefahren zu erkennen, wunderbar in einer Welt voller Gefahren funktioniert, aber in einer Welt ohne Säbelzahntiger nicht gerade perfekt geeignet ist, um ein Onlinemeeting zu moderieren, ist eine Offensichtlichkeit – die wir uns jedoch selten bewusst machen.

Unser Denken hat zu wundervollen Erfindungen wie der Kernspaltung geführt. Andere Teile unseres Denkens haben zum Einsatz von Atombomben geführt. Für manche Aufgaben ist unser Gehirn so optimal geeignet wie ein Eisbär für die Jagd in der Arktis. In anderen Bereichen ist unser Denken so gut geeignet wie ein Eisbär für einen Marathon in der Savanne. Wir sollten sensibel dafür sein, für welche Situationen unsere Anpassungen nicht so gut geeignet sind, und die daraus entstehenden Fehlentscheidungen minimieren. Doch wir sind erstaunlich ignorant gegenüber unseren Unzulänglichkeiten.

Ein wunderbares Beispiel ist eine Aufgabe von Christopher Chabris und Daniel Simmons. Es geht darum, in einem kurzen Clip die Anzahl der Ballpässe eines Teams mit weißen Shirts zu zählen.

Wem diese Beschreibung nichts sagt, sollte sich dieser Erfahrung nicht berauben und *unbedingt vor* dem Weiterlesen diesen Clip anschauen: https://www.youtube.com/watch?v=IGQmdoK_ZfY (der QR-Code links fürt zu dem Video – oder den Clip bei *Youtube* mit dem Stichwort „Selective Attention Test" suchen).

Die Konzentration auf das weiße Team lässt die meisten Menschen tatsächlich die genaue Anzahl an Pässen zählen und macht sie völlig blind dafür, dass ungefähr nach der Hälfte des Videos ein Mensch im Gorillakostüm in die Mitte des Bildes läuft, sich auf die Brust klopft und das Bild wieder verlässt. Mit dieser Aussage konfrontiert, verneinen die meisten Menschen, dass in dem Video ein Gorilla zu sehen war. Beim zweiten Sichten scheint der Gorilla so offensichtlich, dass es schwer zu glauben bleibt, dass er beim ersten Versuch übersehen werden konnte. Die Aufgabe illustriert sehr schön, dass wir nicht nur erhebliche blinde Flecken haben, sondern auch blind für unsere Blindheit sind.

Ein großer Teil unserer Wahrnehmungs- und Entscheidungsprozesse wird durch zwei charakteristische Modi bestimmt, die in der Psychologie System I und System II genannt werden. System II ist unser bewusstes Denken. Es zu benutzen, ist allerdings anstrengend, daher wird es nur zu Rate gezogen, wenn es notwendig wird. Den überwiegenden Großteil unseres Tages werden wir von unserem unbewussten System I geführt. Es analysiert konstant unsere Umgebung auf Änderungen oder Bedrohungen, lässt uns gewohnheitsmäßige Handlungen ausführen (Gehen, Autofahren). Es ist sehr effizient in der Verarbeitung von Informationen. Würden wir jede Fußbewegung beim Gehen aktiv steuern müssen, jede Kontraktion der Gesichtsmuskeln unseres Gegenübers bewusst absuchen oder jeden Satz auf logische Konsistenz prüfen, würde unser Tag vermutlich nicht über das Sockenanziehen hinausgehen.

Doch diese Effizienz geht notwendigerweise zu Lasten von Korrektheit. Obwohl uns unser System I also die allermeiste Zeit sehr zuverlässig durchs Leben bringt, kann es uns gelegentlich in ungünstige Lagen bringen: der Eisbär in der Savanne.

Wer sich mehr dafür interessiert, dem sei *Schnelles Denken, langsames Denken* des Nobelpreisträgers Daniel Kahneman über seine jahrzehntelange Forschungsarbeit (größtenteils zusammen mit Amos Tversky) ans Herz gelegt.

Die drei wichtigsten, nennen wir sie „Fehlanpassungen" unserer Denksysteme, die besonders relevant für Ernährungs- bzw. Gesundheitsentscheidungen sind, nenne ich Verzerrtheit, Selbstimmunisierung und Begrenztheit. Diese werde ich im Folgenden vorstellen und hoffentlich überzeugend darlegen, warum wir unserem Urteil nicht immer allzu viel Vertrauen schenken sollten.

3.1 Verzerrtheit und Appeal to Nature

Wir kommen nicht mit einer Liste von Überzeugungen und Glaubenssätzen auf die Welt. Im Laufe unseres Lebens bilden wir uns immer wieder neue Eindrücke und ergänzen unsere Sicht auf die Welt. Es ist gut, dass wir nicht alle Informationen, denen wir begegnen, verarbeiten und abspeichern, sondern nur die, denen wir eine bestimmte Bedeutung zumessen.

Kim Peek, die Inspiration für den Film *Rain Man*, ist ein Beispiel für einen sogenannten Savant. Er konnte sich tausende Bücher wörtlich merken. Alle Informationen wurden ohne Filter wahrgenommen und abgespeichert. Doch ohne Ausblendung des Unwesentlichen gibt es auch keinen Fokus auf das Wesentliche, was zu immensen Einschränkungen führt.

Es ist also ganz und gar kein Fehler, dass unser System I ohne unsere bewusste Kontrolle 90 % unserer Sinneseindrücke herausfiltert und wir uns auf das konzentrieren, was uns unser Gegenüber erzählen möchte – und nicht auf das Gespräch am Nachbartisch, das Kennzeichen des vorbeifahrenden Busses, den Text des Liedes im Radio oder die Werbung auf einem Plakat. Unsere bewusste Wahrnehmung ist wie der Lichtkegel einer Taschenlampe in einem dunklen Raum. Was angestrahlt wird, können wir mit unserem langsamen und anstrengenden bewussten Geist verarbeiten. Die Auswahl des angestrahlten Objektes und die Überwachung der Umgebung auf Anlässe, die Lampe auf etwas anderes zu richten, laufen unbewusst ab. Das ist gut so – führt aber notwendigerweise dazu, dass wir einen Gorilla direkt vor unserer Nase übersehen, weil wir ihn unbewusst als irrelevant kategorisiert haben. Genauso können wir völlig blind für überzeugende Argumente und Warnungen sein, wenn unsere Taschenlampe sie nicht anstrahlt.

Dass wir nicht sehen, was vor uns liegt, sondern nur das, was wir unwissentlich entscheiden zu sehen, nenne ich Verzerrung. Nehmen wir in diesem Beispiel einmal an, die Taschenlampe sei besonders schwer an ihrem vorderen Ende. Es ist also anstrengender, damit nach oben Richtung Decke zu leuchten, als sie einfach nach unten Richtung Boden hängen zu lassen. Nehmen wir weiter an: Auf den unteren Regalbrettern finden wir hauptsächlich rote Tafeln mit interessanten Informationen; auf den oberen hingegen hauptsächlich blaue Tafeln, die den roten widersprechen. Durch Zufall zeigt unsere schwere Lampe eher nach unten – wir sehen viele rote Tafeln. Dazwischen sind einige blaue Tafeln verstreut, doch deren Informationen widersprechen allem, was wir regelmäßig auf den roten Tafeln sehen. Obwohl die Menge an roten und blauen Tafeln gleich ist, sorgen die zufällige Verteilung und unsere Fokussierung für eine verzerrte Wahrnehmung: viele rote Tafeln, wenige blaue Tafeln mit widersprechenden Infos.

Wenn wir auf Grund dieser Erfahrung irgendwann entscheiden, dass die blauen Tafeln nicht sehr vertrauenswürdig scheinen – sie sind in der Minderheit und widersprechen dem, was wir immer wieder sehen –, dann schwenken wir die Taschenlampe direkt weiter, wenn sie auf eine blaue Tafel fällt, ohne sie zu lesen. Egal wie richtig oder wichtig der Inhalt der blauen Tafeln ist: Sobald wir ein Urteil gebildet haben, werden sie aus der Wahrnehmung ausgeschlossen und können unser Urteil nicht mehr ändern.

Das nenne ich Selbstimmunisierung. Verzerrtheit und Selbstimmunisierung sind im Wesentlichen dieselben Prozesse der selektiven Informationsverarbeitung, wobei die Verzerrung tendenziell eher zufällig sein kann, während die daraus folgende Selbstimmunisierung systematisch Informationen ausblendet, die nicht unserer Überzeugung entsprechen.

3.1.1 Appeal to Nature

Ich wage zu behaupten, dass sich niemand sein ursprüngliches Bild von einer „gesunden" Lebensweise aus der sorgsamen Auswertung von Studien gebildet hat. Meist vermitteln enge Verwandte eine Grundeinstellung inklusive einiger Normen bezüglich „gesunder" Handlungen. Eine ganz zentrale Idee ist in vielen Fällen die Idealisierung der „Natur".

Wenn man jemanden nach der Assoziation zum Wort „natürlich" fragt, ist die Antwort meist positiv. Natürlich ist gut, unnatürlich ist schlecht. Es werden Bilder beschworen von einer friedvollen, idyllischen Natur, von einer liebevollen Mutter Erde. Demgegenüber steht die kalte, entmenschlichte, blutleere, unnatürliche Welt der Maschinen und Chemikalien.

Natürlich sind Toiletten, warme Duschen, Häuser, Autos, Telefone, Mikrowellen, Impfstoffe oder Medikamente höchst unnatürlich. Ich möchte diese Errungenschaften nicht missen. Ganz natürlich sind dagegen Infektionskrankheiten, Mord, Vergewaltigung, Hunger, Gifte, radioaktive Strahlung usw.

Die Kategorisierung in natürlich vs. unnatürlich ist an sich völlig bedeutungsleer. Ich bin überzeugt, es gibt keinen Irrglauben in Bezug auf Gesundheitsfragen, der so weit verbreitet ist wie der, die Natur zu idealisieren und zur Richtschnur für unser Verhalten zu machen. Der Fehlschluss, etwas für gut zu befinden, nur weil es „natürlich" ist, heißt auf Englisch: Appeal to Nature. (Es gibt, wie ich finde, keine gute Übersetzung, aber nennen wir es mal „Naturverweis-Fehlschluss".)

Da dieser Fehlschluss viele Gesundheitsentscheidungen betrifft, möchte ich einige Absätze darauf verwenden, darüber nachzudenken, wie es zu dieser Einschätzung kommen kann.

Selektive Wahrnehmung

Ich stelle die These auf, dass die „Natur" eine neutrale Umgebung ist, mit Licht- und Schattenseiten, in der wir uns eben entwickelt haben. Doch die überwiegend positive Assoziation ist, denke ich, zu einem nicht unwesentlichen Teil auf einer verzerrten Wahrnehmung begründet. Im Grunde ist ein Wald eine einzige Horrorshow: Ein Schlachtfeld, auf dem ununterbrochen seit Millionen von Jahren ein Krieg ums Überleben herrscht. Insekten fressen Insekten und werden von anderen Tieren gefressen. Pflanzen werden gefressen und versuchen, mit Stacheln und Chemikalien ihre „Haut" zu retten. Pflanzen stehen zudem mit anderen Pflanzen in Konkurrenz um Lebensraum, Nährstoffe, Bestäuber und Licht.

Für uns ist das alles nicht bedrohlich, und daher können wir uns auf schönes Grün und frische Luft fokussieren. Sobald sich ein Wald jedoch einem „natürlicheren" Zustand nähert, zum Beispiel durch Wolfsrudel, ist die Natur plötzlich deutlich weniger entspannend. Wenn man aus einer neutralen Umgebung alles Bedrohliche entfernt, wird die Bilanz notwendigerweise positiv. Und wenn man sich dann noch aus dem Wald zurückziehen kann, sobald es regnet und stürmt, und unter eine Decke vor dem Kamin kriechen darf, wird klar: Nur das Schöne an der Natur ist wirklich schön. Das Unschöne – Fressfeinde, Witterung, Krankheit oder Nahrungsknappheit – haben wir durch Sicherheit, Häuser, Medizin und Agrarindustrie ersetzt.

Dass ein Waldspaziergang im Kontrast zum künstlich beleuchteten Großraumbüro mit Arbeitszeitüberwachung entspannend ist, spricht vielleicht weniger *für* die Natur, sondern eher *gegen* andere Aspekte unserer selbst geschaffenen Lebenswelt: Im Büro ist es einfach nicht so schön. Und während es drastische Maßnahmen zum Umgang mit „Problemwölfen" gibt, fehlen diese Möglichkeiten bei Problemkollegen.

Unabhängig davon, ob man meinen küchenphilosophischen Überlegungen zur Guthaftigkeit der Natur folgen möchte oder nicht, gibt es einige Erklärungsansätze, die unsere Affekte gegenüber der Natur erklären. Zum einen ist man der Vorstellung, dass „Natürlichkeit" etwas Gutes sei, geradezu ununterbrochen und unausblendbar ausgesetzt. Und das hat Folgen für unsere Wahrnehmung der Welt.

Ich glaube, was ich sehe

In einem Experiment von Robert Zajonc wurde in zwei Studentenzeitungen über mehrere Wochen auf der Titelseite ein Kästchen mit Worten wie „kadriga", „saricik", „biwonjni" oder „nansoma" gefüllt.[4] Eine Zeitung zeigte einige der Wörter öfter, andere seltener; die andere Zeitung entsprechend umgekehrt. Nach einigen Wochen wurden Leserinnen der Zeitung gefragt, ob sie die Worte eher positiv oder negativ bewerten. Je häufiger die Worte in der von ihnen gelesenen Variante der Zeitung gedruckt worden waren, desto positiver war ihr Eindruck – obwohl der Kontext ja für beide Zeitungen gleich war und die Wörter keinerlei Bedeutung hatten.

Allein der häufige Kontakt sorgte für eine positive Assoziation (Mere-Exposure-Effekt). Der Effekt funktioniert übrigens auch mit Zeichen oder Piktogrammen und sogar dann, wenn diese beispielsweise in einem Video so kurz gezeigt werden, dass sie bewusst nicht wahrgenommen werden.

Das mag zum Teil erklären, warum wir Fremdem eher abgeneigt sind und Bekanntes präferieren – und es ist auch evolutorisch nachvoll-

---

4 Zajonc, R. B. / Rajecki, D. W.: Exposure and affect: A field experiment. In: Psychonomic Science, 17(4), 2013, Article 4

ziehbar. Was einem häufiger über den Weg läuft, ohne einen zu fressen, hat sich eben ein positiveres Gefühl verdient als etwas Fremdes.

Es kann aber auch erklären, warum sich der Mythos der guten Natur selbst fortpflanzt. Ich behaupte: Es ist nicht möglich, eine Drogerie zu durchqueren, ohne zumindest unbewusst hunderte Male dem Wort „Natürlich" ausgesetzt zu sein. Völlig egal, wie nutzlos diese Kategorisierung ist – die Tatsache, dass jede Marke, von Lutschbonbons über Haarspülungen bis zu Erkältungsmedikamenten, damit wirbt, erzeugt den Eindruck, dass das doch was Gutes sein muss.

Neu = Gefährlich

Menschen sind soziale Wesen. Wenn ein Mitglied der Gruppe festgestellt hat, es sei der Gesundheit abträglich, einen Bären zu ärgern, dann muss diese Erfahrung nicht von den anderen Gruppenmitgliedern repliziert werden. Es reicht völlig, diese Erfahrung weiterzugeben und andere davon profitieren zu lassen. Wir sind also gewohnt, vieles zu tun – einfach, weil uns das vorgemacht wird. Wir würden völlig paralysiert in der Ecke eines Zimmers sitzen, wenn wir jeden Tag jede Handlung sorgsam abwägen würden. Die meiste Zeit laufen wir auf Autopilot und spulen Handlungen ab, die wir als Kinder durch Imitation gelernt haben, von Kollegen übernehmen usw.

Stabile Handlungsmuster sind durchaus wichtig für eine Gesellschaft. Sie machen Interaktionen vorhersehbar und nehmen uns die Last, jede Kleinigkeit zu überdenken. Natürlich müssen auch verbreitete Handlungen offen für Veränderung sein, aber um eine gewisse Stabilität zu gewährleisten, muss eine Herausforderung dessen, was allgemein anerkannt ist, hohe Kosten haben. Sonst könnte ja jeder kommen.

Und so sind es oft lange Zeiträume, über die sich Gesellschaften verändern – oder sie werden katalysiert durch Einzelne, die hohe Kosten tragen.

Es ist also plausibel, dass unser Gehirn an Kultur, Tradition und dem „Gestern" festhalten will. Doch auch hier gilt: Was einer Spezies über Jahrhunderte mehr Nachkommen ermöglicht hat, muss im Einzelfall keine Spitzenidee sein. Nur weil Oma das schon so gemacht hat, ist das trotzdem nicht automatisch richtig so! Dieses Prinzip auf Ernährung bezogen, kondensiert sich in dem geflügelten Wort: „Was der Bauer nicht kennt, frisst er nicht!"

In unserer Entwicklungsgeschichte war es sicher von Vorteil, sich an die bekanntermaßen sicheren Lebensmittel zu halten und das Austesten der neuen Pilze, die man im Wald gefunden hat, den unbeliebten Mitgliedern der Gruppe zu überlassen. Doch das gilt natürlich nicht für unsere heutige Welt.

Vor diesem Hintergrund ist z. B. die Idee, nur Dinge einzukaufen, die Oma auch als Zutaten kannte, keine schlechte Idee. Sollen andere die neuen Erfindungen probieren, während man sich an das Bekannte hält. Das kann auch durchaus zu einer sehr gut zusammengestellten Ernährung führen, muss es aber nicht. Außerdem verzichtet man ohne Not auf viele Annehmlichkeiten. Man sollte nicht vergessen, dass Oma beispielsweise weder Kaffee noch Orangen kannte.

Availability Bias

Eine weitere Verzerrung unserer Bewertung ist der sogenannte Verfügbarkeitsfehlschluss. Ereignisse, für die uns schnell ein Beispiel einfällt, verändern unsere Einschätzung ihrer Häufigkeit. Da Nachrichten eher über Flugzeugabstürze berichten als über Autounfälle, fällt uns viel wahrscheinlicher ein Beispiel für einen Flugzeugabsturz ein, während die meisten, die eben keine Unfälle im näheren Umfeld zu beklagen hatten, sich meist auch an keinen Autounfall erinnern können. Das führt dazu, dass die Risiken von Flugreisen unbewusst viel zu hoch geschätzt werden, obwohl Reisen mit dem Auto viel gefährlicher sind.

Ich vermute, dass dasselbe für die Einschätzung von Chemikalien gilt. Chemieunfälle, Dioxin-Belastungen, Berichte über vermeintliche Schäden durch Glyphosat sind Beispiele, die leicht abrufbar sind und den Eindruck erwecken, „Chemikalien" seien gefährlich. Über „natürliche" Lebensmittelvergiftungen oder Belastungen durch Schimmeltoxine (bspw. Aflatoxin) wird hingegen seltener in den Nachrichten berichtet, sodass diese Gefahren das positive Bild der „Natur" weniger beeinträchtigen.

Hinzu kommt vielleicht, dass Chemie als Schulfach bei allen, die weniger an Naturwissenschaft interessiert oder von schlechten Lehrkräften betroffen sind, die unter dem Umstand der Unfreiwilligkeit und dem Notendruck leiden, eine negative Einstellung zu jeder chemischen Bezeichnung hervorrufen kann. Traumatische Erfahrungen mit Bäumen sind eher selten.

Ob meine Einschätzung korrekt ist, warum wir die Natur als gut empfinden oder welche Rolle die von mir angeführten kognitiven Verzerrungen tragen, ist im Endeffekt nicht entscheidend. Wir können aber vielleicht festhalten, dass die Natur überwiegend als positiv wahrgenommen wird.

Natürlich = Gesund

Unser Gehirn ist grundsätzlich faul. Wie bereits vorher beschrieben, übernimmt das effiziente System I die Analyse unseres Umfelds, und solange keine Signale auftauchen, die das aktive Eingreifen des bewussten Systems II nötig machen, fliegen wir im Autopilot. Wenn die Lösung eines Problems bekannt scheint, wird das von unserem System I garnicht an System II gemeldet.

„Unabhängig davon, ob wir sie explizit formulieren oder nicht, haben wir oft Antworten auf Fragen, die wir nicht vollständig verstehen, und wir stützen sie auf Hinweise, die wir weder erklären noch verteidigen können.“ – **Daniel Kahneman**

Beim Autofahren wird beispielsweise automatisch geschaltet. Auch das blitzschnelle Bremsen übernimmt System I, wenn plötzlich das Auto vor uns bremst. Nur die Auswahl der richtigen Ausfahrt auf einer unbekannten Strecke und das Abfahren von der Autobahn werden „aktiv“ durchgeführt. Auch eine klar lesbare Schrift, die keine Anstrengung erfordert, oder gute Laune sind Aspekte, die Kahneman „kognitive Leichtigkeit“ nennt – und die in uns den Eindruck erwecken, alles sei unter Kontrolle, was ein gutes Gefühl hervorruft, wahr erscheint und System II schlafen lässt.

Wenn wir einem komplizierteren Problem begegnen, kennt System I außerdem einen guten Trick, um den Job selbst zu erledigen: Wenn es die Antwort auf eine komplizierte Frage nicht kennt, beantwortet es einfach eine leichtere.

Die Frage, ob etwas „gesund“ ist oder nicht, ist unfassbar kompliziert und kontextabhängig. Es würde einiges an Aktivität von System II fordern. Stattdessen wird scheinbar eine viel leichter zu beantwortende Frage beantwortet: Ist es natürlich?

Diese Frage ist leicht zu beantworten: Ist ein Sojaeiweiß-Extrudat „natürlich"? *Nein*. Ist ein Stück Fleisch „natürlich"? *Ja*.

Die Frage, ob Sojafleisch tatsächlich Inhaltsstoffe hat, die in Summe positiver zu bewerten sind als Muskelfleisch, hängt davon ab, was wir uns anschauen. Ist es GUT, mehr Kalorien zu haben, weil wir sie brauchen, oder schlecht, weil viele Menschen ohnehin schon zu viele Kalorien zu sich nehmen? In welchem Verhältnis würde man beides gegeneinander austauschen? Was hätten wir ansonsten gegessen? Welches Sojafleisch gegen welches Fleisch von welchem Tier aus welcher Fütterung usw.?

Diese Fragen sind viel komplizierter.

Zusammenfassung

Gleich zu Beginn der Untersuchung unserer verzerrten Wahrnehmung hat sind wir auf eine der am weitesten verbreiteten Mythen gestoßen: *Was natürlich ist, ist gut* (Appeal to Nature). Da die Frage, ob etwas „gesund" ist, viel zu anstrengend bzw. gar nicht sinnvoll zu beantworten ist, wird sie von unserem Gehirn einfach durch eine leichtere Frage ersetzte: „Ist es natürlich?" Die Frage ist sehr leicht zu beantworten.

Doch woher kommt die Gleichsetzung von Natürlichkeit und Gesundheit? Anhand einiger bekannter Wahrnehmungsverzerrungen habe ich versucht, plausibel zu machen, woher der Glaube an das kategorisch „Gute der Natur" kommt und warum er sich so gut hält: Wir nehmen nur die positiven Aspekte der Natur wahr und haben das Negative und Bedrohliche abgeschafft. Allein durch die dauerhafte Wiederholung in der Werbung verstärkt sich die Wahrnehmung von „natürlich" als etwas Gutes. Dem gegenüber ist das „künstliche" etwas Neues, dem wir grundsätzlich kritisch gegenüberstehen und für dessen Bedrohlichkeit uns schnell Beispiele einfallen, was unseren Argwohn verstärkt.

Nur basierend auf diesem Appeal to Nature können bereits einige Ernährungsmythen erklärt werden. Daher widmen wir uns im Folgenden einigen Ernährungsfragen die häufig auftauchen, bevor wir uns tiefer mit den weiteren Aspekten unserer Wahrnehmung beschäftigen.

3.2 Chemie und Zusatzstoffe: Würdest du Dihydromonoxid trinken?

Es scheint in den sozialen Medien Bubbles zu geben in denen es viel Resonanz findet, wahllos Lebensmittel zu bashen. „Iss niemals Wassermelonen", „10 Lebensmittel, die ich als Ernährungsberater niemals kaufen würde", „Die Industrie will nicht, dass du das weißt: 5 Produkte, die deine Herzkranzgefäße mit Dynamit sprengen und Brain Fog rückwirkend bis in die Generation deiner Großeltern verursachen". Dabei scheint eine Regel unhinterfragt und kategorisch zu gelten: Wenn die Zutat irgendwie „chemisch" klingt, dann muss sie ungesund sein. Manche stellen explizit die Regel auf: „Wenn du etwas nicht aussprechen kannst, dann solltest du es nicht essen". Mal abgesehen davon, dass bei Befolgung dieser Regel alle Babys verhungern würden, ist die Regel grotesk sinnlos. Wie kompliziert oder chemisch etwas klingt, hat nämlich keinerlei direkten und nur in manchen Fällen einen mittelbaren Bezug zum Gesundheitswert. Natürlich basieren verarbeitete Lebensmittel meist auf einem Rezept. Also einer Liste an Dingen, die erst zusammen das Produkt ergeben. Wenn die Natur das Gericht zusammenstellt, beispielsweise eine Orange, ist das ungleich komplizierter als ein Pfannkuchen.

Der High-School-Lehrer James Kennedy aus Australien hat sich jedoch einmal diese Mühe gemacht und die Inhaltsstoffe von „natürlichen" Lebensmitteln wie Obst, Gemüse oder Eiern aufgelistet.

Natürlich ist keine dieser „Zutaten" in den Konzentrationen und der Form einer Banane in irgendeiner Weise gefährlich! Doch wem chemische Namen den Appetit verderben, der wird kaum noch etwas zu essen finden, wenn man eine Zutatenliste draufkleben würde. Selbst reines Wasser würde unter seinem chemischen Namen Dihydromonoxid von so manchem TikToker selbst nach Tagen in der Wüste abgelehnt werden.

Es ist eine reine Konvention, dass bei vorverpackten Lebensmitteln die Zutaten angegeben werden müssen. Es wäre durchaus möglich, auf Obst und Gemüse den mittleren Zuckergehalt, die Zuckersorten, die Menge an Vitaminen oder den Gehalt an sekundären Pflanzenstoffen anzugeben. (Ich fände das prinzipiell eine gute Sache.)

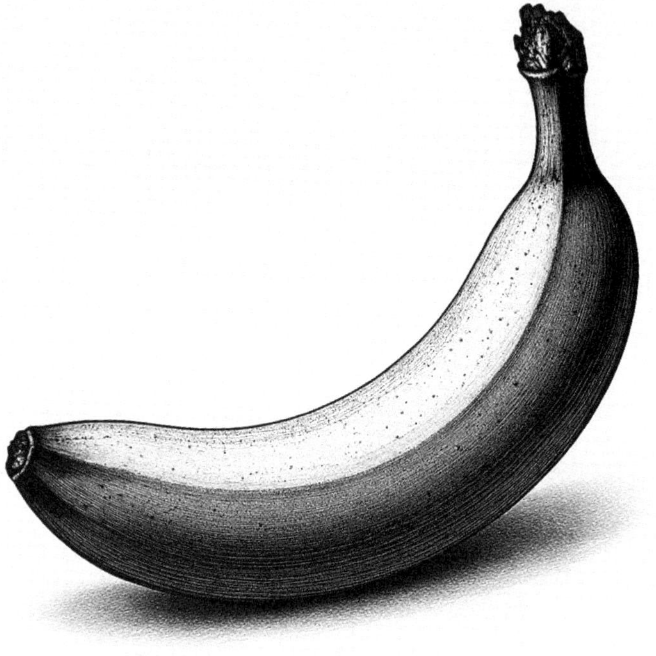

Die Inhaltsstoffe einer natürlichen Banane (Idee von James Kennedy).

Wasser (75 %), Zucker (12 %)((Glucose (48 %), Fructose (40 %), Saccharose (2 %), Maltose (<1 %)), Stärke (5 %), Ballaststoff E460 (3 %), Aminosäuren (<1 %) (Glutaminsäure (19 %), Asparaginsäure (16 %), Histidin (11 %), Leucin (7 %), Lysin (5 %), Phenylalanin (4 %), Arginin (4 %), Valin (4 %), Alanin (4 %), Serin (4 %), Glycin (3 %), Threonin (3 %), Isoleucin (3 %), Prolin (3 %), Tryptophan (1 %), Cystin (1 %), Tyrosin (1 %), Methionin (1 %)), Fettsäuren (1 %) (Palmitinsäure (30 %), Omega-6-Fettsäure: Linolsäure (14 %), Omega-3-Fettsäure: Linolensäure (8 %), Ölsäure (7 %), Palmitoleinsäure (3 %), Stearinsäure (2 %), Laurinsäure (1 %), Myristinsäure (1 %), Caprinsäure (<1 %)), Asche (<1 %), Phytosterole, E515, Oxalsäure, E300, E306 (Tocopherol), Phyllochinon, Thiamin, Farbstoffe (gelb-orange E101 (Riboflavin), gelbbraun E160a), Aromen (3-Methylbut-1-yl-Ethanoat, 2-Methylbutyl-Ethanoat, 2-Methylpropan-1-ol, 3-Methylbutyl-1-ol, 2-Hydroxy-3-methylethyl-Butanoat, 3-Methylbutanal, Ethylhexanoat, Ethylbutanoat, Pentylacetat), 1510, natürliches Reifungsmittel (Ethen-Gas).

Es gibt offensichtlich zusatzstofffreie, natürliche Lebensmittel, die aber der Gesundheit höchst unzuträglich sind, wie Giftpilze. Auch gibt es durchaus normal verkäufliche Lebensmittel, die ohne Zusatzstoffe trotzdem bedenkliche Inhaltsstoffe enthalten. Ein Beispiel ist Zimt. Zimt ist ein Gewürz aus der Rinde des Ceylon-Zimtbaumes. Es gibt noch einen anderen Baum, dessen Rinde ähnlich schmeckt: die Zimtkassie. Diese schmeckt etwas intensiver. Sie ist auch deutlich biliger, enthält allerdings auch Cumarin, das bei empfindlichen Menschen bereits in kleinen Mengen Leberschäden auslösen kann. Bei Kleinkindern ist die gesundheitlich ungefährliche Verzehrmenge von Cumarin bereits bei 30 Gramm Zimtsternen pro Tag erreicht![5]

Wer also regelmäßig und in großen Mengen Cassia-Zimt benutzt, kann der Leber durchaus schaden. Es lohnt sich, bewusst zu prüfen, um welches Zimtpulver es sich handelt. Leider muss auf einer Zimtgewürztüte nicht draufstehen, ob es sich um Ceylon- oder Cassia-Zimt handelt. Wenn keine Angaben gemacht werden, sollte man einfach in einem anderen Laden schauen oder online shoppen, um sicher den ungefährlichen Ceylon-Zimt zu nutzen. Ob Cumarin oder Zimt natürlich ist oder nicht, ist dabei völlig irrelevant. Was zählt, sind allein die potenziell gefährlichen Substanzen.

Wer eine Zutat oder einen Zusatzstoff nicht aussprechen kann, sollte entweder so viel Chemie lernen, dass der Stoff sinnvoll eingeordnet werden kann (dann kann man ihn meist auch aussprechen) oder ihn einfach ignorieren.

Der Klang von Zutaten oder Zusatzstoffen ist völlig irrelevant. Es ist einfach eine von Menschen gemachte Regel, was auf Verpackungen angegeben werden muss und was nicht, und hat für sich allein erst einmal keinerlei Aussagekraft.

Im Zentrum der Angst vor „Chemie“ stehen jedoch die sogenannten Zusatzstoffe. Was diese eigentlich sind und in welche Klassen sie eingeteilt werden, beleuchten wir im Folgenden etwas genauer. Damit verlassen wir die abstrakten Konzepte und schauen konkret auf die Ernährung.

---

5 Fragen und Antworten zu Cumarin in Zimt und anderen Lebensmitteln – Bundesinstitut für Risikobewertung, 27. September 2012

Lebensmittelrecht

Was eine Zutat und was ein Zusatzstoff ist, ist tatsächlich eine juristische Definition. Was auf Lebensmitteln in welcher Form angegeben werden muss oder darf, ist auf europäischer Ebene festgelegt. Das betrifft u.a. die Zutaten, die Allergenkennzeichnung, die Auszeichnung von Zusatzstoffen, die Menge des Inhaltes, das Mindesthaltbarkeits- oder Verbrauchsdatum, gesundheitsbezogene Aussagen und anderes.

Ein Zusatzstoff ist laut der Definition (VO (EG) Nr. 1333/2008) „ein Stoff mit oder ohne Nährwert, der in der Regel weder selbst als Lebensmittel verzehrt noch als charakteristische Lebensmittelzutat verwendet wird und einem Lebensmittel aus technologischen Gründen bei der Herstellung, Verarbeitung, Zubereitung, Behandlung, Verpackung, Beförderung oder Lagerung zugesetzt wird, wodurch er selbst oder seine Nebenprodukte mittelbar oder unmittelbar zu einem Bestandteil des Lebensmittels werden oder werden können".

Außerdem sind Zusatzstoffe grundsätzlich verboten, außer sie sind explizit zugelassen, nachdem sie die gesundheitliche Unbedenklichkeit hinreichend nachgewiesen haben. Deswegen werden Zusatzstoffe auch mit dem Buchstaben E bezeichnet. Die Zahl hinter dem E kennzeichnet den Zusatzstoff eindeutig, wobei die erste Ziffer für die Klasse des Zusatzstoffes steht. Mit einer 1 an erster Stelle handelt es sich immer um Farbstoffe (z. B. E 100: Curcumin, der gelbe Farbstoff aus der Kurkumawurzel). Die 2 kennzeichnet Konservierungsstoffe (z. B. E 260: Essigsäure) usw. Da aber die Nummern von Verbrauchern ungern gesehen werden, sind sie heute immer weniger zu finden. Mehr dazu direkt im nächsten Kapitel zum Thema „Clean Labeling".

Doch selbst wenn Zusatzstoffe ungefährlich sind, gilt ein weiterer Grundsatz: Zusatzstoffe dürfen vorsichtshalber maximal in Mengen eingesetzt werden, die notwendig sind, um ihren Zweck zu erreichen (Quantum-satis-Regelung), und dürfen die Verbraucher nicht täuschen, zum Beispiel, indem ein verderbsbedingter Farbwechsel übertüncht wird – was uns zur ersten Klasse der Farbstoffe bringt.

3.2.1 Farbstoffe und Clean Labeling

Die Verpflichtung zur Kennzeichnung von Zutaten und Zusätzen hat natürlich das Ziel des Verbraucherschutzes. Es soll Transparenz über die im Lebensmittel enthaltenen Stoffe geschaffen werden. Die Angst vor „Chemie“ im Essen hat aber natürlich Auswirkungen auf die Lebensmittelhersteller. Produkte mit weniger „Chemie“ auf dem Etikett werden eher nachgefragt. So finden sich fast überall Werbeaussagen ohne ernährungsphysiologischen Wert, wie „Ohne Zusatzstoffe“, „Ohne künstliche Farbstoffe“ usw.

Das sogenannte Clean Labeling beschreibt, dass Zutatenverzeichnisse eben frei von „verdächtigen“ Inhalten gehalten werden. Ein Zusatzstoff ist laut Definition ja selbst kein Lebensmittel oder eine typische Zutat. Der isolierte oder chemisch synthetisierte Farbstoff einer Pflanze ist also ein Zusatzstoff, weil er so nicht in einem Kochrezept vorkommen oder einzeln konsumiert werden würde. Aber was ist mit Karottensaft? Oder Rote-Bete-Saft? Die kann man ja als einzelne Lebensmittel kaufen. Sie können also laut Definition kein Zusatzstoff sein.

Um Verbraucher zu beruhigen, kann also statt des leuchtend orangen Farbstoffs der Karotte, dem Beta-Carotin (der komplizierte, aber korrekte chemische Name ist: 1,1′-[(1E,3E,5E,7E,9E,11E,13E,15E,17E)-3,7,12,16-Tetramethyloctadeca-1,3,5,7,9,11,13,15,17-nonaene-1,18-diyl]bis(2,6,6-trimethylcyclohex-1-ene)), einfach Karottensaftkonzentrat verwendet werden. Das kommt auf dasselbe hinaus. Aber aus einem verdächtigen Zusatzstoff der Klasse der Farbstoffe namens Beta-Carotin ist nun eine völlig unverdächtige Zutat geworden.

Ob das nun eine wirkliche Verbesserung darstellt, ist fraglich. Neben Farbstoffen, die durch färbende Pflanzenkonzentrate ersetzt werden, ist ein anderes schönes Beispiel das Verdrängen von Geschmacksverstärkern von den Verpackungen – und der Ersatz durch Zutaten mit demselben Effekt, wie im nächsten Kapitel besprochen wird.

3.2.2 Geschmacksverstärker

„Ohne Geschmacksverstärker“ oder sogar explizit „Ohne Glutamat“ oder „without MSG“ findet sich auf vielen Fertiggerichten. Wie oben besprochen, ist Glutamat einfach nur eine Aminosäure, also ein Eiweißbaustein, den wir als „Umami“ schmecken können. Geschmacklich wollen wir also auf jeden Fall, dass Glutamat (oder andere Aktivatoren der Geschmacksrezeptoren) in unserem Essen vorkommt.

Bedeutet „ohne Glutamat“ dann nicht, dass wir einfach einen Geschmack gestrichen haben? *Nein.* Es wäre ja unmöglich, aus einem Stück Fleisch alle Glutamatmoleküle herauszulösen. Es bedeutet nur, dass kein Glutamat zugesetzt wurde.

Über den Gesamtgehalt an Glutamat wissen wir dadurch nichts. Genauso wenig darüber, welchen Anteil zugesetztes Glutamat an der Gesamtmenge gehabt hätte. Ein Stück Fleisch „besteht“ zu großer Menge aus Glutamat – das steht aber nirgendwo.

Tortilla-Chips enthalten kaum Glutamat. Aber wenn ihre Oberfläche mit einer hauchdünnen Schicht Glutamat bestäubt wird, muss dies auf der Verpackung angegeben werden, obwohl es geschmacklich kaum ins Gewicht fällt. Lebensmittel mit zugesetztem Glutamat können also *deutlich* weniger Glutamat enthalten als Lebensmittel „ohne“.

Wir können also erst einmal festhalten: Ob und wie viel Glutamat enthalten ist, können wir über die Zutatenliste gar nicht erfahren.

Doch da Zusatzstoffe ja gefürchtet werden, kommen stattdessen einfach Zutaten zum Einsatz, die „natürlicherweise“ viel Glutamat enthalten. Ein extrem glutamathaltiges Gemüse ist zum Beispiel die Tomate. Auch Parmesankäse, Hefeflocken oder Sojasauce sind sehr glutamatreich.

So können Tomatenmark oder Sojasauce helfen, durch einen Boost an Glutamat den Geschmack von Umami zu erzeugen – ohne einen verdächtigen Zusatzstoff nötig zu machen. In Brühepulver ist Glutamat oft durch den unscheinbaren „Hefeextrakt“ ersetzt.

Das hat zwar keinen Vorteil, macht dafür aber die Herstellung komplizierter. Denn vielleicht passt zu meinem Produkt weder Tomate noch Hefe noch Sojasauce wirklich gut.

3.2.3 Konservierungsstoffe

Gerade bei Konservierungsstoffen ist die Antipathie besonders fehlplatziert. Mikrobiellen Verderb vorzubeugen, finde ich ein sehr nachvollziehbares Ziel. Ich hatte zum Glück noch nie eine Lebensmittelvergiftung, aber die, bei denen ich Zeuge sein durfte, wecken in mir auch gar kein Verlangen danach.

Das Konservieren von Lebensmitteln wird von Menschen seit tausenden von Jahren praktiziert: Ob physische Methoden wie Trocknen, Räuchern oder Kühlen, der Zusatz von Konservierungsstoffen (Salz, Essig, Gewürze) oder das Versetzen mit den „richtigen" Mikroorganismen – viele von uns würde es sicher nicht geben, hätten ihre Vorfahren nicht all diese Methoden angewendet. Wie oben angerissen, hat sich unser Geschmack vielleicht sogar teilweise entwickelt, um uns zu fermentierten Lebensmitteln zu führen. Auch wenn unsere baumbewohnenden Vorfahren sicher keine Weckgläser in Baumlöchern aufbewahrt haben, wird das Einmachen komischerweise nie als „unnatürlich" bezeichnet.

Doch eine Salzlake ist natürlich auch nichts anderes als eine Lösung von Natriumchlorid (Kochsalz) in Dihydromonoxid (Wasser). Der einzige Grund, warum Salz zur Haltbarmachung nicht als Zusatzstoff bezeichnet wird, ist, weil Salz eben auch als Zutat benutzt wird – obwohl es ja sogar ein hochaufgereinigter Stoff ist. Dasselbe gilt für Essig, Alkohol oder Zucker.

Exkurs: Essig

Wie ambivalent die Einteilung in Zutat oder Zusatzstoff ist, wird vielleicht am Beispiel von Essig klar: Wenn aus Trauben ein Saft gepresst wird, der dann von Mikroorganismen zu Wein fermentiert wird (indem Zucker zu Alkohol umgewandelt wird) und dieser Wein dann weiter zu Essig fermentiert (durch die Umwandlung von Alkohol in Essigsäure), entsteht Weinessig. Selbst wenn dieses Ergebnis aufgereinigt und konzentriert wird, haben wir noch eine „natürliche" Essigessenz, die quasi nur aus Essigsäure und Wasser besteht.

Wird Essigsäure hingegen chemisch hergestellt, handelt es sich um einen Konservierungsstoff, der deklariert werden muss und verdächtig klingt (Konservierungsstoff: E 262).

Der Zusatz von Konservierungsstoffen ist nötig, wenn wir Produkte wollen, die eben nicht sofort verderben und damit nicht nur wertlos werden, sondern vielleicht sogar gefährlich. Man stelle sich vor, die Chilisauce hätte keine Konservierungsmittel. Sie steht öfter mal draußen, wird immer wieder geöffnet und verschlossen – oder bleibt je nach Verschluss sogar einfach offen. Durch die angenehme Raumtemperatur und den reichlichen Sauerstoff würde sie sehr schnell verderben.

Normalerweise sollte man, z. B. nach Ablauf des Mindesthaltbarkeitsdatums, durch Betrachten, Riechen und Schmecken den Zustand prüfen, bevor man etwas wegwirft. Doch Veränderungen bei einer Chilisauce zu riechen oder zu schmecken, halte ich für ambitioniert. Die Schärfe kaschiert alles. Und wenn es schiefgeht, und der Körper sich entscheidet, die Sauce zu „retournieren“ ... das stelle ich mir sehr unangenehm vor.

Vielleicht wären einige TikToker weniger ängstlich gegenüber Zutatenlisten und Konservierungsstoffen, wenn sie einmal verdorbene, konservierungsstofffreie Chilisauce erbrochen hätten. Aber wahrscheinlich würden sie es eher auf Pestizidrückstände auf den Chilis oder die Mondphasen schieben.

Ich sage: Ein Hoch auf die völlig ungefährliche Sorbinsäure, die zwar gefährlich klingt, aber tatsächlich vor gefährlichem Verderb schützt und vom Körper ganz normal wie Nahrungsfette abgebaut wird.

Doch was schlecht für Mikroorganismen ist, kann in größeren Mengen oder über längere Zeit auch negative Auswirkungen haben.

Vor viel ernsteren Folgen schützt beispielsweise das Pökelsalz, bzw. Nitrate und Nitrite. Sie werden vor allem in Fleisch- oder Wurstwaren eingesetzt, um vor Botulismus zu schützen. Unter Luftabschluss, z. B. in Konservendosen, kann sich *Clostridium botulinum* vermehren und produziert dabei das stärkste bekannte Neurotoxin (in anderer Anwendung als Botox bekannt). Aus diesem Grund sind früher Leute an Lebensmitteln aus Konserven gestorben.

Die Pökelsalze stehen im Verdacht, krebserregende Stoffe im Darm zu bilden. Die verdächtigen Stoffe sind allerdings nicht auf Fleischprodukte beschränkt. Auch normales Salzen mag mikrobiell stabilisieren, erhöht aber natürlich die meist eh schon zu hohe Salzzufuhr. Auch beim Räuchern entstehen teilweise bedenkliche Stoffe für unsere Gesundheit.

Allerdings wird der potenzielle Schaden von Pökelsalzen durch den akuten Schutz vor „Tod durch Atemlähmung“ (durch das Botulinumtoxin) deutlich übertroffen. Natürlich sollte man mit Pökelsalz versetzte, verarbeitete Fleischwaren generell eher meiden. Aber dazu später mehr. An dieser Stelle soll nur nicht verschwiegen werden, dass es durchaus sinnvolle Diskussionen über manche Konservierungsstoffe gibt.

Doch nichts davon rechtfertigt eine generelle Angst vor Konservierungsstoffen. Die Vorsicht sollte eher dem Lebensmittelverderb gelten, der durch diese Mittel verhindert wird.

3.2.4 Gentechnik

Genmanipulierte Pflanzen bekommen auch gerne das Label „unnatürlich“ verpasst. Aber wir haben oben gelesen, dass der Mais auf unseren Feldern quasi nichts mehr mit der Pflanze zu tun hat, die tatsächlich einmal „natürlich“ und ohne Eingreifen in der Wildnis stand. Dass die Pflanze nun völlig anders aussieht, ist natürlich auf ein verändertes Erbgut zurückzuführen. Durch die Auswahl und Kreuzung von besonders ertragreichen oder widerstandsfähigen Pflanzen haben wir manipuliert, welche Gene oder Mutationen weitergegeben werden. Denn damit sich wirklich grundlegend etwas ändert, brauchen wir natürlich Mutationen, die in eine von uns gewünschte Richtung gehen.

Wenn also ein verirrter UV-Strahl in einer Spore eine Mutation auslöst, die den Ertrag steigert, dann wird das dem Bauern auffallen, und er wird diese Mutation aktiv kultivieren, indem er diese Pflanze weiter kreuzt. Aber warum warten, bis über Monate und Jahre irgendwann einmal brauchbare Mutationen auftauchen? Man könnte Pflanzen doch auch einfach bestrahlen, viele Mutationen provozieren und dann schneller auswählen. Das Ergebnis lässt sich nicht unterscheiden.

Dass allerdings beim Züchten von Pflanzen zufällig *genau* die Mutation auftritt, die gerade gewünscht ist, ist einfach nur höchst unwahrscheinlich. Deswegen benutzt man beispielsweise spezielle Viren, die bestimmte vorausgesuchte Genabschnitte in das Pflanzenerbgut hineinkopieren. Neuerdings gibt es sogar noch genauere Methoden, um Genabschnitte gezielt an bestimmten Stellen einzufügen (CRISPR-Cas9).

Gegen Genveränderung zu sein, ist Unsinn. Die Geschichte der Evolution ist eine Geschichte von sich änderndem Erbgut. Zu keinem Zeitpunkt steht das Erbgut „fest". Gegen sich ändernde Gene zu sein, ist wie gegen fließende Flüsse zu sein.

Das Einfügen von artfremden Genen, also von Genen, die aus einer anderen Pflanze stammen, kann natürlich theoretisch unvorhergesehene Auswirkungen haben und sollte zumindest gut überwacht werden. Kategorisch gegen *alle* Maßnahmen von Gentechnik zu sein, aber Züchtung in Ordnung zu finden, ist ein Widerspruch in sich.

Das heißt nicht, dass alles mit Gentechnik automatisch gut ist. Es gibt natürlich gute Gründe, beispielsweise gegen den Einsatz von sogenannten Roundup-Ready-Pflanzen zu sein. Diese sind unempfindlich gegen das Totalherbizid Glyphosat, das quasi alles umlegt, was grüne Blätter hat. In den so möglichen riesigen Monokulturen wächst also nichts als eine einzige Spezies. Dass das nicht gerade der große Wurf für Biodiversität oder Bodenqualität ist und was für Auswirkungen Glyphosat auf Insekten haben kann, steht wieder auf einem anderen Blatt.

Das hat allerdings mit dem Gesundheitswert von „*Gen*-Soja" nichts zu tun. Es hat aber möglicherweise negative Auswirkungen auf andere Bereiche. So ist „Genmanipulation" z. B. für Bioprodukte verboten. Wenn ein Bauer also z. B. auf schädliche Pestizide verzichten möchte und auch andere Vorgaben der Biorichtlinien einhält, kann er kein Label tragen, wenn eine „genmanipulierte" Sorte mit weniger Wasserbedarf genutzt wird.

Ein besonders folgenreiches Beispiel für die Ablehnung von Gentechnik ist das Beispiel des „Golden Rice". Eines der größten Mangelernährungsprobleme der Welt ist nach wie vor die Unterversorgung mit Vitamin A, welche jedes Jahr schätzungsweise zwei Millionen Kinderleben kostet.

Vitamin A ist nur in Tierprodukten enthalten, welche für viele Menschen Luxusprodukte darstellen. Als Vorstufen, sogenannte Provitamine, sind die Carotine bekannt, besonders Beta-Carotin. Dieser leuchtend orange Farbstoff kommt auch in vielen Pflanzen vor (besonders eben in Karotten, Kürbissen oder Süßkartoffeln). Doch auch frisches Gemüse ist in ärmeren Gegenden oft zu teuer, weil als Hauptkalorienquellen stärkehaltige Getreide (Reis, Mais, Hirse, Weizen …) oder Knollen (Maniok, Kartoffeln …) ohne Carotine genutzt werden.

Die Vorstufe von Beta-Carotin ist allerdings auch in Reiskörnern enthalten. Für die weitere Umwandlung sind jedoch Enzyme nötig, die im Reiskorn fehlen. Durch die Transplantation der Gene von zwei Enzymen aus anderen Pflanzen an die richtige Stelle des Reisgenoms konnten die Biologen Ingo Potrykus und Peter Beyer erreichen, dass in der Reispflanze nun ausschließlich im Reiskorn diese Enzyme gebildet werden. Damit entsteht aus den Vorstufen im Reiskorn selbst echtes Beta-Carotin – und Reiskörner werden zu einer Quelle des wertvollen Provitamins.

Das Projekt stieß in vielen Ländern auf erheblichen Widerstand. Sicher gibt es vernünftige Argumente gegen bestimmte Aspekte der Implementation. Doch ein nicht unwesentlicher Teil der Ablehnung gegenüber dem Projekt basiert auf einer kategorischen Ablehnung von Gentechnik. Das ist sicher *kein* guter Grund – bei zwei Millionen Todesopfern jedes Jahr.

3.2.5 Zusammenfassung

Der Appeal to Nature ist ein weitverbreiteter Denkfehler, der durch ein Zusammenspiel vieler anderer Denkfehler entsteht. Vermeintlich „natürliche" Produkte zu bevorzugen, ergibt keinen Sinn. Wer die Frage nach dem Gesundheitswert durch die Frage nach der Natürlichkeit ersetzt, erhält entsprechend auch keinen höheren Gesundheitswert, sondern nur Marketing, das darauf ausgerichtet ist, „natürlich" zu erscheinen.

So gibt es kaum einen Anreiz, Herstellungsprozesse so anzupassen, dass weniger gesundheitlich problematische Kontaminanten entstehen (beispielsweise Acrylamide bei Bräunungsprozessen). Wohl aber besteht ein Anreiz, völlig harmlose Zusatzstoffe durch weniger verdächtig klingende Inhaltsstoffe zu ersetzen. Vielleicht entstehen durch den neuen Prozess sogar mehr potenziell gesundheitsschädliche Substanzen oder die neue Produktzusammensetzung verschlechtert sich – etwa durch mehr Zucker oder gesättigte Fettsäuren. Natürlich kann sich die Produktzusammensetzung oder die Herstellung auch verbessern. Aber wenn der Fokus auf einem unsinnigen Ziel liegt, ist es purer Zufall, ob dabei sinnvolle Ziele erreicht werden.

Viel ernster sind die Folgen, wenn Produzenten bestimmte Produkte gar nicht erst entwickeln, weil sie fürchten, die Konsumenten würden sie ablehnen. Vegetarische Fleischersatzprodukte beispielsweise sind immens auf Lebensmitteltechnologie angewiesen, um die spezifischen Eigenschaften des Imitationszieles nachzuahmen. Wenn diese Produkte aus Angst vor Zusatzstoffen nicht gekauft werden, ist das eine vermeidbare schlechte Nachricht für die Tiere, die stattdessen getötet werden.

Wie die Angst vor vermeintlicher „Unnatürlichkeit“ auch ungeheure Zahlen an Menschenleben kosten kann, zeigt das Beispiel des Goldenen Reises.

Irrationale Entscheidungen, die durch unsere verzerrte Wahrnehmung und Informationsverarbeitung entstehen, werden mit Sicherheit zu unerwünschten Ergebnissen führen. Doch wenn sich Einstellungen als falsch herausstellen, kann man diese ja ändern? Wenn „Natürlichkeit“ so sinnlos ist, warum hält sich der Wunsch danach mindestens seit Jahrzehnten?

Unsere Wahrnehmung und Informationsverarbeitung sind nicht nur stark anfällig für Verzerrung, sondern auch stur. Wenn sie sich einmal auf eine Sicht eingeschossen hat, ist es sehr schwer, diese Perspektive wieder fallen zu lassen. Im nächsten Kapitel betrachten wir, wie solche Einschleifungen entstehen.

3.3 Selbstimmunisierung

> „In allen Angelegenheiten ist es eine gesunde Sache, hin und wieder ein Fragezeichen an die Dinge zu setzen, die man lange als selbstverständlich angesehen hat.“
>
> *Bertrand Russell*

Wie am Anfang des Kapitels mit dem Beispiel des Leuchtkegels der Taschenlampe erklärt, ist unsere Wahrnehmung nicht darauf ausgelegt, ein exaktes Bild der Realität zu liefern. Unser System I trifft ohne unsere Kenntnis fortwährend Entscheidungen, was für uns wichtig sein könnte, und setzt so unsere begrenzten Aufmerksamkeits- und Entscheidungsressourcen bemerkenswert effizient ein. Doch das daraus für uns entstehende Bild der Welt ist verzerrt.

Wenn sich bestimmte Ideen einmal festgesetzt haben, wird unsere Taschenlampe nicht mehr benutzt, um die Infragestellung dieser Ideen zu beleuchten. In den allermeisten Fällen ist es auch wünschenswert, sich nicht immer wieder mit einer Idee auseinanderzusetzen. Den Namen der Klassenlehrerin, wo die Katze nicht gekrault werden will oder wo es das leckerste Eis gibt – solche Informationen andauernd auf ihre Korrektheit zu überprüfen, würde uns völlig lähmen. Die Klassenlehrerin nach zwei Jahren nochmal nach ihrem Namen zu fragen, wäre grotesk. Die Katze an der falschen Stelle zu streicheln, wäre lebensmüde. Doch wenn die Konkurrenzeisdiele eine neue Rezeptur annimmt, stellt sie vielleicht besseres Eis her, das uns so entgeht.

Unser System I ist unfassbar effizient, aber es kennt eben nicht *die* objektive Wahrheit. Es kann also nicht zwischen der berechtigten Gewissheit, dass wir uns ungern den Ellenbogen stoßen, und der eventuell hinterfragungswürdigen Überzeugung, dass wir keinen Brokkoli mögen, unterscheiden. Ich habe z. B. lange geglaubt, dass Hühner vier Beine haben (falls das unklar ist: Die kleinen Vorderfüße befinden sich meiner Vorstellung nach wie bei einem T-Rex vorne an der Brust und sind von Federn bedeckt).

Die Folgen solcher Irrtümer sind meist harmlos. Andere Vorstellungen richten potenziell mehr Schaden an. Es ist offensichtlich möglich, seine Überzeugung zu ändern – selbst ich habe mich überzeugen lassen, dass Hühner weniger Gliedmaßen besitzen als angenommen.

Doch im Folgenden werde ich einige gut dokumentierte und entsprechend benannte Mechanismen zeigen, um zu illustrieren, wie stark unser Kopf an seinen Überzeugungen hängt:

- Wir akzeptieren auch falsche Argumente, wenn sie unsere Position unterstützen (**Belief Bias**).
- Wir blenden Fakten aus, die unserer Überzeugung widersprechen und sie schwächen könnten (**Confirmation Bias**).
- Wir strengen uns mehr an, Argumente *für* unsere Position und *gegen* konkurrierende Ideen zu finden als umgekehrt (**My-Side Bias**).
- Schließlich können wir absolut wahnsinnige kognitive Kunststücke darbieten, um die Fakten irgendwie in die Form unserer Überzeugung zu pressen (**Kognitive Dissonanz**).

Das wichtigste Take-away dieses Kapitels ist zu verstehen, dass diese Verzerrungen uns alle betreffen. Beim Lesen der Beispiele wird sich jeder denken, dass das auf ihn oder sie selbst nicht zutrifft. Das mag für diese spezielle Situation gelten. Doch jeder hat seine persönlichen blinden Flecke – für die man selbst blind ist und deshalb glaubt, sie existierten nicht.

Die Frage ist nicht, *ob* wir blinde Flecke haben, sondern nur, *wo*!

3.3.1 Belief bias

Betrachten wir folgendes Argument:

Alle Rosen sind Blumen.
Einige Blumen verwelken schnell.

Deshalb verwelken einige Rosen schnell.

Die meisten Menschen würden dieses Argument als gültig ansehen. Weil jeder „weiß", dass Rosen schnell verwelken, sieht System I keinen Anlass, das Argument System II zur Prüfung vorzulegen. Da sich das Ergebnis mit den eigenen Überzeugungen deckt, wird das Argument kurzerhand als gültig bewertet.

Doch: Das Argument ist natürlich ungültig.

In den Prämissen (den Sätzen, die ein Argument formen) steht lediglich, dass einige Blumen schnell verwelken. Rosen sind zwar Blumen, aber sie könnten zu denjenigen gehören, die nicht schnell verwelken.

Dass wir „wissen", dass Rosen tatsächlich schnell verwelken, macht das Argument nicht logisch sinnvoll.

Und genau hier lauert ein großes Problem:

Wenn wir uns einmal eine Überzeugung gebildet haben, akzeptieren wir auch völlig unsinnige Argumente, solange sie unser Weltbild bestätigen. Glauben wir, das Ergebnis bereits zu kennen, schauen wir gar nicht mehr richtig hin.

3.3.2 Confirmation Bias

Den Bestätigungsfehler, zu Englisch der „confirmation bias", könnte man mit folgendem Satz paraphrasieren: Man sieht nur, was man sehen will. Je länger uns eine Vorstellung geprägt hat, desto schmerzhafter wäre es, zugeben zu müssen, dass man falsch lag. Umso stärker werden die Scheuklappen hochgefahren und Informationen ausgeblendet (siehe das Beispiel mit der Taschenlampe am Beginn des Kapitels). So verstärkt sich der eigene Standpunkt immer weiter. Ein Teufelskreis.

Wenn die Herausforderung des Weltbildes dann auch noch von „fremden" oder unbeliebten Menschen kommt, ist die Immunisierung umso stärker.

Wer sich also beispielsweise einmal in den Kopf gesetzt hat – oder hat in den Kopf setzen lassen –, dass irgendein Stoff, nehmen wir Glutamat, gesundheitsschädlich ist oder neurologische Symptome verursacht, der wird bei jedem passenden Symptom an Glutamat als Auslöser denken. Jede Kollegin oder jede Freundin mit Kopfschmerzen wird gefragt, was sie gegessen hat. Wenn irgendein Fertiggericht dabei war, ist die Ursache klar: Glutamat. Wenn jedoch nach dem Konsum von Glutamat keine Symptome auftreten, wird die Überzeugung nicht geschwächt. Der Glaube an Glutamat als Sündenbock verschärft sich immer weiter, weil aktiv nur nach Belegen Ausschau gehalten wird, die die Überzeugung stützen. Alternativerklärungen bleiben unbeachtet.

Das aktive Suchen und der Fokus auf Daten, die die eigene Position stützen, sowie das Ausweichen und Verdrängen von konträren Beweisen machen unsere Wahrnehmung zu einem sehr unzuverlässigen Werkzeug, um herauszufinden, was „ist".

Eine schöne Illustration dazu wurde in einem Video auf dem sehr empfehlenswerten (englischsprachigen) YouTube-Kanal *Veritasium* gezeigt. In dem Video wird Leuten auf der Straße folgende Aufgabe gestellt: Ziel ist es, die zugrunde liegende Regel herauszufinden, die – wenn man sie anwendet – zu dieser Zahlenfolge führt: 2, 4, 8.

Dazu können die Befragten beliebig oft eine eigene Zahlenfolge nennen und bekommen darauf die Antwort, ob diese ebenfalls der Regel gehorcht. Wenn die Befragten sicher sind, dass sie die Regel gefunden haben, dürfen sie auflösen.

Wir spielen ein paar der Interaktionen im Folgenden durch. Wahrscheinlich hast auch du eine schnelle Antwort, welche Regel zur Zahlenfolge 2, 4, 8 führen könnte. Zum Beispiel: das Verdoppeln der ersten Zahl. Um das zu testen, könnte man die Zahlenfolge 1, 2, 4 nennen. Die Antwort: *Ja*. Zur Sicherheit nennen wir noch eine Folge: 10, 20, 40. Ebenfalls korrekt. Vorsichtshalber noch ein Versuch? Vielleicht 3, 6, 12? Korrekt.

Je nachdem, wen man fragt, folgen mehr oder weniger weitere Zahlenfolgen, die unserer Theorie gehorchen, um das Ergebnis abzusichern. Also muss es ja einfach das Verdoppeln der Zahlen sein? Falsch gedacht.

Das ist leider nicht die Regel.

Ein kleiner Hinweis: Auch die Zahlenfolge 7, 8, 9 erfüllt die Regel – oder die Folge 3, 7, 100. Na? Kommen wir der Regel nun näher? Die Antwort lautet: Die Regel erfordert einfach nur, dass die Zahlen der Größe nach geordnet sind. Was lernen wir daraus?

Das Beispiel zeigt, dass fast jeder dem natürlichen Drang folgt, immer wieder die eigene Vorhersage zu bestätigen und immer mehr Zahlenfolgen zu generieren, die unsere Regel zu unterstützen scheinen. Viel informativer wäre es jedoch, Zahlenfolgen zu prüfen, die gerade nicht unserem Modell entsprechen. Mit jeder anderen Zahlenreihe wäre sofort klar gewesen, dass es nicht die Verdopplung sein kann.

Stattdessen sind wir so angetan vom Glauben an unsere Theorie, dass wir gar nicht für möglich halten, dass es eine andere Regel geben könnte.

3.3.3 My-Side Bias

Wenn unser Belief Bias dafür sorgt, dass wir gar nicht erst dorthin gehen oder hinschauen, wo wir Gegenargumente sehen könnten, dann entspricht der Bestätigungsfehler einer Art Scheuklappen. Er blendet Teile der Realität aus, die wir eigentlich wahrnehmen könnten, und fokussiert uns auf das, was unsere Position stärkt. Wenn wir dann dennoch mit herausfordernden Argumenten oder Fakten konfrontiert sind, wäre der My-Side Bias eine Art Brille, die die Informationen, die uns erreichen, so verändert, dass sie wieder ein passendes Bild ergeben.

Wir haben die Tendenz, eher nach Belegen für unsere Position zu suchen – aber was, wenn wir trotzdem Belege gegen unsere Position finden? Nun, wir können immer noch alles so interpretieren, wie wir es möchten.

Die verfügbaren Daten so zu einer plausiblen Geschichte zusammenzusetzen, dass das Weltbild erhalten bleibt, klingt nach armseliger Realitätsverleugnung. Und ja, ich würde sagen, das stimmt. Es ist nichts Erstrebenswertes für einen rationalen Menschen. Auf Grund dessen aber zu denken, man selbst sei davon nicht betroffen, ist eine noch größere Sünde.

„Wie bequem ist es doch, ein vernunftbegabtes Wesen zu sein, da es uns erlaubt, für alles, was man tun möchte, einen Grund zu finden oder zu erfinden." – **Benjamin Franklin**

Aufgrund des Zweiparteiensystems der Vereinigten Staaten eignen sich diese gut, um polarisierte Einstellungen zu untersuchen. (Und vielleicht deswegen weniger gut, um sinnvolle Politik zu machen?) Auf der einen Seite steht die Partei der Republikaner, die sich als konservativ bezeichnen. Sie stehen grundsätzlich für einen minimalen „Nachtwächterstaat" – also einen Staat, der nur die basalsten Aufgaben übernimmt, wie etwa innere und äußere Sicherheit, und sich ansonsten aus dem Privatleben heraushält. Steuern, staatliche Pflichtversicherungen und daraus finanzierte Leistungen werden abgelehnt. Ihnen gegenüber stehen die Demokraten, die sich selbst als liberal bezeichnen und unter anderem für eine sozialere Marktwirtschaft mit Sozialversicherung stehen.

Einen Klassiker der politikwissenschaftlichen Forschung lieferte Geoffrey Cohens Studie aus dem Jahre 2003.[6] Er erstellte zwei Entwürfe für eine Sozialversicherungsreform. Eine Variante war bewusst so restriktiv gestaltet, dass sie konservativen Republikanern gefallen würde; die andere war großzügiger und entsprach eher den Vorstellungen liberaler Demokraten.

In einem Testlauf wurden Probanden gefragt, wie sie die Entwürfe einschätzen würden. Tatsächlich wurde der restriktive Vorschlag klar republikanisch und der großzügige eher demokratisch eingeordnet.

6 Cohen, G. L.: Party Over Policy: The Dominating Impact of Group Influence on Political Beliefs. In: Journal of Personality and Social Psychology, 85(5), 2003, S. 808-822.

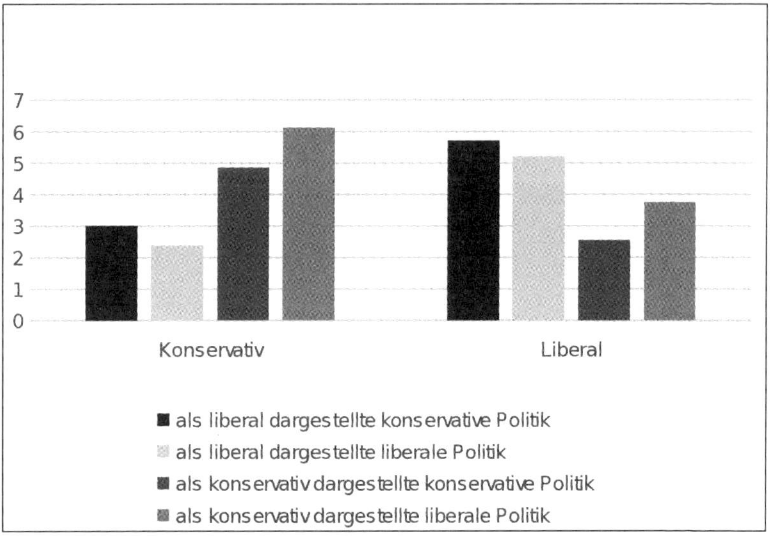

Beurteilungen von Politikentwürfen auf einer Skala von 1 (geringste Zustimmung) bis 6 (größte Zustimmung) von Liberalen und Konservativen mit liberalem oder konservativem framing und liberaler oder konservativer inhaltlicher Ausrichtung. (Basierend auf G.L. Cohen, Party over Policy, 2003, S. 811).

Im eigentlichen Experiment wurde anderen republikanischen und demokratischen Probanden jeweils einer der Entwürfe gezeigt – mit der Zusatzinformation, dass der Entwurf entweder von den Republikanern oder den Demokraten stamme. Anschließend sollten sie ihre Zustimmung auf einer Skala von 1 (keine Zustimmung) bis 6 (maximale Zustimmung) bewerten. Die Ergebnisse sind in der folgenden Abbildung dargestellt.

Hier sieht man gut, dass der größte Effekt für die Zustimmung bei konservativen als auch bei liberalen nicht bei dem Entwurf zu verzeichnen war, der ihrer politischen Überzeugung entsprach, unabhängig davon, wer diesen Entwurf vermeintlich erarbeitet hatte. Egal, ob der Inhalt konservativ oder liberal war, wurde er viel positiver bewertet, wenn er vermeintlich von der eigenen Partei kam. Kam der Vorschlag von der politischen Gegenseite hielten sie nichts von dem Vorschlag, unabhängig davon, ob der Inhalt eigentlich sehr gut zu Ihnen passen müsste oder nicht.

Bei den Entwürfen der Gegenseite gab es tatsächlich auch eine leichte Präferenz, für den Entwurf nach den eigenen politischen Vorstellungen (Liberale präferierten liberale Vorschläge der vermeintlich Konservativen gegenüber deren konservativen Entwürfen).

Auch innerhalb der Ergebnisse der Bewertungen der beiden Entwürfe, wenn sie vermeintlich aus der eigenen Partei stammten, gab es einen kleinen Effekt. Doch in umgekehrter Richtung! Wenn Liberale einen konservativen Entwurf bewerteten, der von ihrer Partei stammen sollte, bewerteten sie ihn besser als einen liberalen Entwurf ihrer Partei! Ebenso präferierten Konservative eine liberale Politik gegenüber einer konservativen, solange sie aus ihrer Partei zu stammen schien.

Man kann viel über eine Erklärung dieser Ergebnisse nachdenken. Für unsere Zwecke ist nur wichtig festzuhalten, dass die Einschätzung einer eigentlich „objektiv“ konservativ oder liberalen Politik für die Präferenz für eine ebensolche Ausrichtung quasi keinen Effekt hat. Wenn man die Beteiligten fragte, antworteten sie, dass ihre Bewertung fast nur von ihrem Inhalt (konservativ oder liberal) abhängig war und dass die vermeintliche Quelle (Demokraten oder Konservative) dabei keine Rolle spiele. Den größten Effekt auf ihre Einordnung hatte also ein Effekt, von dem alle glaubten, er würde sie überhaupt nicht betreffen: von wem der Entwurf stammte. Der Faktor, dem sie die meiste Bedeutung zumaßen, hatte je nach Kontext entgegengesetzte Effekte. (Die politische Philosophie der eigenen Partei wurde nur besser bewertet, wenn sie von der vermeintlichen Gegenseite kam, bei vermeintlichen Entwürfen der eigenen Seite wurde der „gegnerische“ Inhalt besser bewertet.)

Man beachte, dass die Probanden zufällig ausgewählt wurden und die Ergebnisse natürlich anonymisiert waren. Es waren also keine Parteifunktionäre, deren Zustimmung zur Parteilinie ihre politische Karriere beeinflussen könnte. Es waren ganz normale Menschen, die die sehr rationale Entscheidung der Einordnung eines politischen Entwurfes in eine von zwei sehr deutlich voneinander unterscheidbaren Kategorien offensichtlich nicht auf der Basis des Inhaltes trafen, sondern von einer anderen Frage abhängig machten: Gefällt es meiner „Seite“?

Anzunehmen, dass man Informationen ohne Beeinflussung rational verarbeiten kann, wenn sie klar einer „Seite“ zuzuordnen sind, besonders wenn diese Einteilung sehr polarisiert ist, ist ein Fehler.

Beim nächsten Satz ist volle Konzentration gefragt: Das Argument, dass man gute Argumente für die eigene Position hat, ist kein Argument, weil man eben nur Argumente für ebendiese Interpretation generiert hat. Hätte man eine andere Meinung, hätte man mit denselben Fakten ebenso überzeugende Argumente für jene Position gefunden. (Dank des My-Side Bias generiert man eben keine Argumente für die Gegenseite und andere Daten, die zu einem anderen Argument oder Schluss hätten führen können, werden ausgeblendet dank Belief und Confirmation Bias.)

In einer anderen Situation (wenn man davon ausgeht, der Vorschlag komme von jemand anderem) hätte man andere, ebenso subjektiv überzeugende Argumente. *Doch der oder die einzige, den diese Argumente überzeugen können, ist man selbst, und zwar von der Idee, dass man rational entschieden habe!*

Manche würden, was ich My-Side Bias genannt habe, ebenfalls als Bestätigungsfehler charakterisieren oder umgekehrt oder hätten eine andere Kategorisierung. Die genaue Definition ist hier nicht von Belang. Die Essenz ist, rationales Denken ist selten rational. Wir bleiben bei unseren Überzeugungen bzw. denen unserer Bezugsgruppe. Denn in der Evolution hat es sich offensichtlich bisher bewährt, sich nicht allzu sehr von den Überzeugungen der Gruppe zu entfernen. Vermutlich sorgte das ansonsten tendenziell dazu, aus der Gruppe entfernt zu werden, was zumindest in der Altsteinzeit keine besonders erfolgversprechende Überlebensstrategie gewesen zu sein scheint. Die Überzeugung, dass Säbelzahntiger schnappen, regelmäßig zu hinterfragen, scheint so allerdings auch herausselektiert worden zu sein.

Kognitive Dissonanz

Um zu zeigen, wie grenzenlos unsere Fähigkeit ist, Fakten so zurechtzubiegen, dass sie irgendwie zu den eigenen Überzeugungen oder denen der Gruppe passen, im Folgenden noch das kanonisches Extrembeispiel der Sekte der sogenannten „Seekers“.

Der Führer der Sekte Dorothy Martin prophezeite, dass genau am 21. Dezember 1954 eine Sintflut die Erde verheeren wird. Doch die Gläubigen würden von den Verursachern der Flut, einigen Außerirdischen, verschont und mit ihnen wegfliegen. Durch die außergewöhnlichen Umstände einer konkret terminierten Prophezeiung bot sich eine einmalige Gelegenheit. Der Sozialpsychologe Leon Festinger schloss sich also inkognito der Gruppe an, um die Reaktion der Gruppe zu beobachten, sollte – wider Erwarten – kein UFO auftauchen. Wie gingen die Sektenmitglieder damit um, dass tatsächlich weder ein UFO noch eine Flut zu beobachten war? Ein Bestätigungsfehler reicht hier nicht. Das Ausbleiben der Prophezeiung wäre offensichtlich. Das könnte man nicht einfach ausblenden. Am besagten Tag im Dezember 1954 warteten die Mitglieder der Sekte gespannt auf die Ankunft ihres intergalaktischen Taxis. Doch das blieb aus. Doch nach einem kurzen Schock war die Lösung gefunden: Durch die Tugend der Sekte wurde die Erde im letzten Moment verschont! Nur durch ihr vorbildliches Verhalten konnten sie die Apokalypse verhindern! Das Ausbleiben der Vorhersage war also sogar eine Bestätigung des Glaubens! Einige Sektenmitglieder fielen tatsächlich vom Glauben ab und traten aus. Doch andere wurden noch eifriger in ihrem Glauben. Die geistigen Verrenkungen, um die Realität mit den eigenen Vorstellungen zu versöhnen, taufte Festinger „kognitive Dissonanz“ und untersuchte sie in den folgenden Jahren.[7]

Exkurs Religion und Carnismus: Selbsttest zu kognitiver Dissonanz

Es ist leicht, bei der Geschichte der „Seeker“ verächtlich zu schmunzeln und sich innerlich zu versichern, dass man selbst natürlich niemals so verzweifelt nach argumentativen Strohhalmen greifen würde, anstatt einfach einzugestehen, falsch gelegen zu haben. Doch gerade um diesem weit verbreiteten Denkfehler zu entgehen, lohnt es sich, genauer hinzuschauen – auch auf die eigenen blinden Flecken.

Ich spreche da aus Erfahrung: Auch bei mir selbst lagen ähnliche Muster offen, als ich mich später rückblickend mit meinen eigenen Argumentationen konfrontierte. Unser aller Gehirn ist schlicht nicht darauf ausgelegt, Fehler bereitwillig zu erkennen. Deshalb möchte ich dich einladen, gemeinsam einen Blick auf ein faszinierendes Thema zu

7 Irle, M. / Möntmann, V. / Festinger, L.: Theorie der Kognitiven Dissonanz, 2012.

werfen – und vielleicht dabei zu erleben, wie unser Verstand versucht, eine in sich konsistente Geschichte aufrechtzuerhalten.

Bisher haben wir betrachtet, wie gezielte Selektion neue Pflanzenarten hervorgebracht hat. Natürlich wurden auch Tiere domestiziert und entsprechend gezüchtet. Hier spielten geografische, klimatische und praktische Aspekte eine Rolle – aber ebenso kulturelle und religiöse Einflüsse. So sind Krustentiere im Judentum verboten, während Kühe im Hinduismus als heilig gelten. Muslimische Speisevorschriften untersagen Schweinefleisch. Auch wenn diese Regeln historisch gesehen oft eine gewisse Logik hatten, ist die Berufung auf göttliche Gebote aus moderner rationaler Perspektive nicht überzeugend.

Doch auch jenseits religiöser Vorschriften wird unser Umgang mit Tieren oft weniger von Vernunft als von kulturell gewachsenen Überzeugungen geprägt. Die Psychologin Melanie Joy prägte dafür den Begriff „Karnismus“: ein unsichtbares Glaubenssystem, das Tiere in „essbare“ und „nicht essbare“ einteilt.

Ein Beispiel: Das alljährliche Yulin-Hundefleisch-Festival in China ruft hierzulande große Empörung hervor – und doch sind Millionen in Deutschland getöteter Schweine im selben Zeitraum meist nur ein Achselzucken wert. Hunde sind eben „Haustiere“, Schweine „Nutztiere“. Diese Einteilung ist historisch gewachsen und setzt sich oft unreflektiert fort – ähnlich wie viele andere kulturell tradierte Überzeugungen.

Dabei passt die Ausbeutung und Tötung empfindungsfähiger Tiere nicht unbedingt nahtlos zu dem Selbstbild vieler Menschen, die sich als Tierfreunde verstehen und eine enge Bindung zu ihren Haustieren pflegen.

Das Fleisch im Katzenfutter stammt nicht aus geplünderten Geflügelfriedhöfen von an Altersschwäche gestorbenen Hühnchen. Über die Lebenszeit einer Katze werden dutzende Hühner umgebracht, damit eine Katze gefüttert werden kann.

Eine einfache, aber herausfordernde Frage, die eine Dissonanz offenbaren kann, lautet daher: Ist es gerecht, dass ein Huhn sterben muss, um eine Katze zu ernähren?

Die Auseinandersetzung mit alltäglicher Tierausbeutung erzeugt oft starke kognitive Dissonanz – das unangenehme Gefühl, wenn zwei Überzeugungen oder Handlungen nicht zueinander passen. Unternehmen investieren viel darin, diese Dissonanz unsichtbar zu halten: Vonlachenden Kühen auf Fleischverpackungen bis hin zu Bildern glücklicher Tiere in der Werbung.

Wie Paul McCartney einmal sagte: „Wenn Schlachthäuser Glaswände hätten, wären alle Menschen Vegetarier." – Vielleicht nicht alle. Aber vielleicht doch einige mehr, weil unser rationales System (System II) zumindest kurzfristig zum Nachdenken aktiviert würde.

Ich kann diese Fragen heute nur stellen, weil ich selbst viele Jahre selektive Wahrnehmung gepflegt, unbequeme Informationen vermieden und Argumente einseitig konstruiert habe. Erst eine direkte, emotionale Konfrontation konnte meine inneren Abwehrmechanismen überwinden.

Auf Tierausbeutung kann im Vergleich zu fast allem anderen Übeln allerdings komplett verzichtet werden. Man kann sich also fragen, was *wirklich* dagegen spricht. Als ich dies endlich getan habe, ist mir keine Antwort eingefallen.

Deswegen lohnt es sich, sich selbst immer wieder zu fragen: *Wo* sind meine blinden Flecken? Nicht ob ich solche bei mir finden kann – sondern wo.

Doch damit endet die Geschichte nicht. Unser Verstand schützt sich nicht nur durch selektive Wahrnehmung. Manche Ebenen von Information bleiben uns schlicht unzugänglich.

Unsere Gedankenwelt ist nicht nur verzerrt – sie ist auch begrenzt. Als ob es nicht schon genug Zweifel an der Rationalität unseres Denkapparates gäbe, geht es trotzdem noch weiter. Wir vermeiden nicht nur Argumente und Informationen, die uns nicht gefallen, wenn sie uns zur Verfügung stehen. Es gibt aber viele Informationen, auf die wir gar nicht ohne weiteres Zugriff haben. Unsere Erfahrung und unser Denken sind nicht nur verzerrt und selbstimmunisierend, sie sind auch stark begrenzt.

3.4 Begrenztheit

3.4.1 Induktion und Vorurteile: Man sieht nicht, was man nicht sieht

Der Philosoph David Hume erkannte und beschrieb das sogenannte Induktionsproblem: Egal, wie viele Beobachtungen ich mache, die meine Vorstellung stützen, ich kann mir niemals sicher sein, dass ich nicht zufälligerweise nur die passenden Beobachtungen gemacht habe und rein zufällig die Gegenbeweise nicht gesehen habe.

Das klassische Beispiel ist der schwarze Schwan: Selbst wenn ich mein ganzes Leben lang nur weiße Schwäne sehe und niemand kenne, der je einen nicht-weißen Schwan gesehen hätte, kann ich daraus nicht schließen, dass *alle* Schwäne weiß sind. Das wäre auch falsch, denn in Australien gibt es tatsächlich eine schwarze Art des Schwans: den Trauerschwan.

Wir können uns höchstens vorübergehend mit dem Glauben an ausschließlich weiße Schwäne anfreunden. Aber wir sollten uns immer bewusst sein, dass diese Überzeugung mit der Sichtung des ersten schwarzen Schwans stirbt.

Wenn wir unser Leben lang nur weiße Schwäne sehen, gehen wir davon aus, dass alle Schwäne weiß sind. Wenn alle, die wir kennen, diese Erfahrung teilen, dann umso mehr. Erzählt uns nun ein Australier von einem schwarzen Schwan, sollte es völlig irrelevant sein, wie viele Leute wir kennen, die *keinen* schwarzen Schwan gesehen haben. De facto zählt für uns aber sehr stark unsere eigene Erfahrung und die unseres Umfeldes.

Besonders bei negativen Erfahrungen wird gerne von einem speziellen Einzelfall („dieser Kassierer war unfreundlich“) auf eine allgemeine Regel („alle Kassierer sind unfreundlich“) geschlossen (Induktionsschluss).

Vorurteile sind sinnvoll und evolutorisch alternativlos. Wir haben keine Möglichkeit, in Vogelperspektive auf die ganze Welt zu schauen und beispielsweise alle Schwäne zu zählen. Wenn mich ein Clown auf der Straße plötzlich anschreit, kann ich daraus nicht auf die Eigenschaften *aller* Clowns schließen. Das nächste Mal die Straßenseite zu wechseln, wenn mir ein Clown entgegenkommt, ist ungerecht dem völlig unschuldigen Clown gegenüber. Grundsätzlich allen Clowns auszuweichen, wird vielleicht verhindern, wieder von einem Clown angeschrien zu werden. Es wird aber vielleicht auch verhindern, den Mann meiner Träume zu finden, oder zumindest die Wahrscheinlichkeit extrem senken, ein Ballontier geknotet zu bekommen. Der Schutz davor, angeschrien zu werden, ist also mitunter teuer erkauft.

Wir haben ein Gehirn für Mustererkennung und Vorurteile entwickelt, um Gefahren auszuweichen und lange genug am Leben zu bleiben, um uns fortzupflanzen – nicht, um eine repräsentative Sammlung von Gefahrenpotenzialen zu erstellen.

Wer also negative Erfahrungen mit einem Geschlecht, einer Hautfarbe, einer Institution, einem Beruf oder irgendetwas von zumindest vermeintlichem Wiedererkennungswert gemacht hat, ist evolutorisch besser dran, Vorsicht in den nächsten Interaktionen walten zu lassen. Daher ist es grundsätzlich sehr wahrscheinlich, dass unser System I erst einmal rassistisch, sexistisch usw. verallgemeinert. Hier hat unser System II dann zumindest die Möglichkeit, einzugreifen und zu bemerken, dass solche Verallgemeinerungen ungerechtfertigt und unfair sind.

Unsere Erfahrungen sind also nicht nur selektiv, ihre Interpretation ist nicht nur subjektiv und selbstimmunisierend, sondern sie basieren oft auch noch auf ungültigen Verallgemeinerungen. Kein besonders stabiles Fundament.

3.4.2 Kontrafaktual – man sieht nicht, was gewesen wäre

Ein weiteres großes Problem unserer Erkenntnis ist die Tatsache, dass wir jede Situation nur einmal durchleben können. Es ist unmöglich herauszufinden, ob ich an diesem Tag nicht gefeuert worden wäre, wenn ich nicht das Auto des Chefs angefahren hätte. Würde ich nun noch einmal das Auto des Chefs rammen, würde ich nicht gefeuert, sondern wahrscheinlich angezeigt werden. Die Situation ist nun eine völlig andere.

Theoretisch könnte man argumentieren, dass jegliche Feststellung von Kausalität deswegen völlig ausgeschlossen ist. Ich kann niemals mit Sicherheit sagen, dass irgendetwas aus einem bestimmten Grund passiert ist. Wenn eine Billardkugel eine andere anstößt, „wissen“ wir, dass sie ihren Impuls überträgt und die „Ursache“ der Bewegung der zweiten Kugel ist. Doch theoretisch könnte die Bewegung der Kugeln nichts damit zu tun haben! Das klingt sehr konstruiert, ist aber eine wichtige Erkenntnis.

Die Zauberei ist eine ganze Kunst, deren Inhalt darin liegt, Kausalitäten vorzugaukeln. Die Illusion besteht darin, zu „glauben“, die Karte sei gewandert oder verschwunden, obwohl es natürlich eine andere, niemandem außer dem Zauberer bekannte, Erklärung gibt.

Wir können nur versuchen, systematisch festzustellen, ob eine Verknüpfung besteht, und nach anderen Erklärungen suchen. Die Magie bleibt nur solange, bis man den Zauberer ins Labor zerrt und genau untersucht. Wenn das Stoßverhalten von zwei Billardkugeln so gut studiert wurde, dass daraus feste Gesetzmäßigkeiten abgeleitet werden können (naturwissenschaftliche Grundgesetze der Mechanik), dann können wir, solange die Kugeln diesen Gesetzen gehorchen, sehr präzise Vorhersagen machen. Wir werden nie wissen können, ob die zweite Kugel in einem speziellen Fall nicht doch genauso losgerollt wäre, wenn die andere Kugel sie nie angestoßen hätte. Aber wenn wir uns eben nicht nur einen Kugelstoß anschauen, sondern den ganzen Billardtisch, dann können wir beobachten, dass sich niemals eine Kugel bewegt, ohne angestoßen zu werden. Wir können uns unserer Überzeugung immer sicherer werden, aber wir können es nie abschließend wissen.

Einen so eindeutigen Fall wie mit den Billardkugeln wird es in der Realität fast nie geben. Kaum etwas gehorcht so strikt einer Regelmäßigkeit wie Billardkugeln. Biologische oder soziale Systeme sind um Größenordnungen komplexer und chaotischer. Was für das Erkennen von Kausalität bei Billardkugeln gilt, gilt für komplexere Systeme umso mehr. Wenn die Raucherquote steigt, werden die Lungenkrebsraten steigen. Doch wir wissen nicht, wer Lungenkrebs bekommen wird. Manche rauchen immens viel und werden alt damit, andere rauchen eine Zigarette und bekommen die Diagnose.

Um das Ganze aber einmal greifbar zu machen und das alltägliche Verständnis der Welt auf den Kopf zu stellen: Wenn ich Kopfschmerzen habe, eine Kopfschmerztablette einnehme und anschließend die Schmerzen verschwinden: Hat die Tablette dann geholfen? *Vielleicht*!

Es ist unmöglich zu wissen, ob mir das Medikament geholfen hat, denn wir können nicht wissen, ob die Kopfschmerzen auch verschwunden wären, wenn ich die Pille nicht genommen hätte! Das sollte man mal auf sich wirken lassen.

Ich kann nur feststellen, dass es mir nach der Einnahme besser ging. Im Gegensatz zu der Kausalitätsannahme bei den stoßenden Billardkugeln (die ja *immer* gleich verläuft) ist das bei Medikamenten ja mitnichten so! Es gibt immer Menschen, bei denen das Medikament nicht anschlägt, und solche, bei denen es super wirkt. Es gibt auch viele andere Dinge, die auf Kopfschmerzen einwirken, und Kopfschmerzen hören auch von selbst wieder auf. Ob es die Tablette war, die geholfen hat, etwas anderes oder der Zufall, *kann ich nicht wissen*. Das widerspricht aber natürlich völlig unserem Verständnis der Welt.

Natürlich ist es auch nicht absurd zu glauben, dass die Tablette etwas mit der Verbesserung zu tun hatte. Denn der Zusammenhang zwischen Tablette und Wirkung wurde, ähnlich wie die Bewegung der Billardkugeln, ausgiebig studiert. Die Vorhersagen sind nicht so präzise wie beim Billard, aber sie sind konsistent.

Wenn ich analog zur Billardkugel die Dosierungen, die Wirkungen, die Stärke der Wirkung und die Dauer verstehe, dann wird meine Vorhersage verlässlicher. Meine isolierte Erfahrung allerdings könnte reiner Zufall sein. Im Alltag ist es nicht absurd anzunehmen, dass die Linderung der Kopfschmerzen mit der Kopfschmerztablette zusammenhängt, die vor 30 Minuten eingeworfen wurde. Doch tatsächlich ist diese Annahme *nur* deswegen sinnvoll, weil eben durch Wissenschaft etabliert wurde, dass das zu erwarten war. Weil dieser Zusammenhang immer und immer wieder beobachtet wurde und weil es einen überprüfbaren Wirkmechanismus gibt.

Wenn die Kopfschmerzen nach dem Auflegen eines Heilsteins verschwinden, ist es wiederum völlig irrational, das für die Ursache zu halten. Genauso wenig wie ein umgefallener Blumentopf direkt vor dem Verschwinden der Kopfschmerzen als Ursache angenommen werden sollte. Der Unterschied zwischen einem umfallenden Blumentopf als Ursache und einem Heilstein ist, dass letzterer eine magische Geschichte liefert (irgendetwas mit Schwingungen und Energien und ganz viele Berichte von Menschen, denen es nach dem Heilsteinauflegen besser ging).

Der Unterschied zu einer Kopfschmerztablette ist, dass deren Geschichte (der pharmakologische Wirkmechanismus) überprüft wurde und die Fälle, in denen sich die Wirkung gezeigt hat, systematisch aufgenommen wurden – und auch die Fälle, in denen es *nicht* wirkte, in die Betrachtung miteinbezogen wurden (alle Schwäne wurden gezählt und nicht nur die, die der eigenen Erwartung entsprechen).

Die Tatsache, dass Kopfschmerzen nach der Einnahme einer Tablette verschwinden, sagt *nichts* darüber aus, ob diese Kopfschmerztablette gewirkt hat oder nicht! Wenn es aber gute Gründe gibt, eine Wirkung zu erwarten, dann ist es praktisch gesehen nicht abwegig, davon auszugehen, dass es eine kausale Verknüpfung gibt.

Dass sich das so unglaublich anfühlt, ist ebenfalls ein Produkt unserer Evolution. Unser Gehirn will Muster und Ursachen erkennen, auch wenn es keine gibt!

In den folgenden Kapiteln werden wir noch viel genauer anschauen, warum es auf Grund des Designs von klinischen Studien eben sehr vernünftig ist, von der Wirkung einer Kopfschmerztablette auszugehen.

3.4.3 Korrelation

Denn es steckt eben doch viel mehr dahinter, als zu beobachten, dass fast immer, wenn jemand eine Kopfschmerztablette nimmt, sich die Beschwerden verbessern. Wenn eine Sache häufiger dann auftritt, wenn eine andere auch auftritt – und umgekehrt –, nennt sich das: Korrelation.

Ein Beispiel: Wenn die Temperatur steigt, steigt ebenfalls der Verkauf von Speiseeis. Es gibt aber verschiedene Möglichkeiten, wie solche Korrelationen zustande kommen können:

1. Kausalität: Der Zusammenhang ist wie vermutet: Die Leute wollen sich abkühlen und kaufen mehr Eis. Manchmal hat man einfach Glück. Oder aber es ist genau andersherum:

2. Reverse Kausalität: Der vermehrte Eisverkauf sorgt irgendwie dafür, dass die Temperaturen steigen – eher unwahrscheinlich. Ein besseres Beispiel: der Konsum von mit Süßstoff gesüßten Softdrinks. Menschen, die mehr dieser Softdrinks trinken, haben häufig ein höheres Körpergewicht. Aber nicht, weil Süßstoffe dick machen, sondern weil Überge-

wichtige Menschen oft bewusst zu kalorienarmen Alternativen greifen. Ein klassischer Fall von umgekehrter Kausalität.

3. Konfounding: Etwas Drittes beeinflusst beide Faktoren. Beispiel: Höhere Temperaturen sorgen für mehr Eiskonsum – und gleichzeitig für mehr Schwimmer im Meer. Mehr Schwimmer erhöhen die Wahrscheinlichkeit für Haiattacken. Es gibt also eine Assoziation zwischen Eiskonsum und Haiangriffen, aber die gemeinsame Ursache ist die Temperatur.

Ein weiteres Beispiel mit mehr Relevanz: Dan Buettner beschrieb in einer *National Geographic*-Titelgeschichte die sogenannten Blue Zones. In diesen Gegenden leben auffallend viele Menschen über 100 Jahre. Auf der japanischen Insel Okinawa etwa werden traditionell lilafarbene Süßkartoffeln angebaut und gegessen. Machen diese Süßkartoffeln also gesund? Oder sind es vielmehr der karge Boden, das bergige Terrain und die daraus resultierende körperliche Aktivität sowie die enge soziale Einbindung, die zu längerer Lebensdauer beitragen? In diesem Fall wäre der hohe Konsum von Süßkartoffeln ebenso wie die Langlebigkeit eine Folge der Geographie.

4. Zufall: Man unterschätzt, wie oft Zusammenhänge einfach zufällig entstehen und dabei überzeugend wirken. Die Seite https://www.tylervigen.com/spurious-correlations sammelt absurde Zufallskorrelationen.

Beispiele: Die Nutzung von gentechnisch verändertem Soja in Missouri steht in scheinbar engem Zusammenhang mit der US-Produktion von Sahneerzeugnissen, der geothermischen Energieerzeugung in Russland, dem Verbrauch von Flüssiggas in Polen, dem durchschnittlichen Magermilchfeststoffgehalt von Sauerrahm in den USA, der Kernenergieerzeugung in Tschechien oder sogar den gesamten Likes von MrBeasts YouTube-Videos. Haben wir absolut keine Erklärung für einen Zusammenhang, ist es leicht, an Zufall zu denken. Doch was passiert, wenn der Zusammenhang klar ist? Hier lauert die große Falle! Wenn wir einen Zusammenhang erkennen, der plausibel ist, weil wir ihn so erwarten würden, dann halten wir Korrelation oft für Kausalität, ohne es weiter zu prüfen (wir denken zurück an den Belief Bias und die welkenden Rosen). Doch wie das obige Beispiel zeigen soll (es gibt

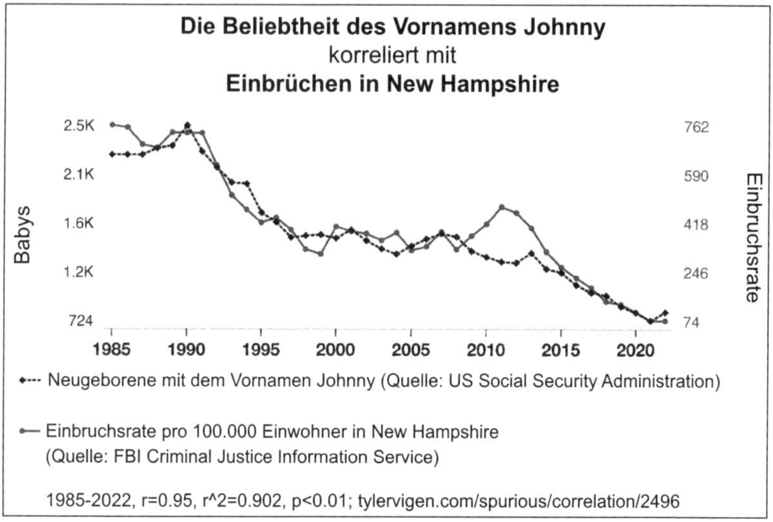

noch hunderte mehr Korrelationen zum Gebrauch von Gensoja): Es gibt so viele zufällige Zusammenhänge, es ist unmöglich keinen zu finden, der die eigene Überzeugung stützt. Nehmen wir als Beispiel folgende Korrelation. Die Beliebtheit des Namens Johnny und die Zahl der Einbrüche in New Hampshire.

Offensichtlich handelt es sich um keinen ursächlichen Zusammenhang. Aber nehmen wir an, es handele sich um einen ausländisch klingenden Namen und in den Medien ist über eine ausländische Einbrecherbande berichtet worden. Schon gibt es eine „plausible" Erklärung und die Frage, ob es sich vielleicht um reinen Zufall handelt, verblasst im Hintergrund. Ich nenne das die Plausibilitätsfalle. Nur weil etwas einen klar nachvollziehbaren Zusammenhang hat (mehr Sonne -> mehr Eis) und es eine Korrelation gibt, heißt das nicht, dass es tatsächlich miteinander zu tun hat! Mal ehrlich: Wer würde den Zusammenhang von Eis und Temperatur genauso wahrscheinlich einschätzen wie den Zusammenhang von der Zahl an Piratenangriffen in Indonesien und der Anzahl der Google-Suchen für „Mikrowellenbackofen"? *Aber*, sobald wir eine plausible Geschichte zur Hand haben, glauben wir sofort an einen Zusammenhang!

3.4.4 Kausalitätsillusion

Menschen tun sich sehr schwer damit, Zufall zu akzeptieren. Wir haben einen starken Drang, in allem ein Muster und eine Absicht zu erkennen. Wir wollen, dass die Welt Sinn ergibt, dass unsere Vorhersagen eintreten und nicht alles zufällig und außerhalb unserer Kontrolle liegt. In einer schönen Korrelation, wie im oberen Graphen, ist es nicht schwer, einen Zusammenhang zu sehen – vor allem dann, wenn es auch noch eine plausible Geschichte dazu gibt. Doch wir brauchen nicht einmal eine überzeugende Grundlage.

Welches der beiden Münzwurfergebnisse sieht zufälliger aus (Kopf: K und Zahl: Z):

KKKKKKKKZZZZ
KKZKZZKKZKZZ

Die meisten würden sagen, dass das zweite Ergebnis „zufälliger" aussieht. Doch beide Ergebnisse sind absolut gleich wahrscheinlich. Wir sind nur so auf Mustererkennung getrimmt, dass selbst vier gleiche Ergebnisse hintereinander für uns schon nach einem Muster aussehen. In der Realität kommen viel öfter Wiederholungen und Regelmäßigkeiten aus purem Zufall vor, als wir uns vorstellen können.

Im Finanzsektor wird das sogar benutzt, um Betrug aufzudecken: Wer Zahlen fälscht und sich zufällige Zahlenfolgen ausdenkt, vermeidet auffällige Wiederholungen wie „6666,66 Euro" – obwohl solche Zahlen in echten Daten durchaus häufig vorkommen![8] Wenn zu selten ungewöhnliche Zahlenfolgen vorkommen, ist das ein gutes Indiz dafür, dass die Zahlen ausgedacht sind – so können Betrüger entlarvt werden. Kahneman fasst unsere Mustererkennung und unsere Tendenz zur Kausalitätsillusion so zusammen: „Eine Maschine für voreilige Schlussfolgerungen [...] bringt eine Repräsentation der Wirklichkeit hervor, die mehr Sinn ergibt, als vorhanden ist."[9]

Zusammenfassend können wir sagen, unsere Wahrnehmung und unser Denken sind alles andere als vertrauenswürdig! Unsere Wahr-

8 Nickerson, R.S.: The production and perception of randomness. In: Psychological Review, 109(2), 2002, S. 330-357

9 Kahneman, Daniel: Schnelles Denken, langsames Denken, S. 146.

nehmung ist begrenzt. Wir können nicht alle Schwäne zählen, und wir können nicht wissen, was gewesen wäre, wenn. Unser begrenzter Erfahrungsraum liefert uns Stichproben der Wirklichkeit, die wir selektiv wahrnehmen, verzerren und modifizieren – so, dass sie zu unserem Weltbild und unseren Erwartungen passen. Die Lücken zwischen diesen Punkten werden durch das Erkennen von Mustern und Ursache-Wirkungsbeziehungen zu einem kohärenten Bild zusammengesetzt, das in erster Linie für uns Sinn ergibt, aber nichts mit der Realität zu tun haben muss.

Exkurs: Verschwörungstheorien: Kausalitätsillusion auf Profiniveau

Die Mischung aus einer sehr starken Grundüberzeugung und einer heiß laufenden Mustererkennung bildet die Grundlage für Verschwörungserzählungen. Die Grundüberzeugungen lauten, dass – je nach Erzählung – ein bestimmter Aspekt der Welt nicht in Ordnung ist und dass die Ursache dafür in der Verschwörung von Mächten im Hintergrund liegt.

Nehmen wir als Beispiel einmal die Vorstellung, dass sich alle Nahrungsmittelproduzenten mit den Pharmaunternehmen verschworen haben, besonders ungesunde Nahrungsmittel zu produzieren, damit die Pharmafirmen mit den kranken Menschen mehr verdienen können. Das stellt erstmal *alle* Firmen in diesen Industriebereichen unter Generalverdacht. Das heißt auch: *alles*, was mit diesen Firmen passiert, hat potenziell mit der Erzählung zu tun.

Der Chef eines Unternehmens wird entlassen, ein neues Produkt kommt auf den Markt, ein Krieg bricht aus: Alles kann verknüpft werden. Das neue Produkt ist besonders ungesund, der Chef wollte das nicht, weil er Sorge hatte, es wäre zu offensichtlich, wie schädlich das Produkt ist. Der Aufmerksamkeitsfokus auf den Kriegsausbruch soll genutzt werden, um davon abzulenken, dass der Widerständler aus dem Weg geräumt wurde – und so weiter.

Die Kombination aus der starken Überzeugung und den unzähligen Möglichkeiten, eine plausible Geschichte zu konstruieren, macht umgekehrt die Erzählung mit jeder weiteren Geschichte wieder glaubhafter. (Über selektive Wahrnehmung und Selbstimmunisierung haben wir ausführlich gesprochen.)

Jede *einzelne* Aussage ist ja vielleicht möglich. Vielleicht ist das Produkt wirklich bedenklich oder die Berichterstattung wurde genutzt, um eine Meldung zu verstecken. Oft versteckt sich in Verschwörungserzählungen auch ein kleiner wahrer Kern. Deswegen ist der Unterschied zwischen Verschwörungserzählungen und normalem Denken fließend.

Verschwörungstheoretiker sehen einfach nur besonders *viele* Muster, sind besonders überzeugt von ihrem Generalverdacht, besonders immun gegen Argumente und besonders tolerant gegenüber Widersprüchlichkeiten ihrer Annahmen. Sie identifizieren sich stark mit ihrer Opfer- bzw. Widerstandsrolle.
Schauen wir einmal zwei Aussagen an:

> Aussage A: Die Impfung gegen Masern schützt vor Masern und ist sicher.
>
> Aussage B: Die Impfung schützt nicht und verursacht Autismus.

Der Unterschied zwischen kritischem Denken und Verschwörungsdenken ist nicht die Frage, ob man an erstere Aussage glaubt und an letztere nicht bzw. umgekehrt. Wer erstere nur glaubt, weil man das so gehört hat und das Umfeld es einem so spiegelt, ist nicht rationaler als jemand, der letztere aus denselben Gründen glaubt.

Der Unterschied besteht darin, aus welchen Gründen, auf Basis welcher Informationen und mit welchem Grad an Überzeugung man eine Aussage für richtig hält.

Ich hoffe, es ist klar geworden, dass unsere Wahrnehmung und unser Denken wunderbar geeignet sind, Bedrohungen zu antizipieren und in einer rauen Wildnis das Überleben lange genug zu sichern, um sich fortzupflanzen.

Ich hoffe aber noch mehr, ich konnte hinreichend überzeugend darlegen, dass dieses Design nicht gut geeignet ist, ein korrektes Bild der Wirklichkeit zu erzeugen und unser „Gefühl" von Kohärenz und Zusammenhängen meist auf einer Illusion beruht.

Wen das überzeugt, der mag sich fragen, wie man diesen Fallstricken denn am besten ausweicht und zu möglichst verlässlichen Überzeugungen kommt.

Nachdem ich das Vertrauen in die eigenen kognitiven Fähigkeiten vielleicht ein wenig erschüttert habe, schauen wir nun einmal, wie wir dennoch das Potenzial von System II entfalten können!

3.5 Kritisches Denken

„Ein weiser Mensch passt seinen Glauben dem Beweis an."

David Hume

Es gibt viele Wege, kritisches Denken zu definieren. Grundsätzlich hat es eine sehr positive Konnotation, jemanden als einen kritischen Denker oder eine kritische Denkerin zu bezeichnen. Auch als Selbstzuschreibung war es besonders während der Pandemie SARS-CoV-2 oft zu vernehmen. Aber was macht einen „Quer"-Denker, einen Impf-„Skeptiker" aus? Das Hauptmerkmal scheint zu sein, eine oppositionelle Position gegenüber der vermeintlichen herrschenden Fachmeinung, der Mehrheitsmeinung oder einfach jeder Meinung einzunehmen, die irgendwelche Eingriffe in die eigene Freiheit befürwortet.

Doch das hat nichts mit seriösem Skeptizismus zu tun. Denn natürlich darf und soll auch eine herrschende Meinung hinterfragt werden. Es geht nicht um den Gegenstand der Kritik, sondern um die Art und Weise, wie dieser Gegenstand unter die Lupe genommen wird.

Marko Kovic, Mitglied des Forums für kritisches Denken, versucht sich an einer Definition, die ich im Folgenden genauer vorstellen möchte.[10] Ihm zufolge ist kritisches Denken die Bewertung von Wahrheitsaussagen und besteht aus probabilistischer Epistemologie sowie der Minimierung von logischen Fehlschlüssen und kognitiven Biases.

10 Kovic, M. (o. J.): A generalized defnition of critical thinking. In: Swiss Skeptics Discussion Paper Series 1, 1, S. 1-31.

3.5.1 Probabilistische Epistemologie

Wahrheitsaussagen sind einfach Aussagen, die entweder richtig oder falsch sein können. Hier geht es nicht um Meinungen oder Graubereiche, sondern um Faktenaussagen. Eine Aussage, deren Wahrheitswert von den meisten als sehr hoch eingeschätzt werden dürfte, ist: Die Erde ist rund.

Natürlich ist die Erde *keine* perfekte Kugel – wenn überhaupt, dann ist sie ein sehr hügeliges und raues Ei. Doch wenn wir in diesem Kontext „rund“ so definieren, dass eine bestimmte Abweichung erlaubt ist, können wir klar sagen: Ja, sie ist rund. Oder: Nein, sie ist es nicht.

Definitionen können sich natürlich ändern und ehe man sich versieht, ist die Erde nicht mehr rund oder Pluto nicht mal mehr ein Planet. Doch gemäß der genutzten Definition können wir immer sagen, eine Aussage ist wahr oder falsch.

Aber um beim Beispiel der nicht ganz so runden Erde zu bleiben: Vielleicht ist die gängige Definition von „rund“ tatsächlich nicht sehr nachsichtig, wenn es um Abweichungen geht. Was also, wenn die Frage gar nicht so klar ist und sich die Geodäten (Erdvermesser) streiten? Sie machen Messungen mit Messfehlern und Störfaktoren und kommen zu Ergebnissen, die ihre Einschätzung stützen.

Hier kommt die probabilistische Epistemologie ins Spiel. Sie setzt sich aus „probabilistisch“, also Wahrscheinlichkeiten berücksichtigend, und „Epistemologie“, der Lehre bzw. Philosophie des Erkenntnisprozesses, zusammen. Im Kern meint dies, dass unsere Überzeugungen nicht absolut sein sollten, sondern einer gewissen Unsicherheit unterliegen. Diese Unsicherheit können wir widerspiegeln, indem wir die Stärke der Überzeugung in Prozent ausdrücken. Eine sehr hohe Zahl bedeutet eine große Sicherheit, eine Zahl nahe 0% bedeutet: kein Vertrauen in eine Aussage.

Die Stärke dieser Überzeugung kann sich jederzeit ändern, wenn wir Gründe finden, die an unserer Überzeugung zweifeln lassen (zum Beispiel einen „schwarzen Schwan“).

Wenn alle mir bekannten Messungen eine runde Erde nahelegen, bin ich mir vielleicht zu 80% sicher, dass die Erde rund ist. Mit eigenen, verlässlichen Messungen steigt meine Überzeugung stückweise auf 85%, dann auf 90%. Doch dann stellt sich heraus: Es gab vielleicht einen Konstruktionsfehler in meinem Messgerät. Und ich finde Forschungsergebnisse aus Japan, die nahelegen: Von „rund“ kann hier keine Rede sein. Meine Überzeugung sinkt auf 20%, nach wiederholten eigenen Messungen mit anderen Instrumenten vielleicht auf 1%.

Der zweite Punkt der probabilistischen Epistemologie ist die Begründetheit. Wenn ich von etwas überzeugt bin, sollte ich dafür einen Grund haben. Neue Informationen, Daten und Belege sollten meine Überzeugung, in die eine oder andere Richtung beeinflussen. Überzeugende Belege sollten die Überzeugung steigern, Gegenbelege sollten sie senken.

Daraus folgt, dass eine kritische Denkerin keine Überzeugung von 100% oder 0% haben kann. Eine 100%-Überzeugung würde bedeuten, dass es absolut keine, nicht einmal eine theoretische Möglichkeit gibt, an der Aussage zu zweifeln. Das heißt, auch der stichhaltigste Gegenbeweis wäre ausgeschlossen – eine Haltung, die nicht mit kritischem Denken vereinbar ist. Die Überzeugung kann auch nicht begründet sein, wenn Gegenbeweise ignoriert werden.

Selbst wenn ich total überzeugt bin, dass mein Marmeladenbrot *immer* auf die Marmeladenseite fällt, könnte meine Überzeugung 100% nicht erreichen. Sonst würde ich ein auf der Brotseite gelandetes Brot schlicht nicht akzeptieren können. Es müsste sich um eine Täuschung handeln.

Die Regel, keine 0%- oder 100%-Überzeugung anzunehmen, wurde vom Statistiker Dennis Lindley die Cromwell-Regel genannt, nach einem Brief an die (ironischerweise) Generalversammlung der Kirche von Schottland: „Ich flehe euch an, bei den Eingeweiden Christi, haltet es für möglich, dass ihr euch irrt.“

Als letztes sollte die Qualität der Evidenz die Stärke meiner Überzeugung bestimmen. Gute Belege sollten mehr Sicherheit verschaffen als schwache. Dasselbe gilt analog für Gegenbeweise.

John Locke hat es schön ausgedrückt: „Ein untrügliches Zeichen für die Liebe zur Wahrheit ist, keine Aussage mit größerer Gewissheit zu akzeptieren, als es die Beweise, auf denen sie beruht, rechtfertigen.“

Ich glaube, eine der wichtigsten Gewohnheiten eines kritischen Denkers ist die regelmäßige Hinterfragung der eigenen Überzeugungen. Auf die Frage, warum jemand etwas glaubt, bekommt man fast immer schnell eine Antwort. Aber auf die Frage, wie gut dieser Grund eigentlich ist, und wie sicher man sich in dieser Einschätzung ist, kommt selten eine differenzierte Antwort.

Oft gerät man einfach in eine Position und verteidigt diese aus der Dynamik der Situation, ohne vorher ein starker Verfechter gewesen zu sein.

Carl Sagan beschreibt in seinem Buch *The Demon-Haunted World*, wie er oft über die Wahrscheinlichkeit von außerirdischem Leben gefragt wird, aber seine Antwort, dass es eben keine belastbaren Fakten gäbe, nie akzeptiert wird. Es käme immer die Nachfrage, was er denn „wirklich" denke oder was sein „Gefühl" sei.

Doch genau das sollte eben nicht interessieren.

Auch ich merke oft, wenn ich etwas gefragt werde, dass ich nicht sagen könnte, wo meine Überzeugung eigentlich herkommt. Nicht zu jedem Punkt habe ich selbst recherchiert und aktuelle Übersichtsarbeiten studiert. Manchmal schnappt man Dinge auf und muss sich fragen: Wie sicher bin ich eigentlich?

Wenn jemand eine Gegenposition einnimmt, muss man manchmal sagen: Ich habe keine belastbare Basis, um diesen Punkt zu verteidigen. Vielleicht irre ich mich. Das ist wichtig. Aber es ist auch unangenehm. Das eigene Unwissen einzugestehen, ist schwerer, als einfach auf seiner Position zu beharren.

3.5.2 Minimierung logischer Fehlschlüsse

Ein weiterer Bestandteil kritischen Denkens ist die Minimierung von logischen Fehlschlüssen. Logik beschreibt das Ziehen von korrekten Schlussfolgerungen aus gegebenen Aussagen. Wenn kritisches Denken der Bewertung von Wahrheitsaussagen dient, dann können wir mithilfe von Logik die Wahrheit von Aussagen auf Grundlage anderer Aussagen bestimmen.

Stellen wir uns vor, wir treffen auf Karl. Karl behauptet, er sei ein Alien. Auf Wikipedia steht, dass alle Aliens gut riechen. Wenn sowohl die Aussage, dass Karl ein Alien ist, als auch die Aussage, dass alle Aliens gut riechen, wahr wäre, könnten wir logisch daraus schließen, dass Karl gut riecht – ohne an ihm schnuppern zu müssen.

Das Gute an einem solchen gültigen Argument ist: Wenn die Aussagen tatsächlich wahr sind, muss auch die Schlussfolgerung zwingend wahr sein! Das Blöde daran: Wir müssen wissen, ob die Aussagen tatsächlich wahr sind. Obwohl dieses Argument also logisch einwandfrei ist, ist die Aussage natürlich Quatsch, denn vermutlich riechen nicht alle Aliens gut und Karl ist sehr wahrscheinlich kein Alien.

Sobald wir keine 100%ige Überzeugung in die Ausgangsaussagen haben (was wir aufgrund der Cromwell-Regel ja nicht haben sollten), folgt die Schlussfolgerung auch nicht mehr zu 100%.

Außerdem argumentieren wir selten in so kompakten logischen Argumenten wie diesem. Das macht die praktische Anwendung von logischen Regeln im Alltag eher unpraktisch.

Trotzdem sollte man die Augen offenhalten für sogenannte „non sequiturs" (lateinisch: „es folgt nicht"). Das bedeutet: Eine Aussage wird aus anderen Aussagen abgeleitet, obwohl es keine logische Verbindung gibt. Beispiel:

Es gibt keinen menschengemachten Klimawandel.

Klimawandel hat es schon immer gegeben.

Natürlich hat es immer Klimawandel gegeben. Doch das bedeutet nicht, dass es nicht auch einen menschengemachten Klimawandel geben kann. Wenn beide Aussagen ins eigene Weltbild passen, akzeptiert man möglicherweise einen Zusammenhang (siehe Belief Bias). Doch bei genauem Hinsehen haben beide Aussagen keinerlei Bezug zueinander. Neben der probabilistischen Epistemologie und der Vermeidung von logischen Fehlschlüssen ist die dritte Forderung von kritischem Denken die Vermeidung von kognitiven Fehlschlüssen. Einige davon haben wir in den letzten Kapiteln bereits behandelt.

Kritisches Denken anwenden

„Eine der häufigsten Ursachen für Streit und Missverständnisse in Diskussionen ist, dass Menschen die Begriffe, die sie verwenden, nicht definieren."

John Locke

In Fachdiskussionen werden Begriffe meistens so spezifisch genutzt, dass es wenig Missverständnisse über deren Bedeutung gibt. Und selbst wenn, gibt es zumindest eine vorläufige Definition, die mit der Einführung des Begriffes angeboten wurde. Während meines Soziologiestudiums musste ich seitenweise Definitionen von Alltagswörtern auswendig lernen, damit alle über dieselbe Sache reden konnten. Im Alltag benutzen wir unzählige Begriffe, ohne uns tiefere Gedanken über deren genaue Bedeutung zu machen. Hast du spontan eine klare Definition von „Macht", „Familie", „Gerechtigkeit" oder „Schönheit"?

Wenn man aber nun darüber diskutieren will, ob es *ungerecht* war, dass Onkel Udo bei dem *Schönheit*swettbewerb der Groß*familie* seine *Macht* ausgenutzt hat, um den Labrador vom Wettbewerb auszuschließen, wird schnell klar, wie wichtig Begriffe sind. Gehört der Hund zur Familie? Was ist Macht, wer kann sie ausüben und ist das ungerecht? Und was bedeutet überhaupt Schönheit?

Wenn wir behaupten, dass irgendein Lebensmittel oder eine Ernährungsform gesund sein soll, dann müssen wir erst einmal klären, was das sein soll: gesund. Das ist überhaupt nicht so leicht, und es gibt viele unterschiedliche Arten, Gesundheit zu verstehen! Aber nur wenn man sich darauf einigen kann, was man als gesund bezeichnet, kann man darüber sinnvoll nachdenken.

Kritisches Denken erfordert nach der hier vorgestellten Definition nun, dass die Überzeugung begründet und gerechtfertigt ist. „Man weiß doch, dass das gesund ist" ist keine Begründung. Dass viele Menschen, die sich so ernähren oder dieses Lebensmittel zu sich nehmen, bei besonders guter Gesundheit sind, ist eine Begründung. Doch ist die Überzeugung gerechtfertigt? Wenn ich diesen Eindruck habe, weil ich das so beobachtet habe, sollte nach den vorherigen Kapiteln klar sein, dass man sich auf die eigene selektive Wahrnehmung nicht allzu sehr verlassen sollte.

Wenn die Daten aus einer Studie stammen, ist die Verzerrung geringer. Aber was, wenn das nur Zufall war? Was, wenn es andere Studien mit anderem Ergebnis gibt? Um zu überprüfen, wie gerechtfertigt meine Überzeugung ist, muss ich die Belastbarkeit der Begründung verstehen und kann ihr dann einen Wert zwischen 0 und 100 geben. Meist verhärtet man sich in Diskussionen auf die eigene Position und verteidigt sie reflexartig gegen Angriffe obwohl man ursprünglich gar nicht so überzeugt war. Wenn beide Parteien vor einer Diskussion bereits einräumen würden, dass sie maximal 20% überzeugt sind, würde man vielleicht schon entspannter diskutieren. Doch wie kommt man zu einer fairen Einschätzung? Um das herauszufinden, schauen wir uns im Folgenden eine Hierarchie von Belegen an. Basierend darauf können wir Evidenz in Gesundheitsfragen einordnen und unsere Überzeugung daran anpassen.

4 Worauf wir vertrauen sollten und warum: Wissenschaft als Methode

Die Möglichkeiten, Evidenz zu generieren, sind nicht alle gleich belastbar. Doch glücklicherweise gab es in der Geschichte Menschen, die diese Verzerrungen erkannten und nach Lösungen suchten, um sich möglichst objektiv der Wahrheit zu nähern. Je besser Methoden in der Lage sind, Verzerrungen auszuschließen, desto vertrauenswürdiger werden sie dadurch und desto höher stehen sie in einer Hierarchie, die oft als Evidenzpyramide bezeichnet wird. Ihre Basis ist sehr anfällig für Verzerrungen – und daher kaum verlässlich. Die Spitze hingegen ist deutlich belastbarer.

Wie verlässlich genau, werden wir später klären. Gehen wir zunächst die Pyramide durch und machen dabei kleine Abstecher in die Geschichte: zu den Zeitpunkten, an denen diese Methoden – oder ihre Feinheiten – entdeckt oder beschrieben wurden.

4.1 Die Evidenzpyramide

4.1.1 Anekdoten

Kaum einen Nutzen haben leider persönliche Erfahrungen, auch anekdotische Evidenz genannt. Der erste wichtige Schritt, um solche Beobachtungen zu systematisieren und gegen Fehlinterpretationen abzusichern, ist es, alternative Erklärungen auszuschließen (schwarze Schwäne zu suchen) und nicht der plausiblen Geschichte (Belief Bias) zu folgen.

Nehmen wir an, du würdest heute schwere Kopfschmerzen bekommen. Dir würden sicher mehrere Dinge einfallen, die heute anders sind als gestern: Was du heute zum ersten Mal gegessen hast, irgendeine Situation, die dich belastet, vielleicht ist es auch die Diät, die du letzte Woche angefangen hast, oder der schlechte Schlaf. Vielleicht ist es ein Vitaminmangel – oder, oder, oder. Um abzuklären, was alles für die Beschwerden verantwortlich sein könnte, erstellt der Arzt sogenannte Differentialdiagnosen. Dass der Hausarzt bei leichten Kopfschmerzen allerdings nicht alle Veränderungen in deinem Leben wissen will und nicht vorsichtshalber sofort einen teuren Antikörpertest auf eine seltene Tropenkrankheit ordert, ist kein böser Wille, sondern einfach verhältnismäßig.

Ärzte kennen nicht nur viele der möglichen Ursachen von Kopfschmerzen, sondern wissen außerdem auch, wie häufig diese vorkommen – also die Wahrscheinlichkeit – und können einige davon auch noch auf Basis der bereits vorhandenen Daten (zumindest vorerst) ausschließen.

Es gibt viele Menschen, die zum Beispiel bei sich selbst eine Glutenunverträglichkeit diagnostizieren (eine Unverträglichkeit des Klebereiweißes in Weizen und anderen Getreiden). Sie haben Bauchschmerzen und Übelkeit jedes Mal, nachdem sie Weizenbrötchen oder andere Weizenprodukte essen. Sobald der Gedanke einmal auftaucht, wird die Selbstbestätigungsmaschine aktiv. Nach dem Essen wird genau in sich hineingehorcht, ob da nicht etwas wehtut. Wenn etwas spürbar ist, bestärkt das den Glauben in die Unverträglichkeit. Doch allein die Erwartung von Schmerzen kann eben genau diese verursachen. (Das nennt sich Nocebo-Effekt.) Mit jedem Mal wird die Verknüpfung stärker, und die Leute sind mitunter persönlich angegriffen, wenn man ihre Selbstdiagnose hinterfragen möchte. Für sie ist der Zusammenhang völlig eindeutig. Sie spüren es ja jedes Mal und fühlen sich nicht ernst genommen oder als verrückt dargestellt, wenn ihre mitgebrachte Diagnose nicht sofort übernommen wird.

Nach der Lektüre der letzten Kapitel ist hoffentlich klar, dass es nichts mit Dummheit oder Böswilligkeit zu tun hat, Muster zu sehen, plausible Geschichten zu erfinden und einseitig nach Belegen dafür zu suchen. Das sorgt aber dafür, dass „normale" Menschen Krankheiten diagnostizieren oder sogar UFOs sehen, weil sie einfach andere Erklärungen für die Phänomene ausblenden. Carl Sagan hat es in Bezug auf die Berichte von UFO-Sichtungen und vermeintlichen Entführungen durch Aliens, wie ich finde, wunderbar formuliert:

„Keine anekdotische Aussage – ganz gleich, wie aufrichtig, wie tief empfunden oder wie vorbildlich das Leben der bezeugenden Personen auch sein mag – hat bei einer […] wichtigen Frage großes Gewicht. Wie bei früheren UFO-Fällen unterliegen anekdotische Berichte einem unvermeidbaren Maß an Fehlern. Dies ist keine persönliche Kritik an denen, die behaupten, entführt worden zu sein, oder an denen, die sie befragen. Es bedeutet nicht Verachtung für vermeintliche Zeugen. *Es ist nicht – und sollte nicht sein – eine arrogante Zurückweisung aufrichtiger und bewegender Zeugnisse. Es ist lediglich eine widerwillige Anerkennung menschlicher Fehlbarkeit.*“[11]

Zurück zum Weizenbrötchen. Die Diagnose Zöliakie (Glutenunverträglichkeit) ist nur zu stellen, wenn bestimmte Blutwerte (Antikörper gegen körpereigene Eiweiße) nachweisbar sind und die Darmschleimhaut sichtbare Veränderungen aufweist (wozu eine Darmspiegelung notwendig ist). Ein Ernährungsprotokoll kann aber oft schon Abhilfe schaffen. Wenn zum Beispiel Weizenbrötchen aus Angst vor dem Gluten durch Dinkelbrötchen ersetzt wurden (Dinkel enthält auch Gluten – es ist quasi dieselbe Pflanze) und das keinerlei Symptome verursacht, kann die Unverträglichkeit wahrscheinlich schon ausgeschlossen werden. Entweder etwas, das zusammen mit dem vermuteten Gluten auftritt, verursacht die Beschwerden, die Beschwerden entstehen nur durch die Erwartung von Beschwerden, oder die Beschwerden treten völlig zufällig zusammen mit dem Konsum von glutenhaltigem Getreide auf (siehe Kapitel 3.4.3 zu Korrelation).

Glutenunverträglichkeit ist keine klassische Allergie, aber einmal zur Referenz, was fehlerhafte Selbstdiagnosen angeht: In Deutschland geben circa 20 % der Menschen an, unter einer Lebensmittelallergie zu leiden. Die Rate der diagnostizierten Nahrungsmittelallergien beträgt bei Erwachsenen allerdings nur 3,7 %. (Worm et al., 2015) Von sechs selbstdiagnostizierten Allergien sind fünf falsch. (Für selbstgestellte Krebsdiagnosen nach Konsultation von Dr. Google sind die Zahlen sicherlich noch viel schlechter.)

---

11 Sagan, C. / Druyan, A.: The Demon-Haunted World: Science as a Candle in the Dark, 1997, S. 181 (Hervorhebung durch mich).

4.1.2 Fallstudien

Ein level-up von Anekdoten sind Fallstudien. Nehmen wir den Fall einer Dame: Sie hat seit langer Zeit Rückenschmerzen, einen Verlust des Geruchssinns, wiederholte allergische Entzündungen der Nasennebenhöhlen mit Polypen und ein aggressives Gemüt. Niemand kann eine Ursache für ihre Beschwerden finden.

Einem Arzt fällt nun auf, dass die Frau einen viel zu niedrigen und mangelhaften Vitamin-D-Spiegel hat. Nachdem die Frau hochdosiertes Vitamin D nimmt, verschwinden alle ihre Symptome. Da dem Mediziner keine alternative Erklärung einfällt – und diese Symptome äußerst ungewöhnlich für einen Vitamin-D-Mangel sind (typisch wären eher Muskel- und Knochenschmerzen, über die die Frau aber nicht klagte) –, schreibt er den Fall auf. Diese sogenannte Fallstudie wird dann beispielsweise in speziellen Fachzeitschriften veröffentlicht. Dieser Fall ist tatsächlich so passiert und der entsprechenden Fallstudie entnommen.[12] Hier können andere Mediziner den Fall ebenfalls begutachten. Vielleicht fällt ihnen eine Erklärung ein, die bisher niemandem eingefallen ist. Wenn sich solche Berichte häufen, könnte man sich auf die Suche machen, ob sich bei anderen Menschen mit diagnostiziertem Vitamin-D-Mangel ebenfalls diese Symptome finden. Wenn man diese Fälle dann gebündelt vorstellt, handelt es sich um Fallserien.

Was Fallstudien von Anekdoten – und auch von deren Sammlungen – unterscheidet, ist der erste Schritt eines systematischen Ausschlusses von alternativen Erklärungen. Denn natürlich interpretiert auch ein Mediziner, der auch nur ein Mensch ist, Informationen vielleicht so, dass sie seine Vermutung stützen.

Maximal auf diesem Niveau befand sich die Medizin für fast die gesamte Geschichte der Menschheit. Anekdoten und Erfahrungswissen wurden mündlich weitergegeben, manchmal mehr, allermeistens weniger, analytisch betrachtet und später teilweise schriftlich festgehalten. Machen wir einen kleinen Ausflug in die Vergangenheit, um zu schauen, wie das konkret aussah.

---

12 Ibrahim, M. K. M., & Elnimeiri, M. K. M.: Non-classical presentation of vitamin D deficiency: A case report. In: Journal of Medical Case Reports, 14(1), 2020, S. 126.

Exkurs: Säftelehre

In der Mitte des 19. Jahrhunderts formulierte Rudolf Virchow, kurz nachdem die Zellen als kleinste Bausteine allen Lebens entdeckt worden waren, die sogenannte „Zellularpathologie“. Damit wurden Krankheiten nun als Probleme von Zellen verstanden. Der Vorgänger dieses neuen Krankheitsverständnisses war die, spätestens seit den Tagen des bekannten Arztes Galen von Pergamon (um den Beginn unserer Zeitrechnung), herrschende „Humoralpathologie“. Sie erklärte Krankheiten durch das Ungleichgewicht von vier Körpersäften: Blut, Schleim, gelber und schwarzer Galle.

Therapien bestanden entsprechend in der Wiederherstellung des Gleichgewichts, z. B. durch Aderlass (Entnahme großer Mengen Blut) oder durch die Gabe von Brech- und Abführmitteln, die oft zum Tod der Patienten führten. Wie Oliver Wendell Holmes es schon im 19. Jahrhundert ausdrückte:

„Ich bin fest davon überzeugt, dass, wenn die gesamte Materia Medica [Sammlung allen damaligen medizinischen Wissens, Anm. d. Autors], so wie sie derzeit verwendet wird, auf den Grund des Meeres versenkt werden könnte, dies für die Menschheit von großem Nutzen wäre – und für die Fische umso schlimmer.“

Ich finde, man kann gar nicht genug betonen, wie wichtig es ist, dass diese Methoden über Jahrhunderte genutzt wurden – nicht, weil Ärzte ihre Patienten umbringen wollten, sondern weil sie überzeugt waren, dass sie damit helfen. Über – ich muss das wiederholen – hunderte von Jahren wurden Millionen von Menschen mit „Therapien“ umgebracht, die völlig nutzlos waren! Ein System aus plausiblen Geschichten, selektiver Wahrnehmung, Selbstimmunisierung, Denkfehlern – eben die komplette Bandbreite unserer kognitiven Fehlanpassungen – hat sich völlig ohne jede Grundlage selbst am Leben gehalten. Jeder der Ärzte *dachte*, er würde helfen.

4.1.3 Statistik macht den Unterschied

Stellen wir uns vor, ein Kind geht mit seinen Eltern zum Arzt, um sich impfen zu lassen. Während es bereits im Behandlungszimmer sitzt, bekommt es plötzlich einen Krampfanfall. Die Familie fährt ins Krankenhaus. Leider kommen die Krämpfe immer häufiger und das Kind stirbt relativ jung. Eine tragische Geschichte! Aber was wäre, wenn der Krampfanfall auch nur fünf Minuten später passiert wäre? Direkt, nachdem die Impfung verabreicht worden war? Ich glaube, dass viele Eltern plötzlich die Impfung als Sündenbock für sehr plausibel halten würden. Es ist ja direkt danach passiert! Doch irgendwann „musste" der Anfall passieren. Wenige Minuten früher oder später ändern aber grundlegend die Einschätzung der Ursache! Ich hoffe, es ist klar, dass die einzige Möglichkeit herauszufinden, ob die Impfung die Ursache für Krampfanfälle sein könnte, ist: Sich alle Fälle von Impfungen anzuschauen und nach Krampfanfällen zu suchen. Wenn geimpfte und ungeimpfte Kinder aber genau gleich oft Krampfanfälle entwickeln, wird die Impfung nicht die Ursache sein können.

Doch *exakt* gleiche Zahlen kann man nicht erwarten. Die Zahl der Kindern mit Krampfanfällen wird in jedem Stadtteil, in jedem Dorf, in jeder Nachbarschaft anders sein. Ab wann ist eine Zahl also *größer* oder *kleiner* oder *gleich*, wenn alle Zahlen unterschiedlich sind?!

Gehen wir eine Ebene tiefer mit dem nächsten Beispiel.

Der Arzt, der beispielsweise behauptet, sein Schlangenöl würde gegen Ausschlag helfen, behauptet mit anderen Worten: Die Gruppe der Behandelten unterscheidet sich von der der Unbehandelten. Doch wie kann man das herausbekommen?

Fragen wir zehn Patienten, ob sie gerade Ausschlag haben, sagen von der behandelten Gruppe vielleicht zwei, dass sie geheilt sind. Von der unbehandelten Gruppe niemand. Heißt das, die Gruppen unterscheiden sich? Was, wenn ich eine Woche später anrufe und nun auch bei der unbehandelten Gruppe zwei Menschen keinen Ausschlag mehr haben? Bleibe ich dabei, dass es einen Unterschied gibt, oder gibt es vielleicht keinen?

Nehmen wir einmal an, die Krankheit verläuft in Schüben. Es kann also sein, dass ich zufällig dann anrufe, wenn mehrere Patienten symptomfrei sind oder eben zufällig gerade Symptome aufweisen. Wenn die

Symptome häufig verschwinden, ist die Wahrscheinlichkeit höher, zufällig jemanden zu erreichen, der gerade keine Symptome hat – und gar nicht wirklich geheilt ist. Wenn es keine Schübe gibt, wäre ich mir mit meiner Einschätzung schon sicherer. Doch ohne zu wissen, wie stark das, was ich beobachte, fluktuiert, kann ich *überhaupt* keine Einschätzung treffen.

Vergleichen wir einmal zwei Gruppen von je 100 Menschen. In der ersten Gruppe haben 90 % Ausschlag, in der anderen nur 10 %. Ganz sicher ist die Krankheit in der ersten Gruppe stärker vertreten. Doch wenn ich davon zehn zufällig ausgesuchte Leute befrage, gibt es keine Verteilung von Antworten (ob sie Ausschlag haben oder nicht), die ich nicht von beiden Gruppen hätte bekommen können: Ich hätte aus beiden Gruppen jeweils zehn Leute völlig ohne Ausschlag finden können. Ebenso hätte ich zehn Leute mit Ausschlag und alle Mischungen dazwischen finden können. Die Stichprobe allein kann mir *nichts* über die Gruppen sagen!

Aber jedem ist klar, dass es sehr unwahrscheinlich wäre, ausgerechnet die zehn einzigen ohne Ausschlag aus der ersten Gruppe zu erwischen oder die zehn einzigen mit Ausschlag in der zweiten. Wenn ich also öfter zehn zufällig ausgesuchte Leute frage, würde ich sehr selten dieses extreme Ergebnis bekommen und viel öfter Ergebnisse, die näher an der echten Verteilung liegen.

Eine Stichprobe von drei Gesunden und sieben Kranken könnte ich also sowohl ziehen, wenn 80 % der Menschen krank wären, als auch wenn 60 %, 55 % oder nur 10 % krank wären. Es wäre nur unterschiedlich wahrscheinlich. Bei 80 % Kranken wäre es aber wahrscheinlicher, diese Stichprobe zu ziehen, als bei nur 10 %. Es wären ja mehr Kranke da und deswegen wäre es wahrscheinlicher, sieben Kranke zu ziehen, als wenn die Mehrheit gesund wäre.

Ich muss mir also für die Einschätzung meiner Stichprobe überlegen, wie wahrscheinlich diese Stichprobe für alle möglichen Verteilungen wäre. Analog muss ich das für die zweite Stichprobe tun, die ich damit vergleichen will. Wenn ich das für beide Gruppen tue, kann ich daraus berechnen, wie wahrscheinlich es ist, dass ich diese Stichproben gezogen habe bei Verteilungen, die meiner These entsprechen (das Schlangenöl wirkt), im Verhältnis zu der Wahrscheinlichkeit, dass die

Stichprobe entsteht, obwohl die These nicht stimmt (kein Unterschied, oder die Gruppe mit Schlangenöl ist sogar schlechter dran).

Das ist keine Berechnung, die mir spontan einfallen würde, um die Wahrscheinlichkeit einzuschätzen, dass ein Medikament dazu geführt haben könnte, dass in der behandelten Gruppe zwei Menschen weniger über Kopfschmerzen klagen. Doch nur das ist eine sinnvolle Einschätzung von Beobachtungen. Das ist aber für hunderte von Jahren keinem eingefallen oder zumindest lag es noch weniger im Trend als heutzutage.

Wenn von zehn Patienten, denen man verordnet, sich die Seele aus dem Leib zu erbrechen, sieben wiederkommen und berichten, dass ihre Kopfschmerzen verschwunden sind, war das eben ein Beweis für die Wirkung – unabhängig davon, wie die tatsächliche Verteilung war, wie viele dabei gestorben sind oder bei wie vielen überhaupt nichts passiert ist.

Erst durch das Berechnen wird klar, *wie* sehr wir uns einen Unterschied einbilden, weil wir einfach keine Intuition für Zufall haben. Unser System I sieht Muster, wo keine sind, und blendet aus, was wir nicht sehen wollen. Die Einsicht, dass die Ergebnisse einer Beobachtung *nur* sinnvoll zu interpretieren sind, wenn man sie ins Verhältnis setzt zu der Wahrscheinlichkeit, mit der sie aus Zufall auftreten, ist ein nicht zu überschätzender Quantensprung.

Die (schließende) Statistik ist der einzige Weg, um zu beantworten, ob sich zwei Gruppen wahrscheinlich unterscheiden, und ist damit die Grundlage von Vergleichen. Ich war in der Schule sicher kein Fan von Statistik. Aber wie kann man kein Fan von etwas sein, das uns Brechmittel, Einläufe und Aderlass erspart?

Leute, die heutzutage immer noch auf dem kognitiven Level eines Pestdoktors denken und auf Basis von Testimonials ihre Pseudomedizin verkaufen, nennen sich unironisch „Erfahrungsmediziner". Die evidenzbasierte Medizin beruht natürlich auch auf Erfahrung. Worauf sonst? Sie sammelt Erfahrungen aber *strukturiert*, setzt sie in sinnvolle und objektiv nachvollziehbare Zusammenhänge und versucht dabei, aus den Erfahrungen der Vergangenheit zu lernen. So entwickelten sich Werkzeuge, um die Welt zu verstehen, die verlässlicher sind als: Ich *glaube*, das wirkt!

4.1.4 Observationsstudien

In der Evidenzhierarchie liegen über den Fallstudien bzw. Fallserien der individuellen Erfahrung die Beobachtungsstudien. Es werden Informationen über Menschen gesammelt, zum Beispiel: Welchen Einflüssen sind sie ausgesetzt (Exposition) und wie geht es ihnen dann (Outcome)? Wenn wir Unterschiede zwischen den Gruppen feststellen, können wir dann mithilfe von Statistik sinnvoll einschätzen, wie wahrscheinlich diese Unterschiede nicht durch Zufall entstanden sind.

Querschnittstudien

Wenn ich die These aufstelle, dass ein vermehrter Süßstoffkonsum zu einer Gewichtszunahme führt, könnte ich im ersten Schritt einmal schauen, wie viel Süßstoff Menschen zu sich nehmen (Exposition) und wie viel sie wiegen (Outcome). Das Ergebnis ist deutlich: Je höher die Menge an verzehrtem Süßstoff, desto höher ist das Körpergewicht.

Ist der Fall nun gelöst? Wie im vorherigen Kapitel bereits besprochen, kann ich vom gleichzeitigen Auftreten von zwei Dingen nicht auf deren Verknüpfung schließen, auch wenn mir eine plausible Geschichte dazu einfällt. (Denn davon gibt es viele: Süßstoff macht mehr Lust auf Süßes und die Leute essen mehr; oder der Körper erwartet Zucker, und wenn er keinen bekommt, antwortet er mit Hunger, um den Zucker nachzuholen usw.). Vielleicht wollen übergewichtige Menschen einfach abnehmen oder nicht mehr zunehmen und greifen deswegen zu Süßstoffen? Oder es gibt etwas völlig Unbekanntes, das sowohl zu mehr Übergewicht als auch zu mehr Süßstoffkonsum führt? (Ein konstruiertes Beispiel: Eine Genvariante ändert den Geschmacksrezeptor für Süßes, sodass er nur sehr schwach auf Süßstoffe reagiert. Die, die also Süßstoffe benutzen, müssen viel mehr Süßstoff nutzen (zehnmal so viel), um dieselbe Süße zu schmecken. Gleichzeitig sorgt die Genvariante für ein schwächeres Sättigungsgefühl.)

Solche Querschnittstudien sind hilfreich, um Assoziationen, also Korrelationen zu finden. Von dort ausgehend kann man dann Thesen aufstellen und diese genauer untersuchen. Doch solche Korrelation strikt von Kausalität zu trennen, ist schon einmal eine sehr wichtige Fähigkeit, die sehr viele „Journalisten“, zumindest der Regenbogenpresse, nicht besitzen.

Obwohl es unendlich viele Erklärungen geben könnte, die uns nur noch nicht eingefallen sind, oder der Zusammenhang rein zufällig ist, werden populäre Medien nicht müde, solche Studien einseitig als Beleg heranzuziehen, dass Süßstoffe dick machen.

Fall-Kontroll-Studien

In den 1970er-Jahren fiel einigen Medizinern auf, dass die Lungenkrebsraten unerklärlich stark anstiegen. Sie schauten sich also Menschen an, die mit Lungenkrebs im Krankenhaus behandelt wurden, und versuchten, möglichst ähnliche Menschen (Alter, Geschlecht, Arbeitsumgebung usw.) zu finden, um herauszufinden, ob bei den Betroffenen eine bestimmte Exposition häufiger vorkam als bei den Nicht-Betroffenen. Und siehe da: Das Rauchen war bei den an Lungenkrebs Erkrankten (den Fällen) deutlich häufiger als bei den Gesunden (den Kontrollen).

Es gibt einige Unterschiede zu Querschnittstudien. Im Vergleich zu Querschnittstudien können solche Fall-Kontroll-Studien zum Beispiel auch seltenere Krankheiten untersuchen – Lungenkrebs ist viel seltener als Übergewicht und würde in einer Querschnittstudie schwer ein auswertbares Signal liefern. Ich brauche nur eine kleine Zahl Erkrankter, um sie mit einer ihnen ähnlichen Gruppe zu vergleichen und nach Unterschieden zu suchen. Bei einer Querschnittsstudie muss ich so viele Leute befragen, bis ich genug Kranke dabei habe. Wenn diese aber selten sind, muss ich hunderte Menschen mehr interviewen, was das Ganze sehr aufwändig macht.

Auf der anderen Seite kann man aus Querschnittstudien ein repräsentatives Bild ziehen: Wie viele Leute einer bestimmten Gruppe sind betroffen? Hängt das Rauchen mit dem Job zusammen? Denn nun habe ich eine hoffentlich recht repräsentative Sammlung von den entsprechenden Gruppen.

Doch das Problem der Kausalität können beide nicht lösen. Denn auch hier könnte ein dritter Faktor sowohl das Rauchen als auch das Risiko für Lungenkrebs erhöhen (Beispiel: Bauarbeiter könnten mehr rauchen, weil sie viel draußen sind, öfter Pause machen und zusätzlich mit Asbest arbeiten, das ebenfalls zu Lungenkrebs führt). Oder die Kausalität geht in die andere Richtung: Es wurden damals auch Zigaretten zur Linderung von Atemwegserkrankungen empfohlen. Oder die Langeweile im Krankenhaus treibt die Leute dazu, häufiger aus Langeweile rauchen zu gehen. Der Lungenkrebs könnte also dazu führen, dass mehr geraucht wird.

Doch es gibt noch eine Weiterentwicklung.

Kohortenstudien

Hier wird eine Gruppe von Probanden über einen längeren Zeitraum begleitet. Wenn wir also den Zusammenhang zwischen Rauchen und dem Lungenkrebsrisiko untersuchen wollen, fragen wir in regelmäßigen Abständen, wie viel die Betroffenen rauchen, und vermerken, ob und wann sie eine Lungenkrebsdiagnose gestellt bekommen.

Ein Vorteil dieser Methode ist, dass wir die Reihenfolge von Ursache und Wirkung klären können: Wir können sehen, wie viel und über welchen Zeitraum geraucht wurde, bevor jemand Lungenkrebs entwickelt. Oder ob sie erst nach der Diagnose mit dem Rauchen angefangen haben oder es danach intensivierten.

Ein weiterer Vorteil: Die Daten sind verlässlicher. Wenn Lungenkrebspatienten nachträglich gefragt werden, wie viel sie in den letzten Jahren geraucht haben, erinnern sie sich selten exakt und neigen möglicherweise zur Überschätzung – auf der Suche nach einer Erklärung für ihre Erkrankung. Werden sie jedoch regelmäßig vor einer Erkrankung befragt, sind solche Verzerrungen geringer.

Der Nachteil: Solche Studien dauern *viel* länger. Entweder müssen wenige Menschen sehr lange begleitet werden (Lungenkrebs tritt vielleicht erst nach Jahrzehnten auf) – oder es müssen entsprechend mehr Leute gleichzeitig beobachtet werden, um genug Fälle zu erhalten.

Solche Studien sind zwar teuer und langwierig, aber auch die Hauptquelle unseres Wissens über die Folgen von Ernährungsmustern. Die älteste Studie – wobei Ernährungsdaten anfangs gar nicht erhoben wurden – ist die *Framingham Heart Study*. Sie startete 1949, läuft immer noch und wurde stetig erweitert. Die ganze Stadt Framingham in den USA ist geprägt von dieser gigantischen Studie, bei der ein großer Teil der Bevölkerung beteiligt ist und die zentrale Erkenntnisse zur Prävention von Herzerkrankungen liefert.

Andere bekannte Kohorten mit geografischem Bezug sind zum Beispiel die *Iowa Women's Health Study* oder die *Shanghai Women's und Shanghai Men's Study*. Bezüglich Krebses gibt es die Krebspräventionsstudien der amerikanischen Krebsgesellschaft oder die europäische *EPIC-Studie*. Dann gibt es noch große Kohorten aus Berufsgruppen, wie Angehörige des Gesundheitssystems (*Health Professionals Study*, *Nurses' Health Studies*) oder Lehrer (z. B. die *Mexican Teachers Cohort*).

Bekannt ist auch die *Adventist Health Study*, die nur Siebenten-Tags-Adventisten untersuchte, da viele Mitglieder aus Glaubensgründen kein Fleisch verzehren.

4.1.5 Bradford-Hill-Kriterien

> Alle wissenschaftliche Arbeit ist unvollständig. Alle wissenschaftliche Arbeit kann durch fortschreitende Erkenntnisse umgestoßen oder verändert werden. Das gibt uns jedoch nicht die Freiheit, das Wissen, das wir bereits haben, zu ignorieren oder die Maßnahmen aufzuschieben, die es zu einem bestimmten Zeitpunkt erfordert.
>
> *Bradford Hill*

Wir haben nun öfter wiederholt, dass das gemeinsame Auftreten von zwei Phänomenen (Korrelation) keine Kausalität begründet. Während eine Exposition als Risikofaktor und das Auftreten einer Erkrankung oder ein Therapieversuch und eine Linderung in einer Fallstudie oder Fallserie auf einzelne Leute beschränkt ist, kann in Querschnittstudien geprüft werden, ob der Zusammenhang konsistent besteht. Fall-Kontroll-Studien erlauben es zudem, Zusammenhänge mit selten vorkommenden Ergebnissen zu detektieren. In Kohortenstudien kann beobachtet werden, in welcher zeitlichen Reihenfolge Exposition / Therapie und Erkrankung / Besserung auftreten. Auch wenn wir niemals wissen können, *was gewesen wäre, wenn* (kontrafaktisch) – nicht alle Korrelationen sind gleich.

Im letzten Jahrhundert widmete sich Bradford Hill in einem vielbeachteten Artikel der Frage, wann wir bei einer Korrelation vielleicht doch von einer Kausalität ausgehen können und wann eine Kausalität eher unwahrscheinlich ist. Er formulierte dabei folgende Indizien:

Ein starker Zusammenhang

Ein historisches Beispiel ist das Auftreten von Hodenkrebs bei kleinen Kindern, die wegen ihrer geringen Größe in enge Schornsteine geschickt wurden, um diese von Ruß zu reinigen. Bei jungen Kindern ist Hodenkrebs normalerweise äußerst selten, daher fiel auf, dass diese Krebsart bei den Schornsteinfegern rund 200-mal so häufig auftrat wie bei anderen Kindern, die nicht in Schornsteinen arbeiteten.

Ursache war die chronische Exposition gegenüber giftigen Ablagerungen in den Schornsteinen.

Bei einem derart starken Zusammenhang ist es eher unwahrscheinlich, dass dieser zufällig zustande kommt. Selbst wenn es eine andere Ursache gäbe, die zufällig nur bei Schornsteinfegern vorkäme, müsste diese ebenfalls extrem häufig nur bei dieser Gruppe auftreten und sonst nirgends – was sehr unwahrscheinlich ist.

Je stärker ein Zusammenhang, desto geringer die Wahrscheinlichkeit, dass er zufällig entstanden ist. Wenn es eine Besonderheit gibt, die ausschließlich bei Schornsteinfegern vorkommt, lässt sich diese meist auch relativ leicht identifizieren. Natürlich kann es trotzdem Zufall sein oder eine unbekannte Drittursache geben – aber ein starker Zusammenhang rechtfertigt zumindest eher eine Mutmaßung in Richtung Kausalität.

Eine Dosis-Wirkungs-Beziehung

Wenn irgendeine Chemikalie im Verdacht steht, Krebs auszulösen, dann würden wir erwarten, dass das Risiko dieser Person, an Krebs zu erkranken, mit der Menge der Chemikalie, der sie ausgesetzt ist, steigt. Wäre Hodenkrebs seltener bei den Schornsteinreinigern, die mehr und länger Schornsteine gereinigt haben, würde das gegen die Arbeitsbelastung als Ursache sprechen. Wenn allerdings jedes zusätzliche Jahr in dem Beruf das Risiko steigert, ist das ein wichtiges Indiz. Auch hier wird eher der Zufall ausgeschlossen. Wenn irgendetwas dafür sorgen würde, dass Kinder sowohl Hodenkrebs entwickeln als auch, dass sie Schornsteinfeger werden (z. B. eine Mutation die sie klein und damit gut geeignet für diesen Einsatz macht), dann würden kleinere Schornsteinfeger schneller krank und nicht solche, die länger arbeiten.

Konsistente Ergebnisse

Wenn wir einen bestimmten Zusammenhang vermuten, dann sollte sich dieser nicht nur in einer einzelnen Untersuchung zeigen, sondern überall wo die Exposition gegeben ist. Wenn Rauchen das Risiko für Lungenkrebs erhöht, dann sollte dieser Zusammenhang nicht nur bei burmesischen Reisbauern zwischen 58 und 73 Jahren festzustellen sein, sondern überall, wo geraucht wird. Wenn das nicht der Fall ist, ist die Exposition auch wahrscheinlich nicht die Ursache.

Der Effekt ist spezifisch

Rauchen ist auch mit einem anderen Lebensstil verknüpft. In Beobachtungsstudien haben Raucher höhere Risiken für verschiedene Krankheiten. Doch Raucher ernähren sich eben auch anders. Ein Frühstück aus Kaffee und Zigarette hat abseits der Zigaretten andere Wirkungen auf die Gesundheit als ein Vollkornmüsli mit Beeren. Auch Rauchen und Sport ergänzen sich nicht optimal. Der Grund für das Risiko könnte auch von verschiedenen anderen Verhaltensweisen kommen, die vielleicht eher im Zusammenhang mit Rauchen auftreten und auch das Risiko erhöhen. Doch wenn auch ansonsten gesundheitsbewusste und sportliche Raucher Lungenkrebs bekommen, ist der Effekt spezifisch.

Die Ursache tritt vor der Wirkung auf

Wie oben schon angesprochen ist der Vorteil von Kohortenstudien die Möglichkeit zu prüfen, ob die Erkrankung auf die Exposition folgt oder nicht. Man bekommt keinen Lungenkrebs, weil man plant mit dem Rauchen anzufangen. Erst das Rauchen, dann der Krebs.

Der Zusammenhang ist plausibel

Natürlich sollte man eine Idee haben, warum eine Ursache eine bestimmte Wirkung haben könnte. Weiter oben habe ich von der Plausibilitätsfalle gesprochen. Es ist gefährlich, sich von einer plausiblen Geschichte überzeugen zu lassen und dann nach Beweisen zu suchen.

Besser ist es, wenn die Belege alle reizvollen Erklärungen ausschließen und nur noch eine plausible Erklärung übrigbleibt.

Es passt zum Kontext / Vorwissen

Oft wissen wir ja bereits einiges über die Physiologie von Krankheiten. Dass das Auftreten der Zuckerkrankheit, des Diabetes Mellitus Typ 2, durch den Konsum einer bestimmten Fernsehserie verursacht wird, passt nicht wirklich zu unserem Verständnis. Wenn es einen Zusammenhang gibt, dann wird die gemeinsame Ursache eher woanders liegen.

Prävention funktioniert

Im nächsten Kapitel werden wir über Interventionsstudien sprechen. Es wäre unethisch, Menschen zum Rauchen zu verleiten, um so nachzuweisen, dass diese eher sterben. Doch umgekehrt können Menschen natürlich Unterstützung bekommen, mit dem Rauchen aufzuhören. Wenn die Population, die nun weniger raucht, dann auch weniger Lungenkrebs bekommt, dann kann das unser Vertrauen in Rauchen als Ursache verstärken. Doch das ist eben schon keine Beobachtung mehr, sondern eine Intervention (ein Experiment).

Es gibt ähnliche Fälle

Zu guter Letzt, sollten wir natürlich in der Welt nach ähnlichen Vorkommnissen suchen. Wenn wir leichte Hinweise auf eine fruchtschädigende Wirkung eines Medikamentes entdecken (also negative Effekte auf das Baby während der Schwangerschaft), sollten wir vor dem Hintergrund der Contergan-Tragödie aufhorchen. Dieses Medikament gegen Schwangerschaftsübelkeit löste schwerste Fehlbildungen bei Kindern aus und die Folgen wurden lange ignoriert. Spätestens wenn man also Parallelen erkennen kann, sollte man genauer hinschauen.

Trotzdem gilt: Diese Kriterien sind nur *Hinweise* und kein Katalog, den man abhaken könnte, um die Frage nach der Ursächlichkeit zu beantworten. Auch müssen alle diese Punkte zusammengenommen betrachtet werden. Einen starken Zusammenhang, der immer und immer wieder auftritt, unbeachtet zu lassen, weil man dafür keine Erklärung hat, ist natürlich völlig falsch.

Genau dies galt auch für die Entdeckung des Risikos des Rauchens. Der Zusammenhang trat immer wieder auf und konnte nicht ignoriert werden, obwohl der Zusammenhang damals als völlig abwegig wahrgenommen wurde. Hill selbst war Raucher und war jahrelang von der Sicherheit des Rauchens überzeugt, bis eben die oben genannten Kriterien ein so eindeutiges Bild zeichneten, dass wir heute mit völliger Überzeugung von Rauchen als Ursache für Lungenkrebs sprechen, obwohl es sich *nur* um Korrelationen handelt.

Doch auch wenn diese Punkte die Wahrscheinlichkeit einer ursächlichen Verknüpfung erhöhen, könnten sie uns doch in die Irre leiten. Sie erhöhen die Wahrscheinlichkeit eines ursächlichen Zusammenhanges, weil sie die Möglichkeiten alternativer Erklärungen verringern. Einige, wie umgekehrte Kausalität, Konfounding und der Zufall wurden schon besprochen. Über die Art der Datenerhebung kommen noch weitere Faktoren hinzu. Zum Beispiel systematische Verzerrungen, auch Bias genannt. Nehmen wir als Beispiel eine Studie, die den Unterschied im Blutdruck zwischen Basketballern und Handballern untersuchen möchte. Wenn der Blutdruck der Basketballer mit einem anderen Messgerät gemessen wird, als der der Handballer und dieses Messgerät immer etwas höhere Werte angibt, dann haben wir eine systematische Verzerrung, die die Werte von allen in der Basketballgruppe betrifft. In den erhobenen Daten sehen wir aber nur eine Korrelation zwischen Basketball spielen und hohem Blutdruck. Es gibt unzählige Möglichkeiten für solche Verzerrungen: durch die Auswahl des Messwerkzeuges, die Auswahl der Probanden, die Verarbeitung der Daten usw.

Eine andere Möglichkeit dafür, Zusammenhänge zu sehen, die nicht der Wirklichkeit entsprechen, ist natürlich Betrug. Die Daten zeigen einen Zusammenhang, weil sie derart zurechtgeschneidert wurden, dass ein bestimmtes Ergebnis erreicht wird. Das kann von völlig klar illegalem Löschen von ungünstigen Daten bis zu weniger einschneidenden Statistikspielereien reichen, die einen stärkeren Zusammenhang suggerieren.

Doch auch wenn diese Fehler im Beispiel des Risikos des Rauchens mittlerweile als ausgeschlossen erachtet werden: Am Ende des Tages haben wir immer noch *nur* Korrelationen.

Die beste und verlässliche Möglichkeit herauszubekommen, ob Rauchen Lungenkrebs auslöst, wäre ein Experiment, in dem Menschen zufällig in eine Raucher- und eine Nicht-Raucher Gruppe eingeteilt würden, um zu schauen welche Gruppe mehr Lungenkrebs bekommt. Konfounding, viele Arten von Bias und umgekehrte Kausalität sind auf einen Schlag kein Problem mehr. Doch zumindest seit Ende des Zweiten Weltkrieges hat sich die Staatengemeinschaft glücklicherweise darauf geeinigt, solche Experimente zumindest an menschlichen Tieren zu ächten.[13]

Auch um den Nutzen von Therapien, wie Medikamenten, zu beurteilen ist das Experiment das beste Werkzeug. Doch da hier niemandem geschadet wird, werden diese Studien tatsächlich durchgeführt. (Das Pendant dazu wurde bei den Hill-Kriterien schon besprochen: Prävention. Statt Menschen zum Rauchen zu zwingen, könnte man Menschen z. B. auf Nikotinpflaster umstellen und schauen, ob sie weniger an Lungenkrebs erkranken). Um die Königsklasse dieser Interventionsstudien geht es im nächsten Kapitel.

4.1.6 Interventionsstudien

1740 umsegelte George Anson mit 1900 Mann Besatzung die Welt. Zurück kehrte er mit 500, die meisten der 1400 Umgekommenen waren Skorbut zum Opfer gefallen. Skorbut ist die Mangelerkrankung von Vitamin C. Die Gabe von Vitamin C lässt die Symptome verschwinden, was Vitamin C den Namen Ascorbinsäure einbrachte (frei aus dem Englischen: A-Scorbic Acid= Anti-Skorbut-Säure). In Pökelfleisch und Schiffszwieback oder anderem typischem haltbarem Schiffsproviant ist Vitamin C kaum oder gar nicht enthalten.

Im Winter 1535 musste Jacques Cartier mit drei Segelschiffen im St. Lorenzstrom in der Nähe es heutigen Quebec in Kanada überwintern. Einen Eindruck davon, wie dramatisch sich Skorbut darstellt, bekommen wir aus seinem Logbuch:

---

13 WMA – The World Medical Association: WMA Declaration of Helsinki – Ethical Principles for Medical Research Involving Human Participants, o. J.

> „Einige verloren all ihre Kraft und konnten nicht mehr auf den Füßen stehen. Dann schwollen ihre Beine. Ihre Muskeln schrumpften ein und wurden schwarz wie Kohle. Andere hatten ihre ganze Haut gefleckt mit blutigen Stellen von purpurner Farbe. Dann stieg es hinauf zu ihren Fußknöcheln, Schenkeln, Schultern, Armen und Nacken. Ihre Münder wurden stinkend. Ihr Zahnfleisch wurde so faul, dass es bis zu den Wurzeln der Zähne abfiel. Diese verloren sie beinahe alle. Mit solcher Ansteckungsgefahr breitete sich die Krankheit über unsere drei Schiffe aus, dass Mitte Februar von hundert Mann Besatzung keine zehn mehr gesund waren.“[14]

Schon 200 Jahre zuvor glaubte der Schiffsarzt James Lind, dass Skorbut eine Folge von Fäulnis im Körper sei, was durch Säuren verhindert werden könne. Um verschiedene Heilmittel zu testen, führte er eine der frühesten dokumentierten Interventionsstudien durch. Er teilte zwölf kranke Matrosen in Zweiergruppen auf, die jeweils eine standardisierte Ernährung und entweder einen Liter Apfelwein, 25 Tropfen Schwefelsäure, sechs Löffel Essig, knapp ein Viertel Liter Seewasser, zwei Apfelsinen und eine Zitrone oder eine Gewürzpaste sowie Gerstenwasser erhielten. Obwohl die Zitrusfrüchte bald ausgingen, war nur die Gruppe, die diese erhalten hatte, schnell wieder dienstfähig.

Dass (Vitamin-C-reiche) Zitrusfrüchte gegen Skorbut helfen könnten, war also bereits mindestens seit 1600 bekannt. (Fun Fact: Die Mannschaften der drei Schiffe von Quartier – mehr als 200 Jahre später – überlebten nur, weil Einheimische sie mit einem Sud aus den Blättern der Tuja-Pflanze kurierten. Die Tuja-Pflanze wurde später als Zierpflanze nach Europa gebracht und steht nun vor jedem zweiten Reihenhaus.)

Wirksame Interventionen auf Basis von einem Experiment waren also bekannt. Doch die Admiralität ignorierte die erdrückenden Beweise einfach und setzte stattdessen eher auf Melasse, Bier oder frisches Brot – die natürlich völlig nutzlos sind. Und für einige weitere Zeit starben wahrscheinlich deutlich mehr Seeleute an Skorbut als durch den Krieg auf See. 1781 analysierte der schottische Schiffsarzt Gilbert Blane die Verluste an Seeleuten während einer zehnmonatigen Seereise. Die erschreckende Bilanz: 1600 Männer starben, davon aber nur 60 von Feindeshand. Ein herber Verlust, denn die britische Flotte bestand nur aus 12.000 Seeleuten.

---

14 Cartier, J.: The voyages of Jacques Cartier, 1924.

Diese Geschichte zeigt direkt mehrere wichtige Punkte auf: Erstens: Durch die Interventionsstudie, also einen Test von möglichen Heilmitteln im Vergleich zu Alternativen, konnte gezeigt werden, wie man dieser Krankheit hätte Herr werden können. Zweitens: Experimente sind besser als unstrukturierte Erfahrung. Denn wie wir ausführlich behandelt haben, täuscht uns unsere Erfahrung. Was auch immer die Herren damals beobachtet haben wollen, es war sicher kein Effekt von Brot und Bier gegen Skorbut. Man kann sicher auch unterstellen, dass die Admiralität kein Interesse daran hatte, ihre Männer an Skorbut zu verlieren. Während die Admiralität durch eigene Erfahrung oder durch Erfahrungen aus zweiter Hand – z. B. von Kapitänen und Schiffsärzten – den Eindruck hatte, Bier würde helfen, konnte eine einfache Intervention beweisen, dass dem nicht so war – und was helfen würde.

Es illustriert allerdings auch schön, dass Interventionsstudien herausfinden können, *ob* etwas hilft – unabhängig davon, ob der Mechanismus bekannt ist. Die Theorie ging ja von Fäulnis als Ursache aus, was völlig falsch war. Zitronen zeigten aber trotzdem eine Wirkung. Ironischerweise war dann doch die (Ascorbin)säure die Lösung – doch eben nicht, weil sie als Säure Fäulnis verhindert.

Viele Anbieter von Pseudomedizin ziehen sich auf den Punkt zurück, die aktuelle Forschung sei einfach noch nicht „so weit" zu verstehen, wie ihre Methoden funktionieren würden. Doch schon im 18. Jahrhundert war klar: Unabhängig von der Idee, *wie* etwas funktioniert, kann ein Experiment zeigen, *ob* es funktioniert.

Das Beispiel illustriert außerdem noch ein anderes Phänomen. Ich kann die Ergebnisse einer Studie eben nicht beliebig verallgemeinern. Wenn ich von dem falschen Mechanismus ausgehe, dass die Säure verantwortlich für die Unterbindung einer Fäulnis ist, dann könnte ich eben auch andere Quellen von Säure zu diesem Zweck nutzen. Als sich die Erkenntnisse der rettenden Zitronen später tatsächlich durchsetzten, wurde das Mitführen von Zitrusfrüchten obligatorisch. Doch meistens wurden Limetten genutzt. Das brachte der britischen Marine den Spitznamen „Limeys" ein. Die deutsche Marine, die auf Sauerkraut vertraute, wurde umgekehrt „Krauts" genannt. Limetten waren leichter zu bekommen und waren noch saurer als Zitronen. Leider enthalten sie aber deutlich weniger Vitamin C und waren in denselben Dosen wie

Zitronensaft eben ungleich weniger wirksam. Auch das hätte man durch Studien einfach herausfinden können.

Doch was brachte die Admiralität dazu, an Bier und Brot zu glauben? Sicher wurden diese Dinge ausprobiert und anschließend eine Besserung beobachtet. Doch Vitamin C kann es ja nicht gewesen sein! Wie könnte man erklären, dass überhaupt die Idee aufkommen konnte, dass etwas funktioniert, das gar nicht funktionieren kann? Über selektive Wahrnehmung, Biases und Selbstimmunisierung haben wir ausführlich gesprochen. Doch es gibt noch einen weiteren, sehr mächtigen Störfaktor, der uns bei der Interpretation der Welt in die Quere kommt: der Placeboeffekt.

Placeboeffekt

> Archer: Phlox würde sagen: Optimismus!
> T'Pol: Optimismus verändert nicht die Gesetze der Physik.
>
> *Star Trek Enterprise: 2x24*

Ein Placebo ist eine Scheinbehandlung ohne spezifische Wirkung. Der Placeboeffekt ist der Effekt auf Menschen von einer solchen „Behandlung" ohne einen spezifischen Nutzen, der nur durch diese Behandlung erzielt wird.

Ich habe die Vermutung, dass die meisten Menschen eine falsche Vorstellung vom Placeboeffekt haben. Viele verstehen darunter die Einbildung einer Besserung. Wer auf die Möglichkeit eines Placeboeffekts hinweist, unterstellt, dass man nicht Herr der eigenen Sinne ist, sich etwas einbildet – und provoziert damit Abwehr und Rechtfertigung.

Zum einen ist das fehlplatzierte Eitelkeit. Denn, wie wir oben besprochen haben, ist unsere *aller* Wahrnehmung fehlerbehaftet. An einer unwirksamen Therapie festzuhalten, nur um die eigene Überzeugung nicht hinterfragen zu müssen, ist in den meisten Fällen sicher nicht optimal. Doch vielleicht verringert es den Drang zur Rechtfertigung, wenn man sich vor Augen führt: Einen Placeboeffekt zu spüren, ist nichts anderes als eine optische Täuschung zu sehen. Wer sich nicht für sein Gehirn schämt, weil es hier Bewegung sieht: der müsste sich auch nicht für eine Placebowirkung schämen.

Doch es ist noch besser. Denn die Placebowirkung eine Einbildung zu nennen, tut ihr ein wenig Unrecht.

Am stärksten ist die Placebowirkung bei Schmerzen und Übelkeit – beides sind Symptome, die im Gehirn entstehen. Ich kann Übelkeit erleben und Schmerzen haben, ohne dass irgendetwas physisch „kaputt" ist. Die physische Ursache von Schmerz (wenn es denn eine klare Ursache gibt) ist oft viel weniger wichtig als der Umgang damit.

Fest steht: Das, was chemisch in unserem Gehirn an der Schmerzwahrnehmung beteiligt ist, wird durch den Placeboeffekt messbar beeinflusst. Der Körper schüttet sogenannte Endorphine aus – morphinähnliche Substanzen, die selbst vom Körper erzeugt werden –, die die Schmerzwahrnehmung herunterschrauben. Der Placeboeffekt ist also genauso *„echt"* wie eine Tablette oder Infusion mit Opioiden.

Interessanterweise kann man mit Naloxon, dem „Gegengift" von Opioiden, das normalerweise zur Behandlung von Überdosen von Morphinen, z. B. von Heroin, eingesetzt wird, den Placeboeffekt blockieren.

Wie stark die Placebo-Wirkung ist, hängt von mindestens drei Komponenten ab:

Der Erwartung einer Besserung: Wer fest an einen Erfolg der Behandlung glaubt, der wird ihn eher auch erleben.

Der Beziehung zum Behandelnden: Wenn sich der Behandelnde Zeit für die Untersuchung nimmt, einfühlsam zuhört und Sicherheit vermittelt, ist der lindernde Effekt größer.

Konditionierung: Auch auf einer unbewussten Ebene scheinen Placebos zu wirken. Wer von klein auf den Geschmack von einem Hausmittelchen mit einer Schmerzlinderung verknüpft, bei dem kann allein der Geschmack diesen Effekt auslösen. Aber auch die Farbe oder die Größe von Tabletten führt zu unterschiedlichen Wirkungen.

Der Begriff Konditionierung stammt aus den bekannten Experimenten von Ivan Pavlov. Er klingelte eine Glocke, immer bevor Hunde etwas zu fressen bekamen. Irgendwann war der Klang der Glocke so verknüpft mit der Erwartung von Essen, dass die Hunde beim Klang der Glocke zu sabbern anfingen, auch wenn es kein Essen gab. Ebenso können bei uns unbewusste Reaktionen als Antwort auf einen „konditionierten" Reiz auftreten.

Meine Erwartung, der Kontext meiner Behandlung (Beziehung zum Behandelnden) und bisherige Erfahrungen (Konditionierung) haben also einen messbaren Effekt. Doch wenn wir wissen wollen, ob Zitronen gegen Skorbut helfen, wollen wir ja die spezifische Wirkung von Zitronen wissen. Wenn es den Matrosen nach den Zitronen besser geht, könnte das daran liegen, dass die Zitronen geholfen haben, dass sie erwartet haben, dass sie Zitronen helfen, dass die Zuwendung des Arztes, der ihnen Saft bringt, ihr Befinden verbessert hat oder dass Zitronensaft mit positiven Kindheitserinnerungen verknüpft ist. All dies kann man zu einem großen Grad ausschließen, indem man zwei Gruppen exakt gleich behandelt, mit einer einzigen Ausnahme: Im Fall von Medikamenten ist das besonders einfach: Eine Gruppe bekommt eine Pille mit Wirkstoff, die andere Gruppe bekommt eine identische Pille, nur ohne Wirkstoff. Was auch immer die Erwartungen an die Therapie, die Behandlungsbedingungen oder die Konditionierung auf Pillen: Sie ist nun in beiden Gruppen gleich. Der Unterschied zwischen beiden Gruppen kann nun (fast) nur noch durch die Wirkung des Medikamentes erklärt werden. Eine solche Studie nennt man (Placebo)-Kontrollierte Studie.

Wenn bereits eine Therapie vorhanden ist, wird eine neue Therapie meist mit der alten Therapie verglichen. Wenn man die neue Pille mit der alten vergleicht, sieht man direkt die mögliche Verbesserung, wenn man auf die neue Pille setzen würde. Der Placeboeffekt ist ja in beiden Gruppen enthalten und verzerrt damit nicht das Ergebnis. So auch auf dem Schiff von James Lind, der Zitronen ja nicht mit „Schein"-Zitronen verglich, sondern mit alternativen Therapien.

Das hat natürlich Grenzen, wenn die Therapien sich zu stark unterscheiden und entsprechend andere Placeboeffekte hervorrufen: Eine Gesprächstherapie und eine Pille sind kaum zu vergleichen, was die Beziehung zum Therapeuten angeht. Wichtig ist nur, dass ein fairer Vergleich gewählt wird.

Wenn es keine Vergleichsgruppe, also auch keinen Placeboeffekt gibt, dann wirkt fast *alles*. Wenn ich einer Gruppe mit Leuten, die an Kopfschmerzen leiden, Heilsteine auf den Kopf lege, mit der Absicht, ihnen zu helfen, dann wird sich deren Leiden bessern! Nur: Wenn ich einer anderen Gruppe mit demselben Versprechen einer Besserung einen Stein ohne die vermeintlichen Heilwirkungen auf den Kopf lege, werden sich auch deren Symptome in genau demselben Maße bessern.

Ein „Heilstein" unterscheidet sich in seiner spezifischen Wirkung also nicht von jedem anderen Stein.

Placeboeffekt ist nicht nur Placebowirkung

Wie besprochen ist die Placebowirkung das, was eine Scheinbehandlung *tatsächlich* auslöst. Sie ist nicht spezifisch und gegen andere Scheinbehandlungen austauschbar. Doch wenn ich nur eine Person habe und beobachte, ob sich ihre Probleme nach einer Intervention bessern, kommen noch weitere Aspekte dazu, die eine Wirkung suggerieren: Regression zur Mitte und Zufall.

Wenn ich mein Leben lang genervt war von Oma Gertruds Heilsteinen und mich dann doch entscheide, ihnen eine Chance zu geben – wann werde ich das wohl tun? Beim Anflug eines ersten Kratzens im Hals? Wohl eher nicht. Das hätte ich all die Jahre machen können. Viel wahrscheinlicher habe ich die schlimmsten Kopfschmerzen bisher und habe alle Alternativen ausgeschöpft. Der Leidensdruck ist so groß, dass ich über meinen Schatten springe und Oma Gertrud anrufe. Abends lege ich mir die Steine auf die Stirn – und Zack! Am nächsten Morgen kann ich wieder klar denken. Die Kopfschmerzen sind immens besser. Gott sei Dank haben die Steine geholfen, oder?

Wenn ich nicht gerade eine Hirnblutung habe, bei der die Kopfschmerzen immer schlimmer werden, dann sind Kopfschmerzen eine Abweichung von der Normalität. Das heißt: Sie verschwinden nach einem Höhepunkt meist wieder. Eine Intervention wird umso wahrscheinlicher, je stärker die Symptome sind – also je näher dieser Höhepunkt ist. Je näher man dem Höhepunkt ist, desto kürzer ist die Besserung der Symptome entfernt. Nach der Intervention wird es also besser. Nur hat das nichts mit Omas Heilstein zu tun.

Dasselbe gilt für chronische Erkrankungen, die in Wellen auftreten, oder generell für alle Effekte, die Abweichungen von der Norm darstellen. Große Effekte werden durch kleinere und kleinere durch große ausgeglichen. So streut alles wieder um den Mittelwert. Das nennt sich Regression zur Mitte. Mein Lieblingsbeispiel ist eine Anekdote, die Daniel Kahneman in seinem Buch erzählt: Ein Luftwaffenoffizier verteidigt seine Strenge bei der Ausbildung. Immer wenn er den Fehler mache, einen Piloten nach einer ausgezeichneten Leistung zu loben, werde dieser danach nachlässig, und die Leistung falle wieder ab. Nur Tadel habe einen Effekt! Denn ein Anschiss nach einem schlechten Manöver führe immer zu einer Besserung der Leistung.

In Wahrheit ist es eher umgekehrt: Die Kommentare haben einen negativen Effekt – doch das verschwindet hinter dem dominierenden Effekt, dass ein durchschnittlicher Pilot nach einem besonders schlechten Manöver danach wieder ein besseres fliegt. Und nach einem ausgezeichneten Manöver folgt ein schlechteres. Wenn das nicht so wäre, wäre er kein durchschnittlicher Pilot, sondern entweder ein ausgezeichneter (wenn er mehr gute Manöver fliegen würde) oder ein eher schlechter (wenn er öfter schlecht fliegt).

Dieser Effekt zeigt sich nur, wenn ich nur eine Person oder eine Gruppe ohne Vergleichsgruppe beobachte. Denn in einer Vergleichsgruppe tritt dieser Effekt genauso auf. Zufälligerweise besonders positive Wirkungen werden durch zufällig besonders negative Wirkungen bei anderen ausgeglichen. Ob Placebo oder Medikament: Wenn es eingenommen wird, bevor der Krankheitsverlauf von sich aus einen positiven Verlauf nimmt, erscheint das als positiver Effekt. Doch durch den Vergleich der Gruppen lassen sich die Placebowirkung und zufällige Effekte abziehen: Übrig bleibt nur die spezifische Wirkung.

Wer also behauptet, eine Intervention X helfe gegen irgendetwas, ohne sie gegen eine faire Kontrolle getestet zu haben, den sollte man vollkommen ignorieren. Die Situation hat sich vielleicht ganz natürlich ohne Zutun verbessert – oder aus Zufall – oder es gab eine unspezifische Placebowirkung – oder eine Kombination aus allem.

Manchmal höre ich den Einwand: Es sei ja egal, ob es der Placeboeffekt war oder nicht – die Symptome hätten sich ja verbessert. Und das stimmt! Dass es keinen spezifischen Effekt der Therapie gibt, bedeutet aber auch: *Alles andere*, was den Placeboeffekt auslösen kann, hat denselben Effekt.

Denselben Effekt wie Heilsteine auf dem Kopf haben entsprechend auch Quietscheentchen, Zeitschriften, Kreuze, Blumen, Runen, Amulette, Quantenfeldentstörer, Streichhölzer – oder eine Katze. Daher sollte man keinen Cent für das beworbene Produkt ausgeben, sondern kann sich, wenn gewünscht, einfach das auf den Kopf legen, was gerade zur Hand ist.

Die Grenzen der Placebowirkung

Bei Asthma verengen sich die Bronchien, also die großen Abzweigungen der Luftröhre, die die Luft in und aus den Lungen leiten. Die offensichtliche Folge davon ist Atemnot, da durch die verkrampften Röhren weniger Luft fließen kann. Das bekannteste Medikament dagegen ist ein Inhalationsapparat mit Albuterol, den sicher jeder schon mal gesehen hat. Der Wirkstoff sorgt dafür, dass sich die Muskeln entspannen und wieder Luft in die Lungen kommt. Die im Folgenden beschriebene Studie veranschaulicht viele Aspekte von Placebo, aber vor allem die Grenzen des Placeboeffektes.[15]

Die Probanden wurden entweder mit dem Wirkstoff Albuterol oder einem Placebo aus einem Inhalator behandelt. Als dritte Intervention wurde Akupunktur (also das Stechen von Nadeln in „Energiebahnen") angewandt. Außerdem gab es eine Gruppe, die nur untersucht, aber gar nicht behandelt wurde. Bei der Untersuchung wurde die Luftmenge untersucht, die maximal in einer Sekunde ausgeatmet werden kann. Engere Bronchien lassen weniger Luft durch. Die Messung liefert also einen objektiven Marker der Atemeinschränkung. Außerdem wurden die Probanden nach der Intervention nach ihrer subjektiven Einschätzung ihrer Symptome befragt. Wenig überraschend berichteten die Teilnehmer nur von einer Verbesserung, wenn sie das Medikament oder das Placebo inhaliert oder eine Akupunktur bekommen hatten. Nur wer keinerlei Behandlung erhalten hatte, berichtete von keinerlei Veränderung. Wir sehen also einen klaren Placeboeffekt, abhängig von der Erwartung, behandelt worden zu sein. Wer etwas inhalieren muss oder gepikst wird, der weiß, dass *etwas* passiert und wartet unbewusst auf eine mögliche Reaktion. Wer nur befragt wird, der erwartet nichts und berichtet auch von nichts.

Interessanterweise machte es keinen Unterschied in den Befragungen, welche Art von Behandlung die Patienten erfuhren, solange sie irgendwie „behandelt" wurde. Der Effekt von Medikament, Placebo und Akupunktur war gleich! Man könnte also mit Recht einwenden: Wenn ein Placebo ohne Nebenwirkungen genau denselben Effekt wie

15 Wechsler, M.E. u.a.: Active Albuterol or Placebo, Sham Acupuncture, or No Intervention in Asthma. In: The New England journal of medicine, 365(2), 2011, S. 119-126.

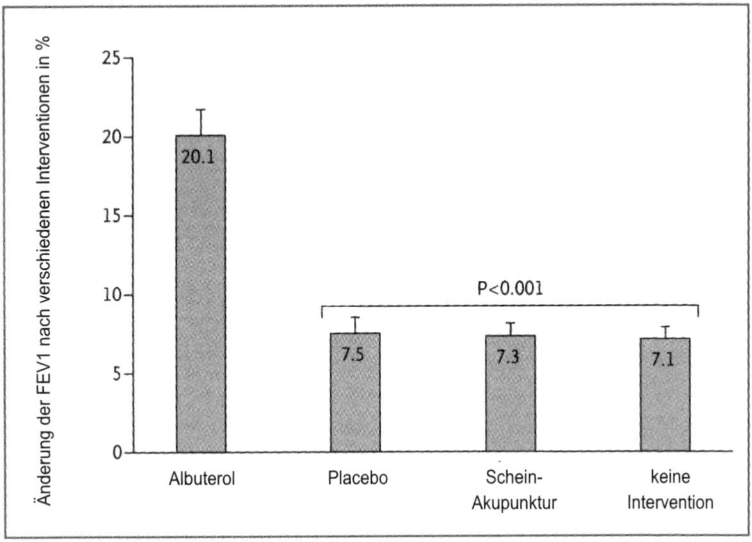

Änderung der Menge Luft, die maximal in einer Sekunde ausgeatmet werden kann (FEV1) nach verschiedenen Interventionen in %.

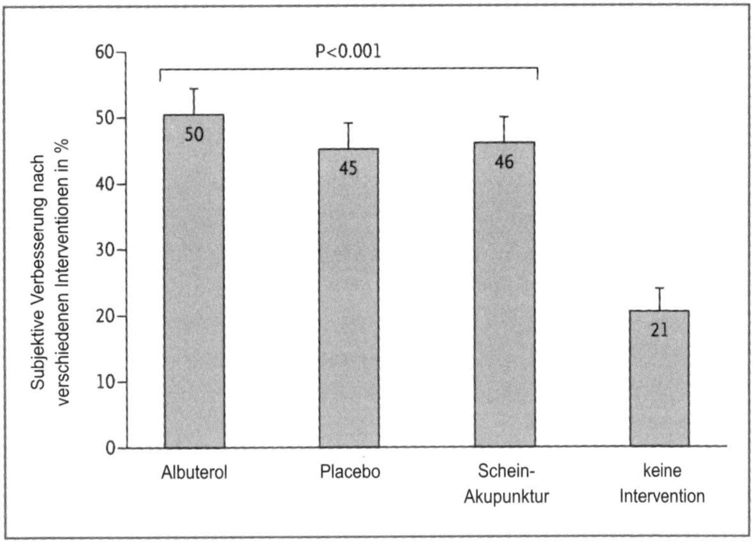

Änderung der subjektiven Verbesserung nach verschiedenen Interventionen in %.

ein teures Medikament hat, warum dann nicht Placebo oder von mir aus Akupunktur nutzen?

Hier kommen wir zum Knackpunkt der Studie: Es wurden eben auch objektive Messungen erhoben, die untersuchten ob die Interventionen tatsächlich einen physiologischen Effekt hatten oder nicht. Hier zeigte sich, dass das Medikament einen starken Effekt auf die Menge der maximal ausatembaren Luft hatte: Die Bronchien waren geweitet und mehr Luft konnte hindurchfließen. Gar nicht behandelt zu werden, Akupunktur oder das Placebo hatten einen minimalen Effekt.

Aus Sicht der Patienten war es also völlig egal, was mit Ihnen passierte, solange sie glaubten, eventuell behandelt worden zu sein, fühlten sie sich besser. Ob es wirklich half oder nicht, änderte nichts an ihrem Befinden. *In Wahrheit* helfen Akupunktur, Placebo aber genauso viel, wie *gar nicht* behandelt zu werden. Nur das Medikament hatte eine starke Wirkung auf die Bronchien.

Die Studie illustriert noch einmal, dass Medikamente oder Therapien nicht nur gegen Placebos getestet werden müssen, sondern auch, dass die Patienten nicht wissen dürfen, ob sie eine Besserung erwarten sollten oder nicht, also verblindet werden müssen. Vor allem zeigt sie aber, dass Placebos eben ihre Grenzen haben.

Der Glaube kann die Wahrnehmung von Atemnot verbessern, aber er kann nicht mehr Luft in die Lungen bringen!

Man kann und sollte die Fähigkeit unseres Gehirnes nutzen, die Wahrnehmung zu regulieren, um das Schmerzerleben von Patienten zu verbessern! Das passiert in der wissenschaftsorientierten Medizin selten oder ist mir nicht bekannt, und das ist ein Versäumnis. Das könnte helfen Schmerzmitteldosierungen zu senken und damit auch unangenehme Nebenwirkungen verringern. Doch wirklich gefährlich ist der umgekehrte Fall, wenn von unwissenschaftliche Pseudomedizinern der Placeboeffekt mit einer spezifischen Wirkung gleichgesetzt wird. Wie die Studie zeigt, können Menschen es nach Akupunktur so wahrnehmen, dass sie besser Luft bekommen, aber sie bekommen nicht mehr Luft!

Eine Selleriesaftkur oder Handauflegen kann Darmschmerzen lindern, aber keine Glutenunverträglichkeit heilen. Wer in diesem Beispiel an die falsche Ursache und seine Wahrnehmung der Linderung glaubt, der isst wahrscheinlich weiter Gluten und zerstört damit den Darm. Den möglicherweise provozierten Darmkrebs interessiert es aber herzlich wenig, ob man sich während seiner Entstehung besser oder schlechter gefühlt hat. Es geht einzig und allein darum, ob es eine Entzündung durch Gluten gab oder nicht.

Ebenso können Placebos Menschen dazu bringen, es so wahrzunehmen, dass ihr Tumor weniger schmerzt, kleiner geworden ist, dass sie mehr Lebenskraft und Appetit haben usw. – doch sie können keinen Krebs behandeln und eine verzögerte wirksame Therapie verschlechtert die Überlebenschancen.

Placebos wirken! Aber sie wirken hauptsächlich auf unsere *Wahrnehmung*, jedoch nicht auf Krankheiten. Die Linderung mag kurzfristig positiv erscheinen, aber sie wird oft verhindern oder verzögern, dass die tatsächliche Ursache gefunden und behandelt wird.

Verblindung

Vor circa 200 Jahren machte der Arzt Franz Mesmer machte eine Blockade der Lebensenergie für Erkrankungen verantwortlich. Alle Krankheiten konnten laut seiner Aussage durch eine Manipulation des animalischen Magnetismus kuriert werden.

Wenn die Leute mit allerlei magnetischen Vorrichtungen „magnetisiert“ wurden, entwickelten sie sogenannte „Heilkrisen“. Sie reagierten mit allerlei körperlichen Symptomen von Hitzewallungen, Lachanfällen bis zu nervösem Schluckauf oder Zuckungen. Noch heute gibt es im englischen Sprachgebrauch den Ausdruck „mesmerized“, also „mesmerisiert“, für einen Zustand wie in Hypnose, in dem man völlig gepackt und fasziniert von etwas ist.

Nach dem Verfliegen der Krise sollten die Symptome verschwinden. 1784 wurde in Frankreich eine königliche Kommission eingerichtet, um seine Theorien zu prüfen. Der Gruppe gehörten unter anderem der bekannte Chemiker Antoine Lavoisier und der spätere US-Präsident Benjamin Franklin an. Ich verrate an dieser Stelle, dass die Kommission feststellte, dass es mit Sicherheit keinen animalischen Magnetismus gibt. (Zumindest wie von Mesmer beschrieben. Natürlich haben auch Tiere ein schwaches Magnetfeld. Magnetismus und Elektrizität sind zwei Seiten derselben Medaille. Wo Strom fließt, kann man ein Magnetfeld messen. Da in den meisten Gehirnen konstant „Strom“ durch die Nerven fließt, erzeugt das ein winziges Magnetfeld. Das hat nur keinerlei Relevanz für irgendetwas.)

Interessant ist an der Geschichte, dass die Kommissionsmitglieder schnell die These aufstellten, dass die eindrucksvollen Effekte darauf basieren könnten, dass die Patienten aus Beobachtungen und Schilderungen von anderen Patienten Erwartungen formten, dass etwas passieren würde.

Um den Effekt dieser Imagination auszuschließen, verwendeten sie, in einigen Fällen sogar wörtlich, das sogenannte Verblinden. In einer kontrollierten Studie bedeutet das, dass die Probanden nicht wissen, ob sie das Placebo oder die echte Therapie bekommen und so nicht unbewusst darauf reagieren können. Sie magnetisierten also beispielsweise Patienten, die bisher stark auf Magnetisierung reagiert hatten, ohne deren Wissen – beobachteten aber keinerlei Effekte. Wer vorher noch ausgeprägte Heilkrisen bei der Berührung eines magnetisierten Objekts entwickelte, konnte andere magnetisierte Objekte völlig ohne Reaktion berühren, wenn nicht verraten wurde, dass es sich um magnetisierte Objekte handelte.

Doch die Kommissionsmitglieder untersuchten auch den umgekehrten Effekt einer rein suggestiven Behandlung und prüften, ob sich auch ohne tatsächliche Magnetisierung eine Heilkrise entwickeln würde. Die geschilderten Reaktionen zweier Damen zeigen, wie heftig eine Placebo-Wirkung ausfallen kann:

Die erste Dame wurde mit einer Augenbinde in einen Raum geführt. Dort wurde um Stille gebeten und vorgegeben, dass ein Arzt mit der Magnetisierung beginnen würde. Tatsächlich war der Arzt nicht zugegen, sondern nur drei Kommissionsmitglieder, die keinerlei Anstalten machten, irgendetwas zu magnetisieren. Im Protokoll beschreiben sie die Reaktion auf den Beginn der „Scheinbehandlung“:

> „Am Ende von drei Minuten begann die Patientin [ein Schauern] in den Nerven zu spüren; dann fühlte sie nacheinander Schmerzen hinter dem Kopf, in den Armen und, wie sie es ausdrückte, ein Ameisenkribbeln in den Händen; sie wurde kalt, schlug mit den Händen, erhob sich von ihrem Stuhl und stampfte mit den Füßen: die Krise war sehr deutlich ausgeprägt.“

Einer anderen Dame wurde versichert, sie würde durch die Tür magnetisiert:

> „Sie hatte kaum eine Minute vor der Tür gesessen, als sie ein Frisson zu spüren begann; nach einer weiteren Minute klapperte sie mit den Zähnen, obwohl sie am ganzen Körper warm war. Schließlich, nach der dritten Minute, fiel sie vollständig in die Krise. Ihre Atmung war schwer, sie streckte beide Arme hinter ihrem Rücken aus, verdrehte sie heftig und beugte ihren Körper nach vorne; es gab ein allgemeines Zittern im ganzen Körper. Das Zähneklappern war so laut, dass man es von draußen hören konnte; sie biss so stark in ihre Hand, dass sie Zahnspuren hinterließ.“[16]

Es reicht nicht, eine Therapie mit einem Placebo zu vergleichen. Der Placeboeffekt wird stark von Erwartungen beeinflusst. Ob die Patienten eine Heilkrise entwickelten oder nicht, hing nicht davon ab, ob sie die Therapie oder ein Placebo bekamen. Der Effekt wurde nur dadurch bestimmt, ob sie *glaubten*, behandelt zu werden oder nicht behandelt zu werden. Damit ein Placebo den gewünschten Zweck erzielt, dürfen die Patienten nicht wissen, ob sie die Behandlung oder die Schein-Behandlung erhalten: Sie müssen verblindet werden. So werden beide Gruppen dieselben Erwartungen haben und werden beide, wenn sie eher an eine Wirkung glauben, einen Placeboeffekt spüren. Doch wenn die Therapie eine spezifische Wirkung hat, dann ist das die Differenz zwischen der behandelten und der schein-behandelten Gruppe. Egal wie groß der Placeboeffekt bei beiden war.

Doch wenn es nur so schwer wäre, hätten wir Glück. In Wahrheit ist es noch komplizierter!

Doppelt (blind) hält besser

Anfang des 20. Jahrhunderts gelingt dem Mathematiker und Lehrer Willhelm von Osten etwas Unglaubliches. Mithilfe einer Tafel hat er seinem Pferd namens „Hans“ beigebracht zu kommunizieren. Mit der Anzahl von Hufschlägen signalisiert das Pferd der Rasse Orlow-Traber einen Buchstaben, der auf der Tafel vermerkt ist (A = 1, B = 2, C = 3 …). Mit dieser vereinfachten Morsetechnik konnte Hans Antworten auf Fragen buchstabieren. Er kannte die Komponisten von Musikstücken, die Urheber von Kunstwerken und konnte Matheaufgaben lösen!

---

16 RCPE: Anton Mesmer and his Animal Magnetism.

Das war nur durch Betrug erklärbar. Doch auch wenn die Fragen von Kritikern gestellt wurden, waren die Antworten korrekt. Eine unabhängige Prüfkommission bestätigte, dass alles mit rechten Dingen zuging.

So schön es auch wäre, mit anderen Tieren auf menschliche Art zu kommunizieren, wurde dieser Traum zum Platzen gebracht. Denn Biologe und Psychologe Oskar Pfungst identifizierte zwei Bedingungen, unter denen Hans plötzlich völlig danebenlag und keine sinnvollen Antworten mehr geben konnte: wenn das Gesicht des Fragestellers nicht sichtbar war oder wenn der Fragesteller die Antwort selbst nicht wusste.

Pfungst bewies, dass die Fragesteller mit unbewussten Signalen anzeigten, bei welchem Hufschlag sie erwarteten, dass Hans aufhören müsste weiterzuschlagen. Durch sein Training hatte Hans wohl gelernt, diese Signale zu erkennen und entsprechend zu reagieren. Menschen konnten diese Signale, selbst wenn sie nach ihnen suchten, nicht erkennen. (Ich muss sagen, mein Ego macht es mir schwer zu akzeptieren, dass ich nicht in der Lage wäre, ein Pferd zu täuschen. Gut, dass ich wahrscheinlich nie von einem Pferd zum Pokern eingeladen werde. Ich würde sehr viel Geld verlieren.)

Das zeigt hoffentlich plausibel, dass es problematisch sein könnte, wenn in einer Studie nur nicht *gesagt* wird, ob jemand das Medikament oder das Placebo bekommt. Unbewusst bemerke ich vielleicht, dass der Experimentator entspannt ist, weil er weiß, dass mir wahrscheinlich geholfen wird, oder ich nehme eine gewisse Anspannung wahr, weil er weiß, dass ich nur ein Placebo bekomme. Ich bin also nicht wirklich verblindet, sondern nur geblendet. Nur wenn auch der Experimentator diesbezüglich blind ist, bekomme ich keine Informationen. Deswegen sollten Interventionsstudien „doppelblind“ sein. Sowohl Behandler als auch Behandelter wissen nicht, ob das echte Medikament zum Einsatz kommt.

Hans zeigt eindrucksvoll, wie unbewusste Signale einen Einfluss auf uns haben, den wir nicht bewusst wahrnehmen können und mit voller Überzeugung abstreiten würden. (Wie der Besitzer von Hans, der an seiner Überzeugung festhielt, dass Hans rechnen könne.)

So erklärt sich übrigens auch die Placebo-Wirkung bei Haustieren oder Babys, die sicher keine besondere Erwartungshaltung gegenüber irgendwelchen Tropfen haben. Der Pferdebesitzer hat nach einer Behandlung das Gefühl, das Pferd sei ruhiger (obwohl sich nichts geändert hat), oder die Erleichterung der Mutter, dass das Baby behandelt wurde, strahlt aus, und in der Folge beruhigt sich auch das Baby – was allerdings dem Medikament zugeschrieben wird.

Randomisierung

Rothamsted Agricultural Experiment Station im Norden von London ist die (oder zumindest eine) Geburtsstätte eines weiteren wichtigen Instruments, um faire Vergleiche in Studien zu ermöglichen. Hier wurden agrarwissenschaftliche Studien durchgeführt, zum Beispiel zur Wirksamkeit von Düngern. Auf einem Feld wurde Dünger A ausgebracht, auf einem anderen Feld wurde Dünger B genutzt. Nach der Ernte konnte der Ertrag verglichen werden.

1919 kritisierte einer der bekanntesten Mitbegründer der modernen Statistik, Ronald Fischer, diese Vorgehensweise als nutzlos.[17] Wer könne wissen, ob der bessere Ertrag auf einem der Felder durch den Dünger oder einfach durch die bessere Qualität des Bodens zustande komme? Er schlug vor, die großen Felder zufällig in viele kleine Felder aufzuteilen. So würden eventuelle Unterschiede im Boden ihren Effekt sowohl auf den gedüngten als auch auf den ungedüngten Boden ausüben.

Doch im Vergleich zu Bodenparzellen ist es bei Menschen ungleich schwerer zu entscheiden, wer behandelt wird und wer nur der Kontrolle dient. Vielleicht will ich, dass die besonders schweren Fälle das Medikament bekommen, weil sie es am nötigsten haben. Doch je schlimmer der Fall, desto höher die Wirkung des Medikaments. Wenn ich mein Medikament also systematisch den schlimmeren Fällen gebe, blase ich den Effekt künstlich auf – obwohl das Medikament im Durchschnitt tatsächlich vielleicht schlechter hilft als das aktuell gebräuchliche. Wenn auf Basis dieser Daten nun dieses neue Medikament verschrieben wird, bekommen potenziell tausende ein schlechteres Medikament!

Egal, ob die Verzerrung bewusst oder unbewusst stattfindet: Nur wenn beide Gruppen im Grunde gleich sind, kann die Wirkung von Interventionen fair beurteilt werden. Die einzige Möglichkeit, solche

17 Christopher, B.: Why the Father of Modern Statistics Didn't Believe Smoking Caused Cancer. Priceonomics, 2016.

Verzerrungen bestmöglich zu verhindern, ist, die Gruppen völlig zufällig zuzuteilen.

Wenn eine Behandlung gegen eine Scheinbehandlung oder eine alternative Therapie getestet (kontrolliert) wird, die Einteilung der Gruppen zufällig erfolgt (randomisiert) und weder den Probanden noch den Behandelnden bekannt ist, wer welche Behandlung erhält (doppelblind), haben wir den höchsten uns bekannten Standard, um kausale Schlüsse zu ziehen: die doppelblinde, randomisierte und kontrollierte Studie.

4.1.7 Ist die Spitze der Pyramide das Ende?

Wir sind an der Spitze der Pyramide angekommen. Wenn ich schon meiner eigenen Erfahrung nicht glauben kann, dann habe ich mit einer doppelt verblindeten, randomisierten und kontrollierten Studie doch endlich das Werkzeug, um eine definitive Antwort zu bekommen ob etwas wirkt oder nicht?! Leider muss ich selbst hier wieder die Stimmung ruinieren. Wenn nun eine kleine, randomisierte, kontrollierte und doppelt verblindete Interventionsstudie zeigt, dass eine Zimtstange im Hintern gegen Kurzsichtigkeit hilft, ist das nicht ausreichend dafür, die Brille wegzuwerfen und in Zimt zu investieren. Auch Wissenschaft wird von Menschen gemacht und ist leider nicht perfekt.

Publication bias

Wissenschaftlichen Fachzeitschriften, in denen Studienergebnisse veröffentlicht werden, *sind leider auch profitorientierte Unternehmen.* Sie müssen ihre Hefte verkaufen, und das ist leichter, wenn revolutionäre Effekte berichtet werden. Auf weniger Interesse stößt, wenn jemand etwas ausprobiert und leider zu keinem Ergebnis kommt.

Es ist also möglich, dass ein gewisser Zusammenhang schon hunderte Male untersucht wurde – immer mit dem Ergebnis, dass es eben *keine* Verknüpfung gibt. Und die enttäuschende Studie verschwindet in einer Schublade, ohne je veröffentlicht zu werden. Die 101. Studie findet nun aus purem Zufall einen Effekt.

Nur weil also 100% der *veröffentlichten* Arbeiten zu dem Thema zu einem positiven Ergebnis kommen, heißt das nicht, dass nicht vielleicht 99% der *durchgeführten* Studien keinen Effekt gefunden haben!

Dieser *Publikationsbias* ist ein riesiges Problem. Zumindest in der klinischen Forschung hat sich allerdings einiges getan: So ist es in der EU beispielsweise vorgeschrieben, klinische Studien vorher anzumelden, anzugeben, was untersucht werden soll, und nach einer vorgegebenen Zeit die Ergebnisse – ob sie gefallen oder nicht – zu veröffentlichen.

Doch für die Auswertungen von Beobachtungsstudien, Zell- oder Tierstudien gilt das nicht. Deswegen ist das Thema Publikationsbias in diesem Bereich *immer noch* wichtig und wird später bei der Besprechung von Zell- und Tierstudien nochmal aufgegriffen.

Industrieinteressen

Doch nicht nur Journals haben eine Präferenz für positive Ergebnisse. Pharmaunternehmen, die Millionen in die Entwicklung von Arzneimitteln stecken, sind durchaus auch an positiven Ergebnissen interessiert. In einer systematischen Übersichtsarbeit fanden die Autoren heraus, dass Studien, die von Pharmaunternehmen gesponsert wurden, circa viermal häufiger ein für die Sponsoren günstiges Ergebnis aufwiesen als jene, die von anderen Stellen finanziert wurden. Es gab allerdings keinen Zusammenhang zwischen der Methodik der Studie und der Finanzierungsquelle! Es wurde also nicht schlampig gearbeitet oder manipuliert, um zu einem günstigen Ergebnis zu kommen. Allerdings zeigte sich ein großer Einfluss auf die Auswahl der Vergleichsgruppe.[18]

Wenn ich ein neues Kopfschmerzmedikament auf den Markt bringen möchte und dessen bessere Wirkung in einer randomisierten, kontrollierten, doppelt-verblindeten Studie nachweisen will, liegt es nahe, eine möglichst schwache Konkurrenz auszuwählen. Gebe ich der Kontrollgruppe also ein nicht besonders stark wirksames Medikament oder eine zu geringe Dosis, werde ich ziemlich sicher einen positiven Effekt finden. Aber was ist ein vernünftiger Vergleich?! Einmal 200 mg pro Tag? Zweimal 200 mg pro Tag? Dann werde ich vielleicht einen Ef-

18 Lexchin, J. u.a.: Pharmaceutical industry sponsorship and research outcome and quality: Systematic review. In: BMJ: British Medical Journal, 326(7400), 2003, S. 1167.

fekt finden. Aber sind 1000 mg unrealistisch? Vielleicht wird es dann schwerer, einen Effekt zu finden? Dann sollte man vielleicht die Dosis des eigenen Medikaments erhöhen, um sicherzugehen? Und wann erfrage ich die Symptome, wenn beide Medikamente unterschiedliche zeitliche Entwicklungen ihrer Wirkung haben? Hier gibt es oft kein richtig oder falsch.

Das sind nur einige der Fragen, die von Forschenden beantwortet werden müssen. Es gibt also immense „Freiheitsgrade der Forschung", die selbst bei bestem Wissen und Gewissen zu positiv verfälschten Ergebnissen führen können. Sehr detailreich geht Ben Goldacre in seinem Buch *Bad Pharma* auf all diese Punkte ein und beschreibt die Probleme pharmazeutischer Forschung.[19]

Kleine Studien

Kleinere Studien sind billiger und leichter umzusetzen als große. Doch gerade bei kleinen Studien können kleine, unscheinbare Entscheidungen dafür sorgen, dass falsch-positive Ergebnisse gefunden werden. Wann wird aufgehört, weitere Daten zu sammeln? Welche extremen Beobachtungen muss ich von meiner Analyse ausschließen? Welche Untergruppen muss ich genauer anschauen? Wie groß der Effekt dieser „Freiheitsgrade der Forschung" sein könnte, haben Joseph Simmons und zwei Kollegen in einigen Studien und Simulationen untersucht.[20]

In einem tatsächlich so durchgeführten Experiment wollten sie zeigen, dass durch gängige und nachvollziehbare Entscheidungen selbst die absurdesten Ergebnisse statistisch belegbar werden können. So wurden 20 Studenten rekrutiert, die entweder *When I am 64* von den Beatles oder den Instrumentalsong *Kalima* von Mr. Scruff hörten (der bei der Installation von Windows 7 inkludiert ist). Auf Basis des Geburtsdatums der Väter der Teilnehmer wurde kontrolliert, dass es vor dem Experiment keine Altersunterschiede zwischen den beiden Gruppen gab. Hatten die Teilnehmer ähnlich alte Eltern, dann sollten die

19 Goldacre, B.: Bad Pharma: How drug companies mislead doctors and harm patients, 2012.

20 Simmons, J. P. / Nelson, L. D. / Simonsohn, U.: False-Positive Psychology: Undisclosed Flexibility in Data Collection and Analysis Allows Presenting Anything as Significant, 2011.

Teilnehmer auch ähnlich alt sein. In einem Fake-Fragebögen zu einem anderen Thema mussten sie im Anschluss an den Hörgenuss ihr eigenes Geburtsdatum angeben. Erstaunlicherweise waren die Hörer von *When I am 64* nach dem Experiment im Durchschnitt fast eineinhalb Jahre jünger als die Teilnehmer der Gruppe, die *Kalima* gehört hatte. Man setzte ihr angegebenes Alter ins Verhältnis zu den aus dem Alter der Eltern geschätzten Altersniveau vor dem Experiment. Offensichtlich ist das Ergebnis der Studie falsch und soll illustrieren, wie man selbst völlig unmögliche Ergebnisse mit korrekter Anwendung statistischer Methoden erzielen kann.

Wie häufig solche falsch-positiven Ergebnisse zustande kommen können, berechneten sie mit Hilfe eines Computermodells. Dieses erzeugte zufällige Datensätze von verschiedenen Variablen. Daraufhin wurden statistische Berechnungen unter verschiedenen Rahmenbedingungen simuliert. Völlig nachvollziehbare Entscheidungen in der Datenauswertung waren ausreichend, um in 61% der Erhebungen ein statistisch signifikantes Ergebnis zu finden. Mit nur vier winzigen Eingriffen, die realistischerweise und ohne schlechte Absichten einfach passieren könnten, wird es wahrscheinlicher einen Effekt festzustellen als nichts zu finden, obwohl de facto *gar kein* Zusammenhang bestand.

Das Problem ist nicht, dass Wissenschaftler betrügen und Daten bewusst so manipulieren, dass die Ergebnisse ihren Erwartungen entsprechen (obwohl auch das natürlich vorkommen kann). Das Problem ist, dass Menschen bei bestem Gewissen ihre Handlungen so vor sich rechtfertigen, dass sie es selbst glauben. Die Autoren fassen es selbst so zusammen:

„Unser Ziel als Wissenschaftler ist es nicht, so viele Artikel wie möglich zu veröffentlichen, sondern Wahrheit zu entdecken und zu verbreiten. Viele von uns – und dazu gehören auch die drei Autoren dieses Artikels – verlieren dieses Ziel oft aus den Augen und geben dem Druck nach, alles zu tun, was gerechtfertigt ist, um eine Reihe von Studien zusammenzustellen, die wir veröffentlichen können. Dies ist nicht von einer Absicht zu täuschen getrieben, sondern von der eigennützigen Interpretation von Mehrdeutigkeit, die es uns ermöglicht, uns selbst davon zu überzeugen, dass die Entscheidungen, die das am besten veröffentlichbare Ergebnis hervorgebracht haben, auch die angemessensten gewesen sein müssen.“

Die Folge: Reproduzierbarkeitskrise

Wenn also kleine Studien eher zu positiven Ergebnissen kommen und negative gar nicht veröffentlicht werden, dann ist klar, dass es hier zu Verzerrungen kommt. Doch daraus ergibt sich sogar noch ein weiteres Problem. Wenn eine Studie nun endlich einen positiven Effekt gefunden hat, ist der Anreiz für alle anderen Forschenden natürlich sehr gering, das Experiment zu wiederholen. Wenn sie keinen Zusammenhang finden, haben sie dasselbe Problem, dass solche Ergebnisse nicht gerne publiziert werden. Doch selbst wenn sie dasselbe Ergebnis finden, dann ist auch dies nicht mehr interessant. Denn das wurde ja schon veröffentlicht. Dies führt dazu, dass kleine Experimente nicht wiederholt werden, obwohl der Informationsgehalt dieser einzelnen kleinen Studie ja nicht sehr belastbar ist. Eine Gruppe, die diesen Missstand im Bereich der Psychologie abstellen wollte und begann 100 Experimente zu replizieren, stellte fest, dass nur 39% der wiederholten Studien noch zu einem signifikanten Effekt führten.[21]

Es ist also nicht nur wichtig zu berücksichtigen, welcher Studientyp vorliegt. Auch die Spitze der Evidenzpyramide ist nur ein Puzzlestück. Um das Gesamtbild zu erlangen, müssen Puzzlestücke zusammengeführt werden.

4.1.8 Das Puzzle zusammensetzen: Evidenzsynthese, über der Spitze der Pyramide hinaus

Selbst die Spitze der Evidenzpyramide ist also noch erheblichen Problemen ausgesetzt. Das System schafft Anreize für positive Ergebnisse, die, besonders durch kleine oder von motivierten Finanzgebern gesponserte Studien und die kreative Nutzung der Freiheitsgrade der Forschung leicht produziert werden. Studien mit negativem Ergebnis werden oft nicht veröffentlicht und es besteht auch kein Anreiz zur Replikation von Studien.

Um sich ein Bild zu einem Thema zu machen, steht glücklicherweise die Gesamtheit der wissenschaftlichen Forschung zur Verfügung.

21 Reproducibility Project, o. J.

Doch beim Stöbern durch die Bibliothek des Wissens stolpern wir über altbekannte Fallstricke.

Rosinenpicken: Der Bestätigungsfehler ist wieder da

Wer zum Thema Klimawandel oder Homöopathie Studien sucht, wird von einer Lawine von hunderten von Studien erschlagen. Es ist kein Problem, dutzende Studien zu finden, die keine Belege für einen menschengemachten Klimawandel finden oder alternative Erklärungen liefern. Auf deren Basis kann man stundenlange Videos produzieren und ein unfassbar glaubwürdiges Bild zeichnen. Genauso kann man Belege für die Wirkung von Homöopathie finden.

In den meisten Disziplinen ist es Konvention, von einem Signifikanzniveau von 5 % auszugehen. Das bedeutet: Wenn es eigentlich keinen Effekt gibt, würden wir nur in einem von 20 Fällen (5 %) trotzdem, aus reinem Zufall, ein positives Ergebnis finden.

Nehmen wir an, wir haben eine Tür in ein Paralleluniversum gefunden. Dort ist alles gleich – mit einer Ausnahme: Es gibt Varianten von uns, die gerade nichts Besseres zu tun haben, als Dinge zu erforschen. 100 unserer alternativen Ichs entscheiden sich also, die Körpergröße der Einwohner ihres Wohnortes mit der Größe der Einwohner des Paralleluniversums zu vergleichen. Doch die Einwohner der beiden Städte sind exakte Kopien. Jede Körpergröße ist auf den Zentimeter exakt in allen Paralleluniversen gleich oft vertreten.

Wenn nun aber in 100 Universen jeweils eine Stichprobe von 20 Leuten vermessen wird, dann würden voraussichtlich 95 unserer Forscherkollegen zu dem richtigen Schluss kommen, dass es keine Größenunterschiede gibt. Doch 5 Kollegen würden aus reinem Zufall in der einen Stadt mehr große Menschen und in der anderen Stadt eher kleine Menschen erwischt haben und zu dem Schluss kommen: Die Größen unterscheiden sich. Das bedeutet aber, dass von 100 perfekt durchgeführten Studien trotzdem 5 Studien das falsche, positive Ergebnis zeigen.

Wenn man bei PubMed, der größten Datenbank für medizinische wissenschaftliche Aufsätze, nach Homöopathie suchte, ergab die Suche zum Zeitpunkt meiner Recherche 816 Treffer. Nehmen wir einmal an, es würde sich dabei nur um hochwertige randomisierte-kontrollierte, doppelt verblindete Studien handeln. Dann müssten wir erwarten, dass 776 Studien zeigen, dass es keinen Effekt gibt. Doch 40 Studien (5%) zeigen einen falsch-positiven Effekt! Damit kann man eine ganze Weile Vorträge halten, Videos füllen und den Anschein von Wissenschaftlichkeit erzeugen – vor allem, wenn diese Studien auch noch völlig einwandfrei durchgeführt wurden.

Wer also aktiv nur die positiven Studien sucht (Rosinenpicken), um seine Position zu untermauern, der spielt nicht fair.

Aber was ist mit einem vermeintlich ehrlichen Durcharbeiten? Wie wir wissen, sorgt der Bestätigungsfehler dafür, dass wir unbewusst Studien, die nicht zu unserem Standpunkt passen, weniger stark gewichten und aus verschiedensten Gründen eher ausblenden. Rosinenpicken muss also gar nicht ein aktiver Betrug sein, sondern ist auch völlig unschuldig mit einem Bias bei der Informationsverarbeitung möglich. Einen Spezialfall möchte ich im Folgenden einmal vorstellen.

Citation Bias

Die Sporadische Einschlusskörpermyelitis ist eine chronische, entzündliche Muskelerkrankung. Zu den Symptomen gehören Muskelschwäche und Muskelschwund.

Einschlusskörper sind kleine abgekapselte Bereiche innerhalb von Zellen, die Eiweiße enthalten. Diese entstehen zum Beispiel bei Virusinfektionen. Wenn das Virus die Zelle zwingt, Millionen von Kopien von sich herzustellen, kann man diese Produkte der Zellmaschinerie unter dem Mikroskop in solchen Einschlusskörperchen sehen. Doch auch wenn der Körper viele fehlerhafte Eiweiße herstellt, kann man diese in solchen Kapseln finden. In diesem Falle sind es Müllhalden für Produktionsfehler, die sich in der Zelle ansammeln und irgendwann eben zu Problemen führen. Natürlich ist es eine spannende Frage, was genau sich in diesen Körperchen ansammelt. Denn je nach dem könnte man daraus ja Therapien ableiten oder die Entstehung der Krankheit besser verstehen. Für die Sporadische Einschlusskörpermyelitis wurde in den 1990ern die These untersucht, ob es sich bei dem Zellschrott um das Eiweiß namens Amyloid Beta handeln könnte. (Das spielt u. a. eine wichtige Rolle bei der Alzheimer-Demenz.)

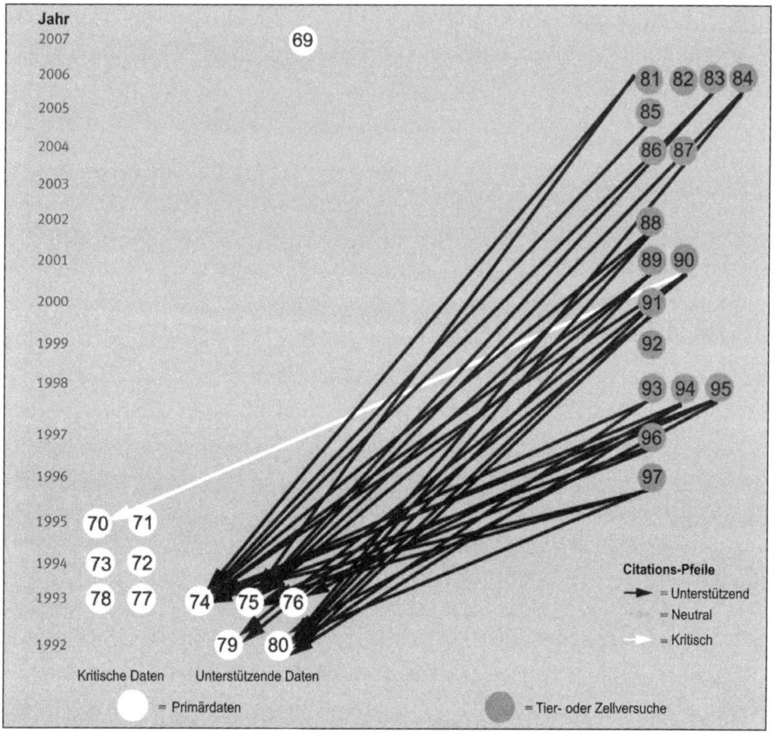

Literaturverweise von Aufsätzen mit Tierversuchen oder Zellstudien auf Aufsätze, die eine Überproduktion von Amyloid Beta als zu Grunde liegendes Rational der Einschlusskörpermyelitis liefern. Nur ein Aufsatz von 32 zitiert Arbeiten, die diesem Zusammenhang widersprechen.

Ein Paper von 2009, dessen Inhalt ich hier vorstellen möchte, zeigte: Es gibt zehn autoritative Paper, die besonders oft zitiert wurden. Davon haben nur vier tatsächlich Daten erhoben, die die These stützen. Die Arbeiten stammten alle aus demselben Labor und hatten methodische Mängel. Die Autoren räumten in anderen Veröffentlichungen selbst ein, dass Amyloid Beta nicht spezifisch für diese Krankheit sei, sondern auch bei vielen anderen Muskelerkrankungen gefunden wurde.[22]

22 Greenberg, S. A. (2009). How citation distortions create unfounded authority: Analysis of a citation network.

Demgegenüber stehen sechs Untersuchungen, die gar keinen Zusammenhang finden. In vier davon, alle aus unabhängigen Laboren, wurde bei 28 von insgesamt 35 Patienten keinerlei Amyloid Beta in den Muskeln gefunden. Bei den restlichen sieben wurden weniger als fünf betroffene Muskelzellen (von mehreren tausend in der Probe) gefunden.

Das und mehr macht es sehr unwahrscheinlich, dass Amyloid Beta eine Ursache für die Krankheit ist. Doch unter den analysierten 214 Zitationen entfielen 94% auf die positiven Untersuchungen, und nur 6% auf die kritischen Ergebnisse.

Auch Studien, die Zellkulturen oder Tierversuche konzipierten, um die Krankheit zu simulieren, bezogen sich fast ausschließlich auf die positiven Ergebnisse. Hier zeigten sich aber natürlich schon die Folgen. Wenn Therapien auf Basis von Modellen entwickelt werden, die gar nichts mit der Krankheit zu tun haben, ist es sehr unwahrscheinlich das diese funktionieren.

So bildet sich eine Blase aus positiven Referenzen die durch die Menge an anderen, die in dieselbe Kerbe schlagen, weiter aufgebläht wird.

Selbst dutzenden von Wissenschaftlern kann es passieren, dass sie unbewusst in die Fußstapfen von anderen Forschern treten und damit eine Illusion befeuern. Das ist nur ein Beispiel, und man kann sich sicher ausmalen, dass zig andere Umstände zu ähnlichen Verzerrungen führen.

Selbst an der absoluten Spitze der Pyramide sehen wir, dass wir einzelnen Studien nicht trauen können und dass selektive Auswahl oder verzerrte Wahrnehmung der gesamten Forschungsliteratur zu Fehleinschätzungen führen kann.

Heißt das also, nachdem wir uns endlich zur Spitze der Evidenzpyramide hochgearbeitet haben, um uns von der Fehlbarkeit subjektiver Wahrnehmung zu emanzipieren, sind wir wieder bei denselben Problemen angelangt? Nur dass unsere subjektive Wahrnehmung nun eben randomisierte Studien ausblendet statt persönliche Erlebnisse?

Nein. Die Verlässlichkeit und geringere Fehleranfälligkeit sind um mehrere Größenordnungen besser als bei subjektiven Einzelerfahrungen. Aber auch: *Ja*. Mit einzelnen Studien kann man fast alles belegen. Vor allem wenn man nicht genau hinschaut, ob die Studien gut durchge-

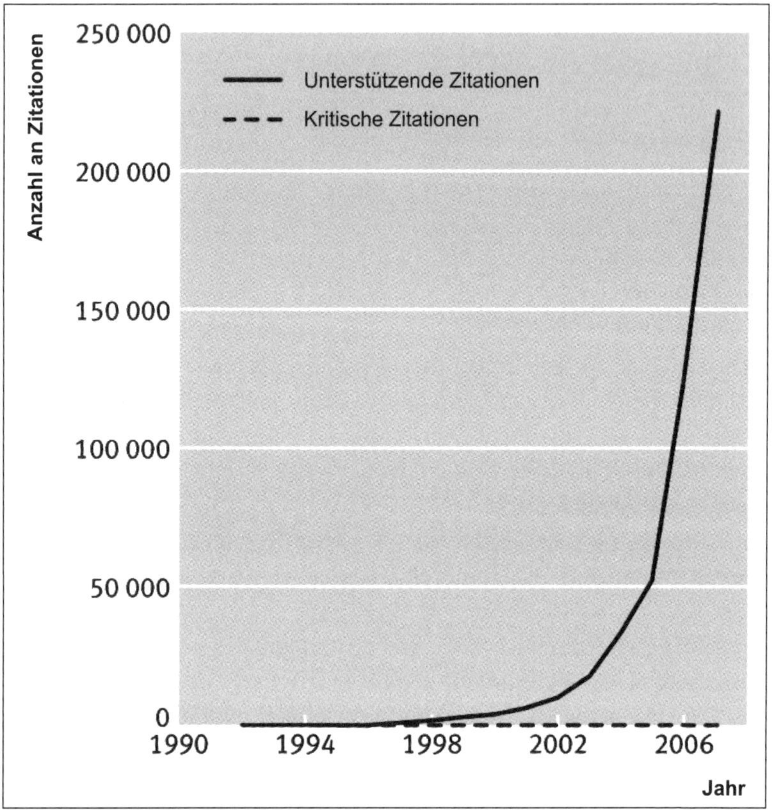

Entwicklung von unterstützenden und kritischen Zitationen im Zeitverlauf.

führt sind (Wurde wirklich randomisiert oder verblindet? Gab es genug Teilnehmer? usw.). Daher gilt der wichtige Satz:

„Eine Studie ist keine Studie".

Erst durch Reproduzierung und den Ausschluss von anderen Erklärungen kann man sich mit dem Ergebnis einer Studie als Annäherung an die Wahrheit abfinden. (Natürlich ist das eine Daumenregel. Eine einzelne sehr große, gut durchgeführte Studie ist sicherlich viel mehr wert als viele kleine Studien. Denn diese haben wahrscheinlich extremere Ergebnisse, wovon nur die positiven veröffentlicht werden.) Ohne weiter ins Detail zu gehen, soll an dieser Stelle nur gezeigt werden: Auch die beste Studie ist allein kein Garant für Wahrheit.

Genauso, wie Methoden die Verzerrungen von Einzelbeobachtungen ausgleichen können, gibt es glücklicherweise Methoden, um Verzerrungen bei der Studienauswertung zu minimieren.

Systematische Übersichtsarbeiten

Wenn wir irgendwelche Schlüsse aus der wissenschaftlichen Forschung ziehen wollen, müssen wir immer die Gesamtheit der Daten im Blick haben. Auf Englisch die sogenannte Balance of Evidence.

Systematische Übersichtsarbeiten tragen die verfügbaren Daten zusammen, um ein Gesamtbild der Evidenz zu erhalten. Systematisch heißt, dass vor der Sichtung der Literatur ein Kriterienkatalog erarbeitet wird, welche Studien nach welchen Kriterien in die Analyse miteingeschlossen werden. Dazu gehört: In welchen Datenbanken wird gesucht? Wann sollen die Studien stattgefunden haben? Gibt es bestimmte Ausschlusskriterien (schlechte Qualität, weil nicht randomisiert oder nicht verblindet oder zu klein)? usw. Dann werden diese Studien von verschiedenen Menschen unabhängig analysiert und bewertet. Durch den vorher festgelegten Katalog an Kriterien und die Tatsache, dass sich verschiedene Forscher einig sein müssen in ihrer Bewertung der Studien, werden die subjektiven Verzerrungen drastisch reduziert.

Wenn diese Studien dann auch noch vergleichbare Endpunkte wie zum Beispiel das Relative Risiko einer exponierten Population im Vergleich zu nicht exponierten, kurz RR errechnet haben, können die Werte all dieser Studien in einem einzigen Wert zusammengerechnet werden. Man berechnet dann das Risiko, so als ob alle Studien Teil einer einzigen, riesigen Studie wären. Diese Zusammenführung nennt sich eine Metanalyse. Die Ergebnisse einer Metanalyse werden üblicherweise in einem sogenannten Forest-Plot dargestellt (Walddiagramm).

Die eingezogenen Studien werden untereinander in der linken Spalte gelistet. Die Ergebnisse der Studie werden als Punkte oder hier kleine schwarze Rauten in der rechten Spalte dargestellt. Da bei besonders breit schwankenden Werten die entsprechenden Ergebnisse der Studie auch mit mehr Unsicherheit belastet sind, geben die Balken an, in welchem Bereich man statistisch recht sicher davon ausgeht, dass sich der

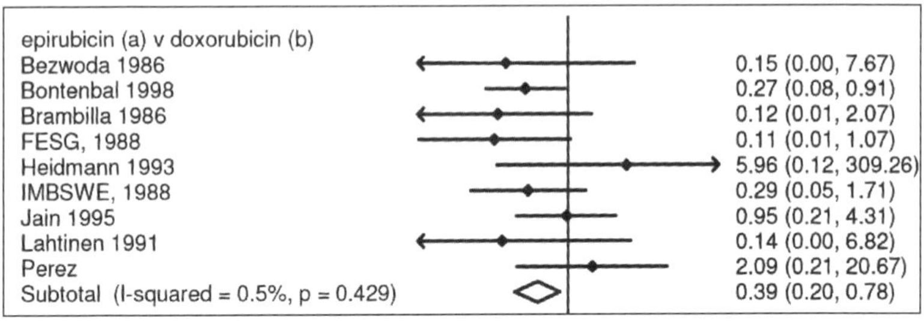

Walddiagramm des Vergleiches der Herzschädlichkeit von Epirubicin vs. Doxorubicin (Smith et al., Cardiotoxicity of anthracycline agents, 2010)

tatsächliche Wert in diesem Bereich befindet. Lange Balken zeigen eine große Schwankung in den Daten und damit große Unsicherheit. Kurze Balken sind ein eindeutigeres Signal. Wenn die Balken also die Nulllinie (senkrecht, und kein Effekt) schneiden, dann ist es wahrscheinlich, dass das Ergebnis der Studie durch Zufall zu Stande kam, obwohl es gar keinen Effekt gibt! Je kürzer und weiter entfernt von der Nulllinie, desto aussagekräftiger das Ergebnis der einzelnen Studie. Die Kombination all dieser Werte und Schwankungen ist eine einzelne Raute am Fuße der Liste. Sie zeigt den durchschnittlichen Effekt an. Je gestauchter die Raute und je größer die Distanz zur Nulllinie, desto sicherer und höher der Gesamteffekt. Eine gestauchte Raute auf der Nulllinie bedeutet relativ sicher: keinen Effekt. Eine lang gestreckte Raute zeigt große Schwankungen in den Daten.

Wenn die Raute die Nulllinie schneidet, gibt es keinen Grund, von einem Effekt auszugehen. Das Beispiel zeigt eine Metastudie, bei der die Nebenwirkungen von zwei Medikamenten auf das Herz verglichen werden.[23] Zwei Studien zeigten tendenziell einen besseren Effekt für das rechte Medikament (Punkte rechts von der senkrechten Nulllinie) Doch der Effekt ist nicht signifikant, denn die Balken schneiden die Nulllinie). Andere zeigten eher eine Präferenz für das linke Medikament, aber mit so großen Schwankungen, dass das Signal auch hier kaum stark war. Erst die Vereinigung von allen Daten zeigt eine wei-

23 Smith, L.A. u.a. (2010): Cardiotoxicity of anthracycline agents for the treatment of cancer: Systematic review and meta-analysis of randomised controlled trials. In: BMC Cancer, 10(1), S. 337.

ße Raute, die klar das linke Medikament präferiert und auch nicht die Nulllinie schneidet. Aus dem Rauschen ist ein klares Signal für das linke Medikament entstanden.

Das Tolle an solchen Metastudien ist nicht nur die größere statistische Verlässlichkeit und die Möglichkeit, alle relevante Forschung gesammelt auszuwerten. Es ermöglicht beispielsweise auch den Einfluss der Studienqualität auf das Gesamtergebnis einzuschätzen. Wenn man beispielsweise die drei Studien in einer Übersicht ausschließt, die nicht verblindet waren und damit das Gesamtergebnis keinen Effekt mehr zeigt, dann erklärt sich der Effekt wahrscheinlich durch die fehlende Verblindung (Placeboeffekt). Wenn alle anderen Studien keinen Zusammenhang finden, aber auch besser durchgeführt wurden, ist das ein starkes Signal, nicht zu sehr auf einen Effekt zu hoffen.

Und es gibt noch einen Vorteil! Durch mathematische Methoden lassen sich Hinweise darauf finden, ob es einen Publikationsbias gibt!

Will ich die Wirkung eines Medikamentes beweisen, will ich tendenziell eher keine Studien mit negativem Ergebnis produzieren. Wenn also Studien zu einem *negativen* Ergebnis kommen (was ja nicht heißen muss, dass das Medikament nicht wirkt), liegt es nahe, diese Studien einfach nicht zu veröffentlichen. Wenn natürlich nur positive Studien veröffentlicht werden, muss ich gar keine Rosinen picken, weil es nur Rosinen gibt. Auch eine Metastudie würde mir einen positiven Effekt bescheinigen, denn sie kann nur mit den Daten arbeiten, die man hineinsteckt.

Da es aber statistisch gesetzt ist, dass Studien sich auch mal widersprechen, hat das einen Vorteil: Ich kann überprüfen, ob die veröffentlichten Studien diesem Gesetz des Zufalls gehorchen oder verdächtige Verzerrungen zeigen. Je kleiner eine Studie, desto mehr schwanken die Ergebnisse um den wahren Wert. Wenn ich wissen will, wie schwierig eine Klausur war und nur eine Person frage, kann ich die Klassenbeste mit der Note 1+ erwischen und zum Schluss kommen: Die Klausur war ein Klacks. Ich kann aber auch jemanden erwischen, der überhaupt nicht gelernt hat, die Klausur leer abgegeben hat und folgern: Die Klausur muss extrem schwer gewesen sein.

Mit einer sehr kleinen Studie kann ich also recht nah am echten Ergebnis liegen, ich kann aber auch in die eine oder andere Richtung völlig daneben liegen. Doch je mehr Leute ich frage, desto eher nähere ich mich in meiner Ableitung dem tatsächlichen Durchschnitt. Ausreißer gleichen sich aus. Dieser Zusammenhang gilt für alle Studien: Je kleiner die Studie, desto größer schwanken die Ergebnisse. Je größer die Studie, desto mehr nähern sich die Ergebnisse dem „echten“ Wert an.

Wenn ich partout niemanden finde, der ein negatives Ergebnis gefunden hat – obwohl vor allem kleinere Studien aus statistischer Notwendigkeit ab und zu negativ sein *müssten* –, dann muss ich davon ausgehen, dass ich eben *nicht* die komplette Evidenz zur Verfügung habe. Und selbst eine Metaanalyse, die ja die absolute Spitze der Evidenzpyramide besetzt, kann ich dann gegebenenfalls *völlig ignorieren.*

Als Leitsatz für systematische Übersichtsarbeiten gilt: *Garbage in, garbage out* (Müll rein-Müll raus) Ich kann die besten Methoden anwenden – wenn die Daten der Studien, die mir zur Verfügung stehen, völliger Murks sind, ist auch die beste Übersichtsarbeit wertlos. Stecke ich nur Müll herein, kommt nur Müll heraus.

Cochrane

Der gebürtige Schotte Archie Cochrane studierte Naturwissenschaften und Medizin. Im Zweiten Weltkrieg wurde er eingezogen und geriet in deutsche Kriegsgefangenschaft. Dort führte er seine, wie er selbst sagte, „erste, schlechteste und erfolgreichste“ Studie durch, um nach Ursachen für schmerzhafte Wassereinlagerungen zu suchen, an denen er und seine Kameraden litten. Sein Drang, sich nicht von Autoritäten und Meinungen, sondern von stichfesten Belegen leiten zu lassen, ließ ihn an vielen gängigen Behandlungsmethoden zweifeln.

Über die damalige, eher erfahrungsbasierte Behandlung der Tuberkulose sagte er: „Ich wusste, es gab keine echten Belege, dass irgendetwas, das wir anboten, irgendeinen Effekt auf die Tuberkulose hatte, und ich befürchtete, das Leben einiger meiner Freunde durch unnötige Interventionen zu verkürzen.“

Er wollte Menschen bestmöglich helfen und ihnen nicht aus Glauben an eine falsche Methode womöglich schaden. In seinem Bestreben, die Medizin wissenschaftlich auszurichten, setzte er sich für den

Einsatz von randomisierten, kontrollierten Studien ein und gilt unter anderem deswegen als einer der Väter der evidenzbasierten Medizin.

Ihm zu Ehren wurde auch die Cochrane Collaboration gegründet. Das Logo der Organisation ist der stilisierte Forest Plot einer Metastudie von Patricia Crowley aus dem Jahr 1990 (eingerahmt in zwei Cs für Cochrane Collaboration). Die Studie untersuchte die Gabe von Kortikosteroiden (Kortisol) kurz vor der Geburt auf die Überlebenswahrscheinlichkeit von Frühgeborenen und fand eine 30- bis 50%ige Verbesserung. (Das Medikament beschleunigt die Lungenentwicklung und erhöht damit die Überlebenschancen, wenn klar ist, dass das Kind früher geholt werden muss.) Doch die Studien, die sie auswertete, waren zu diesem Zeitpunkt teilweise schon bis zu 17 Jahre alt. Es hätten also hunderte von Frühchen gerettet werden können, wenn eine solche Analyse früher durchgeführt worden wäre.

Die Cochrane Collaboration sammelt in ihrer Bibliothek randomisierte und kontrollierte Studien. Die gemeinnützige Stiftung setzt sich für evidenzbasierte Medizin ein und führt selbst systematische Übersichtsarbeiten durch. Übersichtsarbeiten, die nach den Vorschlägen von Cochrane durchgeführt werden, gelten als der Goldstandard. Denn bei der Durchführung solcher Übersichtsarbeiten kann bewusst oder unbewusst viel Schindluder betrieben werden. Nur der Einsatz strikt systematischer Methoden und möglichst unabhängiger Analysten gewährleistet vertrauenswürdige Ergebnisse.

In den letzten Jahren hat die Zahl an veröffentlichten Metastudien extrem zugenommen. Doch deren Qualität ist oft schlecht, und selbst wer sich auf Übersichtsarbeiten stützt – also die Kirsche auf der

Sahne der Evidenzpyramide – ist womöglich immer noch fehlgeleitet. Die Quellen für Enttäuschung gehen nicht aus.

Doch das Cochrane-Logo ist ein Qualitätsmerkmal und schafft Orientierung für Laien. Zu jeder Cochrane-Studie gehört außerdem eine Zusammenfassung der Ergebnisse, die für Patienten und Interessierte geschrieben ist und in vielen Sprachen verfügbar ist – also ohne Fachchinesisch für alle nachzulesen. Kostenlos.

Evidenz und Werte: Politik und Leitlinien

Nachdem wir sogar über die Spitze der Evidenzpyramide hinausgeschossen sind, haben wir uns immer noch nur mit der Beschreibung der Welt beschäftigt. Wissenschaft kann herausfinden, ob oder wie stark ein Medikament helfen kann. Sie kann auch herausfinden, was, wie häufig und wie stark die Nebenwirkungen sind. Doch sie kann nicht herausfinden, ob die erwarteten Nebenwirkungen den erwarteten Nutzen rechtfertigen! Was, wenn es Alternativen gibt, mit anderen Wirkungserwartungen und anderen Nebenwirkungen? Sind leichte Kopfschmerzen eine Risikosenkung des Schlaganfalls von 11 % wert? Was ist mit starken Kopfschmerzen in unregelmäßigen Abständen, aber 17 % weniger Risiko? Die Bewertungen von Nutzen und Risiko sind keine objektiven Werte, die durch Wissenschaft „entdeckt" werden können. Sie basieren auf individuellen Werten, Präferenzen, Kultur, Glauben und Ängsten – kurz: auf all dem Irrationalen, das uns bei dem Erkennen der Wahrheit im Weg steht, aber doch maßgeblich für all unsere Entscheidungen im Leben ist!

Solche Abwägungen auf gesellschaftlicher Ebene zu treffen, ist die Aufgabe von Politik. Ich glaube, es wird zu wenig reflektiert, dass es unterschiedlich Zuständigkeiten für die Frage „Wie *ist* etwas?" (die Wissenschaft) und die Frage „Und was machen wir jetzt damit?" (die Politik) gibt. Die Tatsache, dass beides in einen Topf geworfen wird, hat vielleicht einiges zur verschärften Wissenschaftsfeindlichkeit während der Coronapandemie beigetragen. Politische Entscheidungen, die mehr oder weniger auf Basis von vorläufigen wissenschaftlichen Ergebnissen erfolgen, wurden als direktes Produkt der Wissenschaft gesehen. Dass die Perspektive von professionellen Wissenschaftlern in Talkshows nicht die Perspektive *der* Wissenschaft, sondern die politische Meinung *eines Bürgers* darstellt, ist, glaube ich, nicht immer klar gewesen.

Während diese wertbasierten Urteile in Gesundheitsfragen auf politischer Ebene getroffen werden müssen, fällt diese Entscheidung im Einzelfall dem Arzt bzw. in letzter Instanz dem Patienten zu. Was zumutbare Nebenwirkungen sind, muss im Endeffekt der betroffene Patient entscheiden. Aber damit nicht jeder Patient Medizin studieren, alle Studien zum Thema lesen und sich dann mit seinem Arzt auseinandersetzen muss, um überhaupt zu wissen, was passieren kann, wie wahrscheinlich das ist und welche Alternativen existieren, gibt es das wunderbare Instrument der medizinischen Leitlinien. Bei deren Erstellung sitzen beispielsweise Betroffene einer Krankheit, Krankenpfleger, Ärzte, Ernährungsberater, Pharmakologen und Forscher zusammen, um ihre gemeinsame Einschätzung von Therapien, deren Evidenz und Kosten-Nutzen-Verhältnis zu diskutieren und als Grundlage zur Verfügung zu stellen. Das *Institute of Medicine* beschreibt es so:

> „Leitlinien sind systematisch entwickelte Aussagen, die den gegenwärtigen Erkenntnisstand wiedergeben, um die Entscheidungsfindung von Ärztinnen sowie Angehörigen weiterer Gesundheitsberufe und Patient*innen / Bürger*innen für eine angemessene Versorgung bei spezifischen Gesundheitsproblemen zu unterstützen. Sie sollten auf einer systematischen Sichtung und Bewertung der Evidenz und einer Abwägung von Nutzen und Schaden alternativer Vorgehensweisen basieren." (Institute of Medicine (US) Committee on Standards for Developing Trustworthy Clinical Practice Guidelines, 2011)

Es gibt verschiedene „Geschmacksrichtungen" von medizinischen Leitlinien. Einige beschäftigen sich mit der Behandlung von Krankheiten oder der Versorgung von Verletzungen. Andere konzentrieren sich darauf, dass eine Krankheit, zum Beispiel Diabetes, sich nicht weiter verschlechtert oder dass kein weiterer Herzinfarkt passiert (Sekundärprävention). Und dann gibt es solche, die darauf zielen, die Entstehung oder den Ausbruch einer Krankheit direkt zu verhindern. Wir konzentrieren uns im Folgenden auf solche primärpräventiven Leitlinien – also solche, die auf Basis systematischer Auswertung der wissenschaftlichen Evidenz und unter Beteiligung verschiedenster Fachgruppen und Patienten Empfehlungen formulieren, um das Auftreten vor allem von Zivilisationskrankheiten wie Diabetes, Adipositas, koronarer Herz-

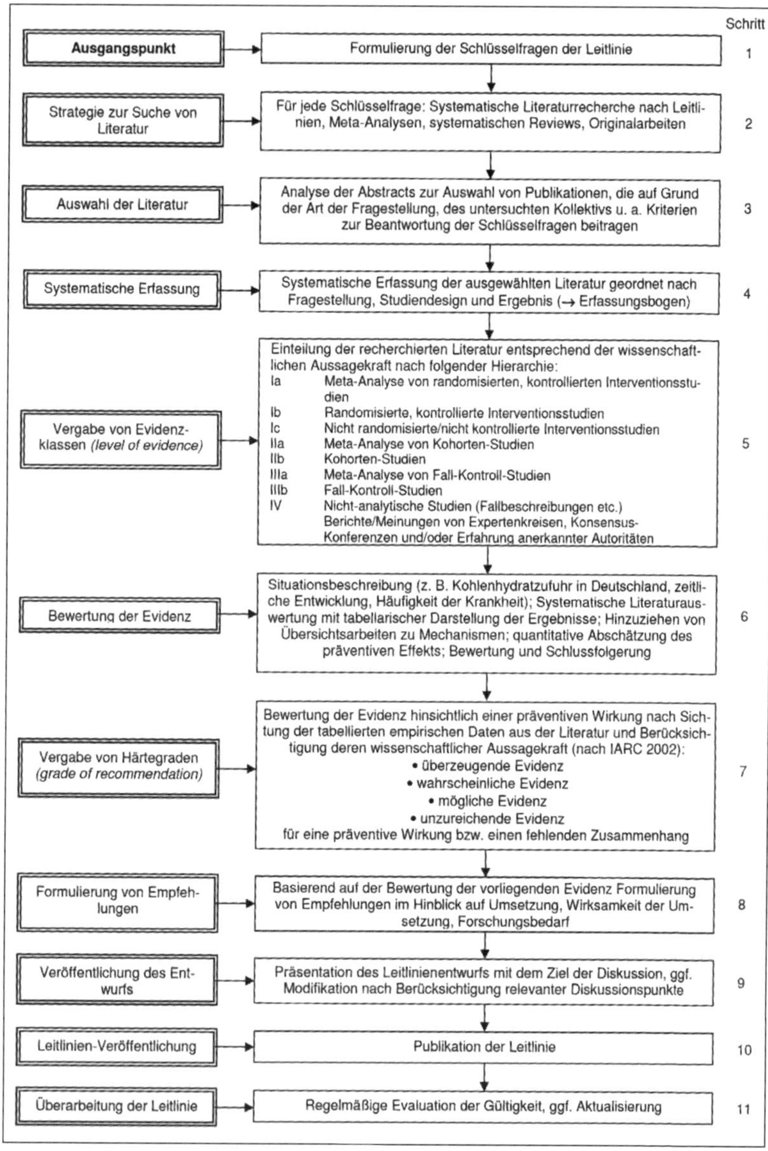

Schematische Darstellung der methodischen Vorgehensweise zur Erstellung einer DGE-Leitlinie (beide Übersichten Hauner, Hans et al.: Evidence-Based Guideline of the German Nutrition Society, 2012).

Evidenz-klasse	Art der Studie / Veröffentlichung	Härtegrad der Aussage
Ia Ib Ic	Meta-Analyse von *randomisierten, kontrollierten Interventionsstudien* Randomisierte, kontrollierte Interventionsstudien Nicht randomisierte/nicht kontrollierte Interventionsstudien (wenn gut angelegt)	überzeugende* / wahrscheinliche** / mögliche*** Evidenz
IIa IIb	Meta-Analyse von *Kohortenstudien* Kohortenstudien	überzeugende* / wahrscheinliche** / mögliche*** unzureichende**** Evidenz
IIIa IIIb	Meta-Analyse von *Fall-Kontroll-Studien* Fall-Kontroll-Studien	wahrscheinliche** / mögliche*** unzureichende**** Evidenz
IV	*Nicht-analytische Studien* (Querschnittsstudien, Fallbeschreibungen etc.) *Berichte/Meinungen* von Expertenkreisen bzw. Konsensus-Konferenzen, in denen keine Härtegrade ausgesprochen werden und/oder *Erfahrung anerkannter Autoritäten*	mögliche*** unzureichende**** Evidenz

Einordnung und Bewertung der vorliegenden Evidenz nach Härtegraden bei der vorliegenden DGE-Leitlinie zur Prävention chronischer Krankheiten.

krankheit, Bluthochdruck usw. zu verhindern. Denn hier spielt Ernährung (zusammen mit Bewegung) eine Schlüsselrolle.

Der schematische Ablauf einer solchen Leitlinienerstellung ist im Folgenden abgebildet. Selbst wenn wir wissen, welche Arten von Studien verlässlicher sind, erfordert das tatsächliche Einschätzen von einzelnen Studien, deren statistischen Methoden, der gemessenen Werte usw. fundiertes Fachwissen. Doch wenn auf Basis der hier dargestellten Kriterien und vielem mehr in einem strukturierten Austausch eine Einschätzung der Evidenz stattfindet, steht am Ende eine für jeden verständliche Einschätzung.

In diesem Beispiel werden Härtegrade auf Basis eines Standards der Internationalen Krebsforschungsagentur verwendet, *um Evidenz zu bestimmten Fragestellungen als überzeugend, wahrscheinlich, möglich oder unzureichend einzuordnen*. Mit den daraus abgeleiteten und begründeten Empfehlungen hat man eine wunderbare Referenz.

Ich würde jedem empfehlen, wenn er oder sie oder jemand Bekanntes eine Diagnose bekommt, nach einer entsprechenden Leitlinie zu suchen. Wenn der Therapievorschlag des Arztes der aktuellen Leitlinie entspricht, ist das schon mal ein positiver Hinweis. Wenn die Behandlung nicht übereinstimmt, muss das nicht negativ sein. Leitlinien sind als Handlungs- und Entscheidungskorridore zu verstehen, von denen in begründeten Fällen abgewichen werden kann oder sogar muss. Die Anwendbarkeit einer Leitlinie oder einzelner Leitlinienempfehlungen muss in der individuellen Situation geprüft werden – nach dem Prinzip der Indikationsstellung, Beratung, Präferenzermittlung und partizipativen Entscheidungsfindung.

Die Nachfrage, warum in diesem Fall von der Leitlinie abgewichen wurde, kann dazu führen, dass Entscheidungen besser nachvollziehbar werden. Wenn die Leitlinie unbekannt ist oder Nachfragen abgewiegelt werden, kann man eine Zweitmeinung einholen.

Doch für Leitlinien gilt zum einen wie für systematische Übersichtsarbeiten auch: Garbage in, garbage out. Wenn keine belastbaren Studien zur Verfügung stehen, können daraus keine belastbaren Schlüsse gezogen werden.

Leitlinien sind nicht gleich Leitlinien. Bei sogenannten S1- oder S2k-Leitlinien handelt es sich mehr oder weniger nur um eine Gruppe von Experten, die auf Basis ihrer klinischen Erfahrung eine gemeinsame Position finden. Fachlich sind diese Gremien vielleicht geeigneter für solche Erwägungen als Tante Erna, aber ohne objektive wissenschaftliche Daten unterliegt auch – oder vielleicht besonders – die Gruppe um Prof. Dr. Dr. Gottinweis *belief-bias*, *my-side-bias* oder *confirmation bias*. Erst ab Ebene S2e findet eine strukturierte Literaturrecherche, also eine wissenschaftliche Fundierung, statt.

Auf Stufe S3 wird basierend auf der bewerteten Literatur dann zusätzlich die Entscheidung auf strukturierte Art getroffen, was auch wieder Verzerrungen verhindern soll. Wenn beispielsweise ein weltweit anerkannter Spezialist und Nobelpreisträger eine Meinung hat, beeinflusst das natürlich andere Mitglieder einer solchen Kommission. Doch es gibt haufenweise Beispiele, in denen selbst Nobelpreisträger himmelschreienden Unsinn von sich geben. *„Die Wissenschaft“* ist eben eine Methode und nicht die Summe der Menschen mit Laborkitteln. Durch geheime oder anonyme Abstimmungen oder ähnliche Systeme kann

S3	**Evidenz- und Konsensusbasierte Leitlinie**	Repräsentatives Gremium, Systematische Recherche, Auswahl, Bewertung der Literatur, Strukturierte Konsensfindung
S2e	**Evidenzbasierte Leitlinie**	Systematische Recherche, Auswahl, Bewertung der Literatur
S2k	**Konsensusbasierte Leitlinie**	Repräsentatives Gremium, Strukturierte Konsensfindung
S1	**Handlungsempfehlungen von Expertengruppen**	Konsensfindung in einem informellen Verfahren

SYSTEMATIK

Klassifikation von Leitlinien des Arbeitskreises wissenschaftlicher medizinischer Fachgesellschaften (https://www.awmf.org/regelwerk/stufenklassifikation-nach-systematik).

man aber versuchen, den Einfluss von Einzelnen zu verringern. Selbst in der Auswertung der besten Studien muss man sich immer noch bemühen, den unbewussten Einfluss von fehlangepassten Denk- und Entscheidungsmustern unseres Gehirns zu minimieren.

4.1.9 Was ist die Rolle von Mechanismen?

in vitro

Die oben besprochene Evidenzpyramide kann die Basis für Gesundheitsentscheidungen sein. Wie das Kapitel versprochen hat, sind das eben die Grundlagen, auf deren Basis wir Entscheidungen treffen sollten. Doch wie hoffentlich deutlich geworden ist, ist das alles kein leichtes Unterfangen. Jede Stufe kann nur einen Teil beitragen, und selbst auf der höchsten Stufe der Metastudie sollte man noch sehr vorsichtig mit Schlüssen sein. *Die unterste Stufe der Fallstudien ist entsprechend so unverlässlich, dass sie froh sein darf, überhaupt Teil der Pyramide zu sein.* Doch sie alle können Ärzten oder qualifizierten Gesundheitsfachkräften eine Orientierung sein, um Entscheidungen zu treffen.

Manche sehen aber selbst unter dieser Stufe noch Tierversuche und Versuche im Reagenzglas. Ich bespreche sie bewusst erst jetzt, um deutlich zu machen, dass sie keinerlei Grundlage für Gesundheitsentscheidungen wie die Elemente der Evidenzpyramide sein können. Man könnte sagen, ihre „Zielgruppe“ sind Wissenschaftler, die die komplizierten Limitationen der Experimente und Modelle einschätzen können und die oft nur sehr schwach belastbare Hinweise liefern.

Oft wird zur Verteidigung von schwurbeligen Praktiken das Argument vorgebracht, dass die Forschung einfach noch nicht so weit sei, den Effekt der Behandlung erklären zu können. In der Zukunft werde der Mechanismus, wie das, was der Guru, die Vorfahren, Jesus oder sonst wer offenbart hat, dann schon noch erklärt werden. Dieses Argument kommt mit an Sicherheit grenzender Wahrscheinlichkeit von Leuten, die den wissenschaftlichen Beleg nicht nur niemals gesucht haben, sondern die einen wissenschaftlichen Beleg nicht von einem Wurstbrot unterscheiden könnten. Denn wie wir glücklicherweise feststellen dürfen: Wir müssen überhaupt gar nicht wissen, *wie* etwas funktioniert, um zu untersuchen, *ob* es funktioniert.

Ich bin ein völlig unbeschriebenes Blatt, was die Funktionen eines Autos angeht. Ich habe keinen Hauch eines Schimmers, was dem guten Teil fehlen könnte, wenn Rauch aus der Motorhaube quillt. Aber selbst in Anbetracht meiner bemerkenswerten Ahnungslosigkeit darüber, *was* unter der Haube passiert, kann ich doch mit ebenso bemerkenswerter Überzeugung ein Urteil zur Frage fällen, *ob* es funktioniert. Wenn ich den Schlüssel umdrehe, einen Gang einlege und das Gaspedal trete, stellt sich wie von Zauberhand genau einer von zwei Zuständen ein: fährt oder fährt nicht. So verhält es sich auch mit Medizin. Die soll nur nicht fahren, sondern wirken. Aber für die Beurteilung, ob sie wirkt, ist völlig egal, ob jemand weiß wie oder warum.

Bei einigen Medikamenten ist es tatsächlich der Fall, dass der Wirkmechanismus gar nicht oder nur teilweise bekannt ist. Gerade bei Krebsmedikamenten oder Antidepressiva ist oft völlig unklar, warum sie funktionieren. Der Effekt wurde vielleicht aus Zufall entdeckt, in Menschen repliziert und als sicher befunden.

Um aber nicht auf Zufallsfunde angewiesen zu sein und unseren Körper besser zu verstehen, ist es natürlich schon nützlich zu wissen, *wie* das denn alles ineinandergreift und funktioniert. Einer der einfachsten und ersten Schritte ist es, Beobachtungen in Petrischale, Reagenzglas oder anderen Glas-, bzw. Kunststoff-Apparaturen anzustellen. Deswegen nennen sich solche Untersuchungen *in vitro*, übersetzt: im Glas.

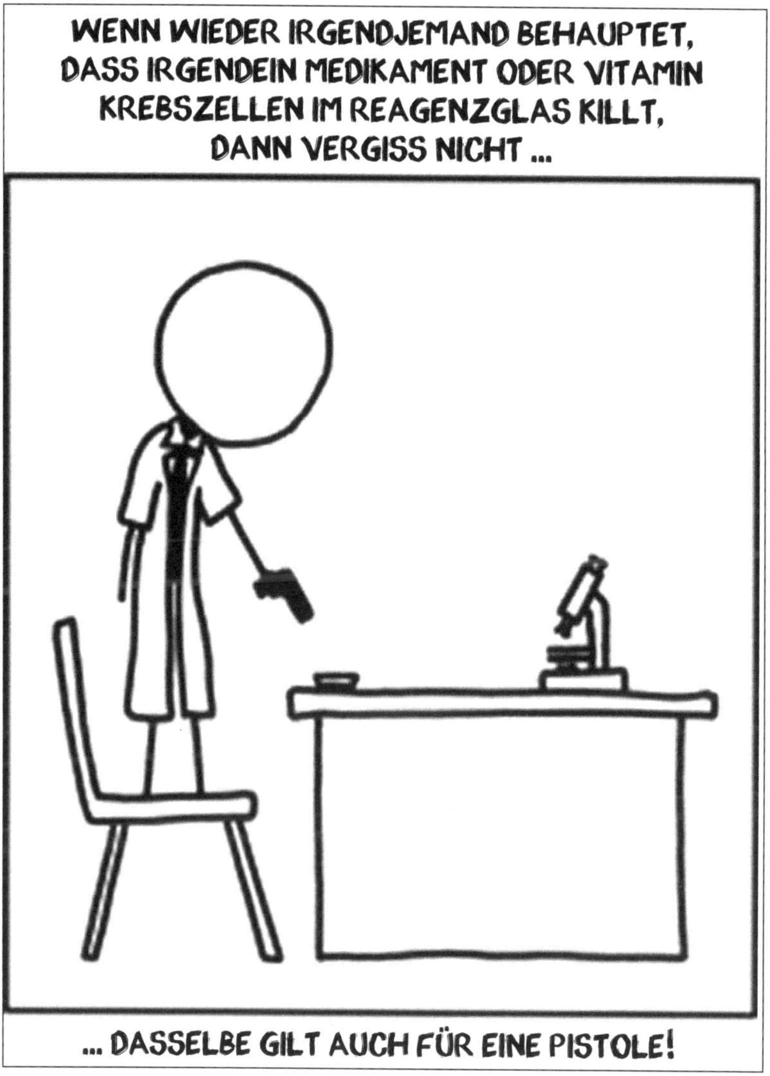

Randall Munroe (xkcd.com)

Ich kann also beispielsweise ein gewisses Gewebe (Nervenzellen, Leberzellen oder Muskelzellen) in eine Lösung mit verschiedenen Zuckerkonzentrationen versetzen und schauen, was passiert. Wie schnell wird der Zucker verbraucht, welche Stoffwechselprodukte entstehen usw.

Als anderes Beispiel kann ich mir eine bestimmte Krebsart in der Petrischale halten und schauen, mit welchem Stoff ich dieser am besten den Garaus machen kann. Doch hier zeigt sich auch schon die große Limitation. Wir haben ja keine Angst vor Krebszellen in Reagenzgläsern, sondern vor Krebszellen im Körper. Nur weil Benzin Krebszellen in einer Plastikschale zum Platzen bringt, würde niemand auf die Idee kommen, dieses zu injizieren. Es gibt wenig, was Krebszellen im Reagenzglas *nicht* umbringt. Selbst ganz normales, sauberes Leitungswasser würde Krebszellen in kürzester Zeit zum Platzen bringen. Die Chancen, eine Wasserinjektion zu überleben, stehen ausgesprochen gut! Offensichtlich ist aber auch das keine vielversprechende Therapie.

Wenn also irgendein Artikel reißerisch die Aussage aufbauscht, dass irgendetwas im Reagenzglas Krebszellen abtötet, dann sollte man sich vor Augen führen, dass derselbe Effekt auch mit einem Feuerzeug zu erreichen wäre. Es gibt quasi keine Übertragbarkeit auf den Menschen! *In vitro-Studien* sind interessant für Wissenschaftler, die die Mechanismen, die untersucht werden, verstehen wollen, um darauf aufbauend unzählige andere Experimente zu machen. Als Basis für Gesundheitsentscheidungen sind sie völlig nutzlos!

Ähnlich nutzlos für Gesundheitsentscheidungen, aber deutlich komplizierter sind Tierversuche. Hier kommen alle verschiedenen Zelltypen zusammen, es gibt Atmung, Blutkreislauf, Verdauung, Ausscheidung, Bewegung. Wie reagiert eine Leberzelle nun auf Zucker? Der Zucker muss vielleicht erst aus der Nahrung gelöst werden, dann aufgenommen werden und erreicht schließlich die Leber. Aber auch Muskelzellen möchten ihren Teil, ebenso das Gehirn, und deren Bedarf richtet sich danach, ob sie benutzt werden usw. Die Myriaden an komplexen Interaktionen machen erstmal gnadenlos Kleinholz aus vielen der Erwartungen aus dem Reagenzglas. Im Tierversuch werden Zellen nun in einem komplexen System betrachtet, doch sind weder die Zellen noch das System menschlich, und Tierzellen reagieren anders als Menschenzellen (nur ein isoliertes Teil analog zu *in vitro*). Eine neue Tragflächenbeschichtung nicht an einem Flugzeug, sondern nur an winzigen Metallplatten auszuprobieren wird nur wenig Rückschlüsse auf die Flugeigenschaften erlauben. Die Farbe an einem Fahrrad zu testen, also einem komplexen System (analog zum Tierversuch), wird aber auch nicht alle Fragen beantworten können, auch wenn ein Fahrrad näher an einem Flugzeug ist als eine Metallplatte.

in vivo

> „Experimente sollten am menschlichen Körper durchgeführt werden. Wenn das Experiment an den Körpern [anderer Tiere] durchgeführt wird, ist es möglich, dass es aus zwei Gründen fehlschlägt: Die Medizin könnte im Vergleich zum menschlichen Körper heiß sein und im Vergleich zum Körper eines Löwen oder eines Pferdes kalt sein... Der zweite Grund ist, dass die Beschaffenheit der Medizin bedeuten könnte, dass sie den menschlichen Körper anders beeinflusst als den tierischen Körper..."
>
> *Ibn Sina, Anfang des 11. Jahrhunderts*

Das berüchtigterweise berühmte Mittel gegen Übelkeit und Schlafprobleme Contergan enthielt den Wirkstoff Thalidomit. Für neuseeländische Kaninchen ist der Stoff ungefährlich. Für Sprague-Dawley-Ratten und Menschen stellte sich aber heraus: In der Schwangerschaft schadet er dem ungeborenen Kind ganz enorm.[24]

Paracetamol ist für Menschen gut verträglich, für Katzen aber giftig. Schafe brauchen keine Angst vor Arsen zu haben, aber Hunde können an Schokolade sterben. Offensichtlich ist: Was für die eine Spezies giftig ist, ist nicht notwendigerweise auch für die nächste giftig. Selbst was der Maus hilft, kann die Ratte umbringen – oder umgekehrt.

Der Unterschied zwischen Menschen und Mäusen oder Ratten ist deutlich größer als zwischen Ratten und Mäusen. Trotzdem ist es für Medikamente verpflichtend, Tierversuche durchzuführen, bevor sie an Menschen getestet werden. Dazu kommt: „Wer Tierversuche macht,

24 Lepper, E.R. u.a. (2006): Thalidomide metabolism and hydrolysis: Mechanisms and implications. In: Current Drug Metabolism, 7(6), S. 677-685.

bekommt leichter Fördergeld und kann eher in wichtigen Fachzeitschriften veröffentlichen, die Ergebnisse fordern, die in Tierversuchen getestet wurden. Diese Zwänge verhindern, dass Alternativen ausreichend entwickelt und eingesetzt werden. Aber das muss man energisch tun, um effizient für die Medizin zu forschen und das Tierwohl zu verbessern", sagt dazu der Dekan der Charité in Berlin, dem international bekannten Krankenhaus, Axel-Radlach Pries.

Der Anteil der potenziellen Medikamente, die nach erfolgreichen Tierversuchen in die Testung an Menschen gehen und dann tatsächlich zu einem zugelassenen Medikament führen, liegt im Durchschnitt bei 7,9 %.[25] Während die Zahlen für die Interventionen im Stoffwechselbereich immerhin noch bei 15,5 % liegen, werden nur 5,3 % der Krebsmedikamente, die in Tierversuchen erfolgreich waren, später zugelassen.

Das sind Durchfallquoten, die ich in der schlimmsten Matheklausur nicht gesehen habe – und selbst diese haben schon kalte Schauer ausgelöst. Völlig unabhängig von ethischen Fragen wenden sich aufgrund der kaum vorhandenen Übertragbarkeit mittlerweile viele Forscher von Tierversuchen ab und bewerben Alternativen oder deren Weiterentwicklung. So sagt beispielsweise Stefan Hippenstiel, der Sprecher der Abteilung der Charité in Berlin, die für den Ersatz, die Reduktion und die Verfeinerung von Tierversuchen zuständig ist: „Für mich persönlich ist die Sache klar: Ich würde nie zögern, wenn ich den Eindruck hätte, mit einem Maus-Experiment könnte ich hier etwas bewirken. Aber den Eindruck habe ich nicht mehr."[26] Computersimulationen oder kleine Multiorgansysteme aus menschlichen Zellen, die kleine Organe in einem Kreislauf simulieren, zeigen dagegen beeindruckende Ergebnisse.

Zu der fehlenden Übertragbarkeit kommt leider die Tatsache, dass viele Tierversuche einfach schlecht gemacht sind. In einer systematischen Übersichtsarbeit von 29 Tierstudien zu dem Medikament Tacrolismus beispielsweise hatte nur eine Studie verblindete Untersucher für die Intervention, und nur zwei Studien verblindeten die Beobachter während der Ergebniserhebung. Keine der 29 Studien erfüllte alle zehn

25 Biotechnology Innovation Organization u.a. (2021): Clinical Development Sucess Rates and Contributing Factors 2011-2020.

26 Wagner, Lorenz. „Leben lassen". In: SZ Magazin, 10. Januar 2019. https://sz-magazin.sueddeutsche.de/gesundheit/leben-lassen-86606.

von den Gutachtern angewandten Qualitätskriterien (eine Studie erfüllte kein einziges Kriterium; die höchste erreichte Punktzahl war 7).[27]

Zusammengefasst: Zur Erforschung von Grundlagen der Biologie gibt es teilweise keine Alternativen zu Tierversuchen. Es werden aber absichtlich genetisch identische, speziell designte Mäuse benutzt, um Störfaktoren auszuschließen. Zusammen mit ebenso manipulierten, teilweise unsterblichen Zelllinien sind in vitro- und in vivo-Methoden oft alternativlos, um unser Grundverständnis des Wunders des Lebens zu erweitern. Doch die untersuchten Mechanismen sind meist so basal und in viel komplexere Regelkreise eingebunden, dass sie sich eben nicht übertragen lassen. Grundlagenforschung und die Aufklärung von Mechanismen sind wichtig! Nur wenn wir die Welt besser verstehen, können wir bessere Fragen stellen und uns der Wahrheit nähern.

All diese kleinen Indizien sind wie Puzzlestücke. Nur, dass sie eben nicht nur an eine Stelle passen, das Motiv sehr verwaschen ist, wir keine Ahnung haben, wie viele Puzzlestücke es gibt und wie viele wir haben – und einige der Puzzlestücke stammen von völlig anderen Puzzles!

Wissenschaftler sitzen nun in ihren Laboren und versuchen in mühsamer Kleinarbeit irgendwie Ordnung in dieses Wirrwarr zu bekommen.

Wer also auf Instagram behauptet, Curcuma hilft gegen Krebs, weil ein in Curry marinierter Mäusetumor in einem Glasröhrchen abgestorben ist, geht quasi in den Puzzleraum der Wissenschaft, wo sich gerade gestritten wird, ob das Puzzle eine Kuh oder vielleicht einen Elch darstellen könnte, schnappt sich ein einzelnes Puzzlestück aus dem Haufen und verkündet mit völlig unbegründeter Überzeugung etwas wie: Das ist blau, also ist das Puzzle ganz klar ein Rhododendron im Abendlicht auf einem italienischen Balkon über einem 25-Meter-Swimmingpool und einem Drei-Gänge-Menü mit Rotwein auf dem Tisch. Auf TikTok scheint die Überzeugung vertrauenserweckend. Nur wer eine Idee hat, wie es im Puzzleraum hergeht und wie kompliziert die Arbeit ist, kann das richtig einordnen und weiß wie bodenlos absurd die Behauptung ist. Leider gibt es keine Dislikes …

27 Systematic review and metaanalysis of the efficacy of FK506 in experimental stroke – PubMed, o. J.

4.1.10 Essenz der Wissenschaft

Die Basis von Wissenschaftlichkeit (zumindest seit Popper) ist die Frage nach der richtigen Frage. Eine Frage ist dann wissenschaftlich, wenn man die Antwort darauf falsifizieren, also widerlegen kann. Und genau das ist das Ziel. Wenn es keine Möglichkeit gibt, die Frage zu beantworten, dann ist es keine wissenschaftliche, sondern ausschließlich eine Glaubensfrage.

Wenn die Frage beantwortet werden kann, bietet die Wissenschaft zwei Werkzeuge, um sich über Iterationen von Hypothesen, von denen viele widerlegt werden (also falsch waren), an die Wahrheit heranzutasten: Methode und Kontrolle.

Methode

Es gibt zwei Oberkategorien von Methoden, um sich über den begrenzten persönlichen Erfahrungshorizont zu erheben: Beobachtungs- und Interventionsstudien. Nehmen wir als Beispiel die Frage, ob es stimmt, dass Spinat stark macht?

Wenn ich zufällig Daten habe, wie viel Spinat Leute essen, wie viel sie trainieren und wie stark sie sind, kann ich daraus recht kostengünstig Schlüsse ziehen. Oder ich führe ein Experiment durch, gebe Menschen Spinat und schaue, ob sie stärker werden.

Interventionsstudien sind zwar verlässlicher, doch auch sehr teuer und manchmal nicht durchführbar. Beide Methoden haben also eine Daseinsberechtigung. Doch: Gute Befragungen durchzuführen, gute Experimente zu designen und die Daten sinnvoll auszuwerten, birgt dutzende Fallstricke. Die Wissenschaft entwickelt sich stetig weiter, um diese Methodiken so zu verbessern, dass Fehler möglichst vermieden werden. Einige der Meilensteine dieser Entwicklung wurden in den letzten Kapiteln beschrieben. Doch natürlich kann man noch viel mehr Fehler machen. Ob eine Methode korrekt nach dem Standard benutzt wurde, der sich vielleicht über Jahrzehnte entwickelt hat, ist für Laien nicht zu beurteilen. Hier kommt die zweite sehr wichtige Rolle der Wissenschaft zum Tragen:

Kontrolle

Wenn Studien in wissenschaftlichen Papern veröffentlicht werden, durchlaufen sie das sogenannte Peer-Review. Das bedeutet, dass unabhängige Forscherinnen, die ein gutes Verständnis der Materie und der Methoden haben, die Einreichungen kritisieren und kontrollieren. Eine Aufgabe, die im Detail eben nur von Fachkundigen verrichtet werden kann. Wenn eine Medikamentenstudie nicht kontrolliert oder verblindet ist, reicht die eigene Expertise beim Lesen vielleicht aus, um das als Pseudowissenschaft zu entlarven. Das gilt leider für viele, viele Studien.

Doch auch die seriösesten Wissenschaftler sind Menschen und brauchen Kontrollen, um nicht ihrem eigenen, unwissenschaftlichen Unbewussten zu unterliegen. Wer an einem Krebsheilmittel forscht, will natürlich Erfolge sehen. In den Daten sehen sie vielleicht voller Überzeugung ein vielversprechendes Muster. Doch wir wissen, dass wir uns nicht trauen können. In Bezug auf ein Beispiel aus der Astronomie (bei der einige seriöse Forscher meinten, künstliche, also von intelligentem Leben errichtete Kanäle auf dem Mars gefunden zu haben) beschreibt Carl Sagan:

> „Selbst eine Reihe von professionellen Wissenschaftlern – darunter berühmte Astronomen, die andere Entdeckungen gemacht haben, die bestätigt und heute zu Recht gefeiert werden – kann schwerwiegende, ja sogar tiefgreifende Fehler in der Mustererkennung begehen. Besonders dann, wenn die Implikationen dessen, was wir zu sehen glauben, von großer Bedeutung zu sein scheinen, üben wir möglicherweise nicht genügend Selbstdisziplin und Selbstkritik.“[28]

Zusammengefasst: Unser Erleben und Denken sind nicht objektiv. Von unserer subjektiven, begrenzten und selektiven Wahrnehmung können wir uns durch die richtigen Methoden emanzipieren. Der Selbstimmunisierung können wir nur durch die gegenseitige Kontrolle innerhalb des wissenschaftlichen Systems trotzen.

Nur wer die immense Fehlbarkeit versteht, kann überhaupt zu fundierten Aussagen kommen, indem er oder sie versucht, den bekannten Fehlern aus dem Weg zu gehen.

---

28 Sagan, C. / Druyan, A. (1997): The Demon-Haunted World: Science as a Candle in the Dark, S. 49.

Die Fehler, die auf jeder Stufe der Evidenzpyramide bestehen, der Einfluss von fehlangepasstem menschlichen Denken ist nicht abzuschütteln. Dazu kommen normale menschliche Fehlbarkeit, institutionelle Fehlanreize, fehlende Finanzierung, Machtdynamiken, ideologische Interessen, Betrug usw. Doch die Wissenschaft lebt. Das System verändert sich mit seinen Herausforderungen. Es ermöglicht ein schrittweises Vorankommen, ein Stolpern in Richtung der Wahrheit durch Anpassung und Entwicklung neuer Methoden und besserer Möglichkeiten der Kontrolle. Das System ist bei weitem nicht perfekt und in Teilen sogar bedauernswert beschädigt. Aber es ist eben kein Glaubenssystem, sondern die aktuell beste Version des Weges zur Wahrheit. Was nicht wissenschaftlich ist, kann nicht zur Wahrheit führen – sonst wäre es Wissenschaft. Für die Wahrheitssuche ist Wissenschaft also per Definition alternativlos.

Die Imperfektion hinterlässt einen Nachgeschmack. Eine für mich sehr passende Kristallisation dieses Gefühls ist folgendes Zitat: „All unsere Wissenschaft, gemessen an der Realität, ist primitiv und kindlich – und doch ist sie das Wertvollste, das wir besitzen." – Albert Einstein

4.2 Was bringt mir das jetzt?

Die Würdigung der immensen Bedeutung der wissenschaftlichen Methode und des durch sie angesammelten Wissens ist nur möglich, wenn man ein Grundverständnis darüber hat, was Wissenschaft ausmacht. Ich hoffe, die vorangegangenen Zeilen konnten einen Beitrag dazu leisten. Das ernüchternde Fazit daraus ist allerdings, dass unser eigener Verstand recht nutzlos zur Beantwortung gesundheitlicher Fragestellungen ist. Die Antworten entstehen in komplexen Prozessen, die viele Ressourcen und Fachwissen erfordern. Wer dieses Fachwissen nicht hat oder nicht bereit oder in der Lage ist, es sich in einem Teilbereich anzueignen, ist auf Experten angewiesen. Experten im Sinne von vertrauenswürdigen Institutionen wie wissenschaftlichen Fachgesellschaften, die ihre Empfehlungen beispielsweise in medizinischen Leitlinien oder im Ernährungsbereich in Nährstoff-Zufuhrempfehlungen formulieren.

Wissenschaftliche Erkenntnisse ändern sich, Leitlinien können aus der Zeit fallen, Gesundheitsdienstleister können sich von Forschung entkoppeln. Umgekehrt können Fachkräfte am Puls der Zeit sein, sich auf sichere Evidenz berufen und entsprechend der Richtlinien empfehlen oder behandeln. Doch für den Facharzt gelten dieselben Regeln wie für jeden anderen auch: Wer der in Fachkreisen anerkannten Meinung widerspricht, dem obliegt die Beweislast. Doch wer belegen kann, dass die Mehrheit irrt, der kann auch die Mehrheitsmeinung ändern.

Das bekannteste Beispiel ist sicher die Newton'sche Mechanik. Sie galt so uneingeschränkt, dass man zeitweise davon ausging, dass in der Physik alles erforscht wurde, bis Planck, Einstein und andere die Grenzen der Theorie aufzeigten. Bei Geschwindigkeiten nahe der Lichtgeschwindigkeit, bei Massen in der Größenordnung von Planeten oder bei Distanzen im Atombereich funktionieren die Formeln nicht mehr. Aber wenn jemand behauptet, eine Lücke in den Naturgesetzen gefunden zu haben, muss das eben glaubhaft nachgewiesen werden, bevor man das akzeptiert. Es gilt Hitchens' Razor: „Was ohne Beleg gesagt wird, kann ohne Beleg verworfen werden."

Weil ein Zauberer behauptet, er könne schweben, sollten nicht alle Luftfahrtingenieure ihre Lehrbücher wegwerfen. Wenn der Facharzt beispielsweise auf Nachfrage, warum seine Behandlung nicht der Leitlinie entspricht, eine wissenschaftlich begründete Antwort hat, ist das meiner Meinung nach ein sehr vertrauenserweckendes Signal. Das unterscheidet einen vertrauenswürdigen Dienstleister von jenen, die eben ohne Evidenz argumentieren. Es ergibt Sinn, der Mehrheitsmeinung der Fachmenschen zu folgen. Widerspruch ist möglich, muss aber gut belegt sein. Und wenn tatsächlich Belege geliefert werden, muss man sich fragen, ob die Belege geeignet sind.

4.2.1 Ist das Wissenschaft oder kann das weg? Science Washing und Sagan-Standard

Ohne die Details zu kennen, ist für die meisten Menschen klar, dass Wissenschaft etwas Gutes ist. Intuitiv ist klar, dass Flugzeuge nicht fliegen und Medikamente nicht funktionieren, wenn sich nicht irgendwer an einen Schreibtisch setzt und rechnet oder zumindest dolle nachdenkt. Doch ohne zu verstehen, dass Wissenschaft eine Methode ist, die hauptsächlich in der Umgehung menschlicher Denkfehler besteht, bleibt oft nur eine vertrauenserweckende Aura von Laborkitteln, wissenschaftlichen Aufsätzen oder Titeln.

Wenn man es mit der Wahrheit aber nicht so genau nimmt, kann man das natürlich wunderbar ausnutzen und sogenanntes „Science Washing" betreiben. Das ist abgeleitet von „Greenwashing", bei dem Institutionen einen Eindruck von Nachhaltigkeit und Umweltfreundlichkeit vortäuschen, ohne tatsächlich so zu handeln. Beim Science Washing werden Themen dann von Professoren vorgetragen, es wird auf „Studien" verwiesen und Fachwörter benutzt, um Wissenschaftlichkeit vorzutäuschen. Komplett ohne Vorwissen ist man dem recht hilflos ausgeliefert. Wenn man die Fachwörter nicht versteht, wird es schwer, den Behauptungen zu folgen. Aber dank dem KI-Assistenten des Vertrauens oder etwas Wikipedia kann man sich heutzutage recht schnell einen Überblick verschaffen. Selbst wenn man nicht selbst die wissenschaftlichen Datenbanken durchforstet, findet man auf anderen Seiten alternative Ausführungen mit Quellenverweisen. Auf Basis des letzten Kapitels können wir eine Faustregel formulieren:

- Wer Evidenz zitiert, obwohl es auf höherer Stufe der Pyramide gegenteilige Evidenz gibt, z. B. einzelne Studien mit einem positiven Effekt, während es einstimmige, gute Metastudien mit negativem Effekt gibt;
- Wer Ratschläge basierend auf in-vitro- oder Tierversuchen erteilt;
- Wer Ergebnisse von Metastudien anführt, die einen klaren Publikationsbias zeigen, oder auf Studien verweist, die gravierende Mängel haben (keine Kontrollgruppe, keine Verblindung, wenig Teilnehmer),

hat entweder nicht die basalste Vorstellung von der Schwierigkeit des Erkenntnisprozesses und der notwendigen Methodik, um dieser Schwierigkeiten Herr zu werden, hat seine Quellen nicht gewissenhaft geprüft oder versucht, aktiv zu täuschen.

Das allermeiste an Fehlinformation, das einem in den sozialen Medien oder auch in Fernsehen und Radio begegnet, kann man nach der bisherigen Lektüre hoffentlich bereits als Unfug entlarven.

Außerdem kann der Sagan-Standard eine Hilfe sein: „Außergewöhnliche Behauptungen erfordern außergewöhnliche Beweise.“ Wer etwas behauptet, das das komplette Verständnis eines Feldes auf den Kopf stellt, braucht sich mit einer winzigen Studie ohne Kontrollgruppe gar nicht anstellen.

Wenn man das Thema aber nicht einschätzen kann und einfach zu viel Fachkenntnis notwendig ist, bleibt nur, sich selbst das notwendige Wissen anzueignen – was für nicht stark vorgebildete Menschen fast unmöglich sein dürfte – oder sich auf die Qualität des Status quo zu verlassen.

4.2.2 Gesunder Menschenverstand

Benjamin Spock, Autor des Bestsellers *The Common Sense Book of Baby and Child Care* (dt. etwa: „Gesunder Menschenverstand in der Pflege von Säuglingen und Kindern“) von 1946, schrieb in seinem Buch, man solle Babys nicht auf dem Rücken schlafen lassen. Wenn sie sich erbrächen, so seine Annahme, würden sie am Erbrochenen ersticken. Klingt erstmal plausibel. Dachten sich auch Millionen von Leserinnen und Lesern – und töteten damit tausende Babys. Denn genau das Gegenteil der Fall: Auf dem Bauch bekommen Babys schlechter Luft, und das Risiko des plötzlichen Kindstods steigt enorm.[29]

Oft wird sich gar nicht erst die Mühe gemacht, einen Anschein von Wissenschaftlichkeit zu erzeugen, weil das Gesagte vermeintlich offensichtlich ist. Weiter oben haben wir schon darüber gesprochen, wie anfällig wir für die Verlockungen einer plausiblen Geschichte sind. Wenn sich die Geschichte auch noch nahtlos in unser Weltbild einfügt, fliegt jegliche Skepsis aus dem Fenster.

Eine plausible Geschichte bedeutet für sich allein leider gar nichts. Wer sich auf „den gesunden Menschenverstand“ beruft, meint dabei unser System I – unser intuitives, schnelles Denken. Es ist ein Appell an unseren Hang zur Selbstbestätigung. Ob ein Verhalten tatsächlich

29 Infant sleeping position and the sudden infant death syndrome: systematic review of observational studies and historical review of recommendations from 1940 to 2002 | International Journal of Epidemiology | Oxford Academic, o. J.

„gesund“ ist, kann nur unser System II herausfinden, indem es kritisch denkt und – falls noch nicht geschehen – Thesen wissenschaftlich testet.

„Gesunder Menschenverstand“ ist die ultima ratio – das letzte Mittel, um Entscheidungen zu treffen, wenn man keine Fachkenntnis hat. Wer an den „gesunden Menschenverstand“ appelliert, hat wahrscheinlich einfach kein relevantes Verständnis der Materie.

Wer eine These aufstellt, hat sie zu belegen. Im schlimmsten Fall kann so etwas wie „Gesunder Menschenverstand in der Pflege von Säuglingen und Kindern“ zu tausenden von unnötigen Toden führen.

4.2.3 Warum Schwurbel bei Gesundheit so gut funktioniert

Das Traurige ist, dass Wissenschaftsignoranz ausgerechnet dort am besten funktioniert, wo sie am meisten Schaden anrichtet: bei der Gesundheit.

Wer ein Flugzeug designt, kann Naturgesetze nicht ignorieren. Diese Gesetze zu entdecken und zu testen – und wie dementsprechend Flugzeuge gebaut werden müssen –, das sind wissenschaftliche Prozesse. Doch fragt man die Zuschauer nach einem Testflug, ob das Flugzeug geflogen ist oder nicht, wird es keine zwei Meinungen geben.

Fragt man hingegen die Zuschauer einer Medikamentenstudie, bei welcher Gruppe der Blutdruck gesunken ist oder ein Tumor geschrumpft ist, kann niemand eine Antwort geben, ohne Tests zu bemühen, die von medizinischem Fachpersonal durchgeführt werden müssen. Statt der eigentlichen Frage werden andere beantwortet: Wie fühlen sich die Probanden? Was glaube ich, was geholfen hat?

In allen Bereichen des Lebens verlassen wir uns völlig selbstverständlich auf die Wissenschaft – auf Chemie statt Alchemie. Dass unser LCD-Display funktioniert, liegt daran, dass Ingenieure unter Kenntnis der Chemie, Elektrik usw. dieses entworfen haben. Sicher nicht, weil zwei Alchemisten mit lustigen Hüten über die ätherischen Eigenschaften oder Schwingungen der Elemente philosophiert und in ihrer Waldhütte einen Prototyp aus Kuhdung, Hufeisen und Katzengold geklöppelt haben.

Wir können ignorant durchs Leben gehen, ohne anzuerkennen, dass nichts ohne Wissenschaft funktioniert. Aber nur wenn wir verstehen, dass nichts ohne Wissenschaft funktioniert, werden wir auch in dem Bereich, der sich unserer subjektiven Wahrnehmung entzieht (Gesundheit) oder diese zur Unkenntlichkeit verzerrt, dankbar für Wissenschaft sein. Ohne diese Einsicht werden Flugzeuge trotzdem fliegen und Technologie sich weiterentwickeln. Aber die Gesundheit bleibt für Ignoranten vom Fortschritt ausgeklammert.

> *„Positiv am Ingenieurdasein ist, dass ich noch nie mit jemandem über alternative Statik, traditionelle chinesische Schwerkraft oder sanfte Thermodynamik diskutieren musste."* – **@roberto_blanko**

Bietet man ihnen eine Pille, die unter Kenntnis von Pharmakologie, Pharmazie, Biologie usw. entworfen und unter Anwendung wissenschaftlicher Standards getestet wurde, greifen sie trotzdem lieber zu etwas, das sich ein Pestdoktor mit lustiger Maske bei seinem Waldspaziergang hätte zusammenkratzen können. Weil sie ein gutes Gefühl haben, weil es jemand empfohlen hat oder weil der Pestdoktor so gut zuhören kann. Nur wird es eben nicht helfen.

4.2.4 Der Schaden von Gesundheitsschwurbel

Der Hauptgrund, warum Pseudomedizin schädlich ist, besteht darin, dass dadurch wirksame Therapien verzögert oder unterlassen werden. Im Fall von Ernährung werden förderlichere Ernährungsmuster durch potenziell schädliche ersetzt. Wer sich gegen die Erkältung einen Heilstein auf den Kopf legt, verzögert keine wirksame Therapie – es gibt eh keine außer Schlafen und Warten. Wer jedoch einen Tumor nicht entfernen lässt und es erst mit Heilsteinen probiert, wird – wenn der Tumor bis zur nachgeholten OP streut – ziemlich sicher nicht überleben.

Wer vor einem Date auf Ballaststoffe verzichtet, mag damit durch geringes Pupsrisiko mitunter den Ausgang positiv beeinflussen. Wer aber länger keine Ballaststoffe isst – wie z. B. bei carnivorer Ernährung, bei der nur Fleisch bzw. Tierprodukte verzehrt werden –, kann damit Divertikulitis (Entzündungen im Dickdarm) oder sogar Darmkrebs begünstigen. Die meiste Zeit wird auf Pseudomedizin eher im Alltag zurückgegriffen, aber bei ernsten Erkrankungen dann doch auf Ärzte.

Doch es gibt genug Fälle, in denen z. B. auch Kinder, die nicht für sich selbst entscheiden konnten, durch falschen Glauben an Pseudomedizin teils grausam verstorben sind. Das wäre für mich Grund genug, kein Freund davon zu sein.

Zwar nicht schädlich, aber moralisch falsch: Man verdient mit der Hoffnung von kranken Menschen. Wer dem Tod ins Gesicht blickt und für den die Medizin nichts mehr tun kann, dem kann man nicht vorwerfen, nach jedem Strohhalm zu greifen. Wohl aber kann ich jeden verachten, der dem Todgeweihten Strohhalme verkauft. Ich glaube sogar, dass – bis auf absolute Ausnahmen – niemand von den Scharlatanen glaubt, ihre Strohhalme könnten nicht helfen. Aber wer Ertrinkenden Strohhalme verkauft und dabei neben einem Stand für Rettungsringe steht und sich nach Jahrzehnten dieses Geschäftes mit „Erfahrung" rechtfertigt, sollte meiner Meinung nach einfach nicht in die Nähe von Ertrinkenden gelassen werden. Für viele pseudomedizinische Angebote reicht eine Google-Suche, um in der ersten Zeile von Wikipedia zu lesen, dass es sich um keine anerkannte Therapie handelt.

Als dritter Grund – und wahrscheinlich die Ursache, warum mich das ganze Thema so umtreibt: Meiner Ansicht nach ist die Lösung für die Probleme unseres Zeitalters fehlendes kritisches Denken. In unserem Informationszeitalter gibt es keinen Mangel an Informationen mehr. Die entscheidende Fähigkeit, um nicht Opfer von Propaganda und Populismus zu werden, ist: Informationen kritisch hinterfragen zu können. Dafür benötigt man spezielles Fachwissen, aber vor allem ein Bewusstsein über die Fehlbarkeit menschlichen Denkens (kognitive Verzerrungen, logische Fehler) und den daraus abgeleiteten Methoden und Systemen, um diesen Herr zu werden: Wissenschaft.

Wer verstanden hat, dass man selbst nicht weiß, ob ein Medikament hilft oder nicht – und sich so von der eigenen subjektiven Sicht distanzieren kann –, der versteht vielleicht auch in anderen Lebensbereichen, dass die eigene Erfahrung nicht maßgeblich ist. Ob es immer gefährlicher wird, auf die Straße zu gehen, sollte nicht das Bedrohungsfrühwarnsystem meines Steinzeitgehirns entscheiden, sondern die Kriminalstatistik! Ob Tempolimits, Wärmepumpen oder Atomkraft sinnvoll sind, sollte nicht von meinen Gefühlen abhängen.

Wir sind völlig selbstverständlich gewohnt, die Welt durch unsere Wahrnehmung zu ordnen. Dass wir aber Klimawandel, Krankheitsrisiko oder Ähnliches einfach nicht erleben können, bedeutet für mich: Wir sollten etwas Entscheidungsautonomie an Institutionen abgeben, die das besser verstehen. Aber wie sollte man diesen Institutionen vertrauen, wenn man kein Verständnis davon hat, was sie tun? Pseudomedizin ist ein allgegenwärtiges Vehikel, das Menschen einredet, ihre Wahrnehmung sei ausschlaggebend. Solange Menschen das glauben, werden wir nicht nur komplexe technische Probleme nicht lösen können (Klimawandel), sondern die nächste Hexenjagd ist nur einen rhetorisch begabten Rattenfänger entfernt. Es ist das kultivierte Gefühl von Angst, das Menschen zu schlechten Dingen verführt. Die Evolution hat uns zu perfekten Brutkästen für Angst gemacht. Wissenschaft versucht, unser Steinzeithirn vom Steuer zu nehmen, aber Pseudomedizin klebt es am Lenkrad fest.

4.2.5 Das Problem mit dem modernen Pestdoktor

Um das etwas greifbarer zu machen, möchte ich hier die Schilderungen des Arztes Ambroise Paré von 1575 abdrucken, der über die Behandlungen von Schussverletzungen schreibt:

> „Damals war ich noch sehr unerfahren, da ich die Behandlung von Wunden, die durch die Arkebuse [frühe Schusswaffe Anm.d. Aut.] verursacht wurden, noch nicht gesehen hatte. Es stimmt, dass ich im ersten Buch von Jean de Vigo, Kapitel 8, über Wunden im Allgemeinen gelesen hatte, dass Wunden, die durch Schusswaffen verursacht werden, aufgrund des Pulvers vergiftet seien, und dass zu ihrer Heilung befohlen wird, sie mit Holunderöl zu kauterisieren, dem etwas Melasse beigemischt werden sollte. Um bei der Anwendung dieses brennenden Öls keinen Fehler zu machen und da ich wusste, dass eine solche Behandlung für die Verwundeten äußerst schmerzhaft sein konnte, wollte ich, bevor ich es verwendete, wissen, wie die anderen Chirurgen die Erstversorgung durchführten. Sie taten dies, indem sie das besagte Öl so heiß wie möglich auf die Wunden auftrugen und dabei Tampons und Setons verwendeten, also fasste ich mir ein Herz und tat es ihnen gleich.
>
> Schließlich ging mir das Öl aus, und ich war gezwungen, eine milde Salbe aus Eigelb, Rosenöl und Terpentin anzuwenden. In jener Nacht konnte ich kaum schlafen, da ich befürchtete, dass die Verwundeten, bei denen ich das besagte Öl nicht angewendet hatte, an einer Vergiftung

sterben würden. Dies veranlasste mich, bei Tagesanbruch nach ihnen zu sehen. Entgegen meinen Befürchtungen fand ich diejenigen, denen ich den milden Verband angelegt hatte, mit nur geringen Schmerzen vor, ihre Wunden waren weder geschwollen noch entzündet, und sie hatten eine recht ruhige Nacht verbracht. Doch die anderen, denen das besagte Öl aufgetragen worden war, fand ich fiebrig, mit starken Schmerzen und Schwellungen um ihre Wunden.

Von diesem Moment an beschloss ich, niemals wieder so grausam arme Männer zu verbrennen, die durch Arkebusenschüsse verwundet worden waren.“[30]

Ganz offensichtlich ist dieser Arzt kein dummer oder böser Mensch gewesen, dafür, dass er eine nach heutigem Maßstab wahnsinnige Therapie nutzte. Er konnte es schließlich nicht besser wissen.

Wie ich versucht habe in diesem Kapitel zu zeigen, bilden die vielen historischen Schritte, uns von unserem fehlgeleiteten Denken zu emanzipieren, den sprichwörtlichen Riesen des Zitats. Zumindest hunderte von Jahren sind vergangen, in denen hunderte von klugen Menschen sich und andere hinterfragt haben und mit jedem Schritt unsere Sicht auf die Dinge verbessert haben. Die Füße des Riesen stehen in einem dichten Wald von kognitiven Verzerrungen, irreführenden Zufällen und intellektuellen Nebelkerzen. Niemand kann leugnen, dass es den Riesen gibt. Es ist durchaus anstrengend, auf die Schultern des Riesen zu gelangen, und oben angekommen sieht man zwar viel mehr als unten, aber trotzdem nur einen Bruchteil des riesigen Waldes.

Nicht jeder kann oder muss auf die Schultern des Riesen steigen. Aber vielleicht sollte man der Schilderung des Panoramas von jenen, die diese Mühe nicht auf sich genommen haben, auch nicht allzu viel Glauben schenken. Leider haben diese Menschen aber trotzdem überall Praxen und behandeln Menschen. Bei Heilpraktikern kann man davon ausgehen, dass sie den Riesen nicht einmal kennen. Perfide sind aber auch Ärzte, von denen man erwarten müsste, dass sie durch langjähriges Studium und Prüfungen auf die Schultern des Riesen gestiegen sind. Das ist aber leider nicht zwangsläufig der Fall.

---

30 Paré, Ambroise: The Works of M. Ambroise Paré, https://www.jameslindlibrary.org/pare-a-1575/.

„Wenn man fest an seine Behandlung glaubt – selbst wenn kontrollierte Tests zeigen, dass sie völlig wirkungslos ist – dann sind die eigenen Ergebnisse deutlich besser, die Patienten fühlen sich besser, und auch das Einkommen fällt höher aus. Ich glaube, das erklärt den bemerkenswerten Erfolg mancher weniger begabter, aber umso gläubigerer Mitglieder unseres Berufsstandes – ebenso wie die heftige Abneigung gegenüber Statistik und kontrollierten Studien, die modische und erfolgreiche Ärzte gewöhnlich an den Tag legen.“[31]

„Wenn ich weiter gesehen habe, so nur, weil ich auf den Schultern von Riesen stand.“ – **Isaac Newton, in einem Brief an Robert Hooke (1675)**

Selbst wenn wir unterstellen, dass es jedem Pseudomediziner wirklich *nur* um das Leid der Menschen geht: Wer sich nicht auf die Schultern des Riesen stellt und sich an belastbarer Evidenz orientiert, verhält sich immer noch wie ein Pestarzt im Mittelalter. Früher gab es keine andere Möglichkeit, aber wer sich im Informationszeitalter für Ignoranz entscheidet, verdient keine Nachsicht.

Stellen wir uns einen Verkäufer von Rauchmeldern vor. Er ist selbst überzeugt und kauft sogar selbst einige davon. Wenn du herausfindest, dass die Rauchmelder nur Attrappen sind und nicht funktionieren, wärst du wahrscheinlich richtig sauer. Selbst wenn der Typ nicht wusste, dass er Schrott verkauft, hätte er sie ja irgendwann mal testen können! Wenn du nun noch herausfindest, dass die Firma schon öfter Schlagzeilen damit produziert hat und eine Google-Suche sofort aufzeigt, dass es sich um nicht funktionierende Feuermelder handelt, wärst du vermutlich noch wütender. Dabei ist doch gar kein Schaden entstanden! Abgesehen davon hast du dich doch jetzt wochenlang sicherer gefühlt. Hättest du auf den Kauf verzichtet, hättest du dieses Sicherheitsgefühl nicht gehabt. Wahrscheinlich würde dich das nicht milde stimmen. Es hätte schließlich auch anders laufen können. Und in einigen Fällen ist es anders gelaufen! Aber das waren wirklich nur Einzelfälle! Alle anderen waren total froh mit der Betreuung, haben sich in guten Händen gefühlt und waren zufrieden mit ihrer Entscheidung, bis jemand ihnen ihre Illusion genommen hat. Das kann man 1:1 auf Pseudomedizin übertragen.

31 Asher, Richard: Talking Sense About Medicine. London 1972, S. 46.

5 Ernährungswissenschaft

5.1 Essen ist keine Medizin

„Lass die Nahrung deine Medizin sein und Medizin deine Nahrung!“

Hippokrates

So romantisch die Auffassung von Hippokrates auch sei, sie ist leider Quatsch. Warum Nahrung nur in Ausnahmefällen Medizin sein kann und Medizin niemals Nahrung ist, ist aber nicht auf den ersten Blick klar. Doch es lohnt sich, beides einmal konzeptionell abzugrenzen.

Zuerst einmal: Nahrung. Wir kommen nicht ohne sie aus. Wir brauchen sie als Quelle von Energie, um – egal was – zu tun. Sie liefert außerdem noch Baustoffe und allerlei andere Dinge, die unsere Fleischmaschine am Laufen halten. Wenn der Körper ausreichend Energie, Baustoffe und Sonstiges zur Verfügung hat, um seine Aufgaben zu erledigen, ist alles fein. Wenn zu wenig vorhanden ist, kann das zum Problem werden. Auch wenn wir langfristig mehr Energie zu uns nehmen, als wir benötigen, können wir Probleme bekommen. Es gibt aber einen relativ breiten Korridor der Normalität, und nur stärkere Abweichungen davon bringen Probleme mit sich.

Nicht-Nährstoffe mit medizinischer Wirkung kommen zwar auch in Lebensmitteln vor, sind aber in der Regel extrem verdünnt und werden erst daraus gelöst und aufkonzentriert zu einem Medikament.

Statt einer Pille fünf zu nehmen, ist leicht. Fünf Portionen Spaghetti mit Soße zu essen, ist deutlich schwerer. Während unser Essen sich im Bereich von hunderten Gramm bis Kilogramm pro Tag bewegt, liegen die Dosierungen der aktiven Stoffe in Medikamenten meist weit unter einem Gramm. Natürlich gibt es Überschneidungen. Ich kann durchaus mehrere Gramm Salz zu mir nehmen und damit eine giftige Wirkung hervorrufen.

Dieses Spektrum an Dosierungen ermöglicht jedenfalls unterschiedliche Reaktionen. Es gibt keine Mindestmenge an Drogen, die wir benötigen, um am Leben zu bleiben – vielleicht mit Ausnahme von Koffein? (Scherz!). Meistens gibt es eine gewisse Dosierung, unter deren Schwelle es überhaupt keinen Effekt gibt. Oberhalb der Schwelle tritt ein Effekt ein und macht – metaphorisch gesprochen – etwas kaputt. Das mag unerwartet klingen. Medikamente sollen ja helfen und nichts kaputt machen.

„Allein die Dosis macht, dass ein Ding (k)ein Gift sei"
– Paracelsus

Ich vergleiche es mal mit einem Werkzeug. Eine Säge kann ich zum Beispiel so benutzen, dass sie nicht sägt. Dann passiert auch nichts, wie bei Medikamenten unter der minimal effektiven Dosis. Doch sobald ich etwas damit säge, geht etwas kaputt und wird zersägt. Wenn ich nun einen überstehenden Balken von meinem Bett absäge, dann ist der Balken zwar kaputt, aber ich stoße mir nicht mehr jedes Mal das Schienbein beim Aufstehen. Für genau diesen Fall bringt es also Nutzen, etwas kaputt zu machen. Aber wenn ich irgendetwas anderes am Bett absäge, liege ich wahrscheinlich auf dem Boden.

Dasselbe gilt für Medikamente. Die machen alle etwas „kaputt" – meistens nur vorübergehend, indem sie in einen Prozess eingreifen, solange sie wirken. An geeigneter Stelle und bei richtiger Dosierung kann das aber Nutzen bringen.

Das am wenigsten abstrakte Beispiel sind Immunsuppressiva, die das Immunsystem unterdrücken. Wenn ich mein Transplantat nicht abstoßen möchte, ist das „kaputte" Immunsystem nützlich. In allen anderen Fällen habe ich damit ein großes Problem. Wenn etwas kaputt ist (Krankheit), kann ich ein Werkzeug (Medizin) nutzen, um den Schaden auszugleichen, zu minimieren usw. In der falschen Situation oder in zu hoher Dosierung hat ein Medikament einen negativen Effekt (tödliche Infektionen durch das abgeschaltete Immunsystem). Eine zu geringe Dosierung hat keinen oder einen zu geringen Effekt.

Doch was, wenn das Medikament nicht nur das Immunsystem unterdrückt, sondern auch Bakterien abtötet? Ist das ein Zusatznutzen, der dem geschwächten Immunsystem unter die Arme greift? Ist es ein

Schaden, weil es die Darmflora kaputt macht? Was, wenn das Antibiotikum auch den Blutdruck senkt? usw.

Da immer etwas „kaputt“ geht, hängt es *immer* vom Kontext ab, ob wir es als *Wirkung* oder als *Nebenwirkung* bezeichnen.

Viele Medikamente wurden durch Zufall entdeckt, da sie „Nebenwirkungen“ hatten (etwas kaputt gemacht haben). In einem anderen Fall kann die Nebenwirkung zur Wirkung werden, die ehemalige Wirkung ist nun eine Nebenwirkung. Viagra sollte mal ein Herzmedikament werden. Die bekannte Nebenwirkung ist in bestimmten Situationen nützlich. In allen anderen Situationen eher unangenehm. Wir kennen es nur noch aufgrund der *Neben*wirkung.

Thalidomid war ein Mittel mit der Wirkung eines Schlafmittels, dass in der Schwangerschaft zu schweren Fehlbildungen führte, weil es als Nebenwirkung verhinderte, dass die Babys Blutgefäße in die Extremitäten ausbildeten. So konnte diese sich nicht normal entwickeln. Es wird aber mittlerweile als Krebsmedikament eingesetzt, weil es eben auch verhindert, dass Tumore sich eine neue Blutversorgung wachsen lassen können. Müdigkeit ist nun plötzlich eine Nebenwirkung und die ehemalige Nebenwirkung die Wirkung. Daher auch der zweitbekannteste Spruch der Pharmakologie: „Keine Wirkung ohne Nebenwirkung“

Medikamente sind hochkonzentrierte, meist homogene Stoffe die dosisabhängig in Stoffwechselvorgänge eingreifen. Welcher der Effekte gewünscht ist und welcher nicht, hängt allein von unserer Interpretation und vom jeweiligen Kontext ab.

Im Gegensatz dazu ist Nahrung eine Grundvoraussetzung. Die richtige Menge hat keinen Effekt. Doch zu viel ist ebenso schädlich wie zu wenig. Die wundervolle Metapher ist der Autotank. Das Auto fährt nicht schneller, wenn der Tank voller ist. Man hat auch kein Problem, wenn der Tank nur zu einem Viertel gefüllt ist. Nur wenn so wenig Benzin übrig ist, dass der Motor nicht mehr funktioniert, gibt es ein Problem. Oder wenn man den Tank so überfüllt, dass das Benzin aus dem Tank herausläuft. Alles dazwischen ist relativ egal.

5.2 Endpunkte

Wozu eigentlich der ganze Spaß? Ich finde durchaus, dass allein das Verstehen der Funktionsweise des Menschen faszinierend ist. Doch der Grund, warum Ernährung in aller Munde ist, hat sicher auch etwas damit zu tun, dass sie einen wichtigen Einfluss auf unsere Gesundheit hat.

Über die verschiedenen Definitionsansätze von Gesundheit kann man Bücher oder zumindest Artikel schreiben. Laut Weltgesundheitsorganisation ist „Gesundheit [...] der Zustand des vollständigen körperlichen, geistigen und sozialen Wohlbefindens und nicht nur das Freisein von Krankheit und Gebrechen".[32]

Wie ganz am Anfang beschrieben, kann Ernährung auf verschiedenste Weise auf all diese Aspekte einwirken. Ein Schluck Wein in der Kirche, eine Flasche Wein mit alten Freunden oder eine Dose Bier allein auf der Couch haben sehr unterschiedliche Auswirkungen auf geistiger und sozialer Ebene – obwohl Alkohol auf körperlicher Ebene negativ wirkt. Freiwilliges, religiöses Fasten kann einen wichtigen, identitätsstiftenden Nutzen für gläubige Menschen haben. Unfreiwilliges Hungern hingegen macht in den allerwenigsten Fällen glücklich. Die Umstände des Essens, die Einstellung zum Essen, die Gesellschaft und die Zusammensetzung des Essens haben einen Einfluss.

Körperliche Gesundheit, im Gegensatz zu geistigem und sozialem Wohlbefinden, kann objektiv gemessen werden. Ob jemand einen Herzinfarkt hatte, wird nicht erfragt, sondern durch Tests bestimmt. Ob jemand seinem Partner vertraut, ist hingegen weniger gut messbar, und selbst wenn man fragt, kann man nie sicher sein, ob die Antwort ehrlich war.

Auch könnte man argumentieren, dass körperliche Gesundheit die Basis von Wohlbefinden ist. Denn Tote sind nicht sehr sozial und ob sie geistiges Wohlempfinden haben, kommt wohl ganz darauf an, ob sie in den Hunde- oder Katzenhimmel kommen oder nicht. Daher liegt der *Fokus* der Ernährungswissenschaft auf der messbaren körperlichen Gesundheit.

Was die körperliche Gesundheit angeht, ist das Zugänglichste, die Vermeidung von Krankheiten durch Ernährung zu beurteilen. Wenn

---

32 Constitution of the World Health Organization, o. J.

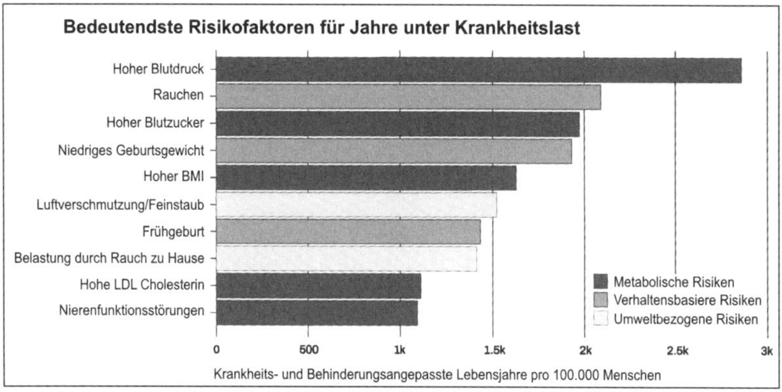

Balkendiagramm der bedeutendsten Risikofaktoren für Jahre unter Krankheitslast. (Institute for Health Metrics and Evaluation. „Global Burden of Disease 2021: Findings from the GBD 2021 Study“. 2024)

wir uns einmal anschauen, was global zu den meisten Todesfällen bzw. mit Krankheit verbrachten Lebensjahren führt, sind die Ursachen der Schwere nach geordnet:

- Hoher Blutdruck
- Rauchen
- Hoher Blutzucker
- Hoher Körperfettanteil
- Umweltbezogene Feinstaubbelastung
- Schlechtes Cholesterin
- Nierenfunktionsstörungen

Eher im globalen Süden kommen auch Frühgeburten, niedriges Geburtsgewicht und Feinstaubbelastung durch offenes Feuer zu Hause dazu.

Wenn wir aus dieser Liste noch Rauchen und Feinstaubbelastung abziehen, bleiben nur noch Risikofaktoren, die durch Ernährung (und / oder Sport) beeinflussbar sind und sich auch alle im Kardiometabolischen Syndrom wiederfinden. Ein Syndrom ist eine Gruppe von Symptomen, die oft zusammen auftreten und eine Störung oder Krankheit charakterisieren. Zu dem lose definierten Kardiometabolischen Syndrom gehören Symptome des Herz-Kreislaufsystems (Bluthochdruck) und des Stoffwechsels (hoher Körperfettanteil, schlechte Blutfette, schlechter Blutzucker) und manchmal auch die gestörte Nierenfunktion. Aber das klingt jetzt nicht gerade spontan tödlich. Wie die unterschiedlichen Störungen zusammenhängen, sich gegenseitig begünstigen und beeinflussen, ist sehr komplex, unterschiedlich gut verstanden und hängt auch von weiteren Faktoren ab. Doch vereinfacht kann man sagen, Bluthochdruck, Übergewicht und ungünstige Blutfette dazu führen, dass sich die Wände von Blutgefäßen mit Fett anreichern, sich entzünden und „verkalken". Die dadurch verengten Gefäße machen an sich schon Probleme, doch wenn sie aufreißen, sich durch die Verletzung ein Blutgerinnsel bildet und ein Gefäß verstopft wird es ernst: Wenn die Gefäße verstopfen, die das Herz versorgen, sprechen wir von einem Herzinfarkt, wenn ein Gefäß im Gehirn verstopft von einem (ischämischen = weniger Blut als benötigt) Schlaganfall. Wenn ein sprödes Gefäß im Hirn reißt, nennt sich das auch (hämorhagischer= zu viel Blut, wo es nicht sein soll) Schlaganfall.

Dauerhaft zu hoher Blutzucker, durch Fehlfunktionen der Muskeln, der Leber und später der Bauchspeicheldrüse (nicht durch zu viel Zuckerkonsum), sorgt eher dafür, dass winzig kleine Gefäße von diesem Zucker beschädigt werden, mit ernsten Folgen, wie Nierenversagen, Blindheit oder Fußamputation! Auf all diese Dinge werden wir in späteren Kapiteln genauer eingehen. Halten wir an dieser Stelle erst einmal fest, dass der Fokus der Ernährungswissenschaften auf der Vermeidung bzw. Linderung dieser objektiv messbaren Krankheiten liegt. Die objektiv messbaren Eigenschaften oder Symptome dieser Krankheiten werden also häufig in Studien betrachtet und heißen dann Endpunkte.

Surrogatendpunkte

Endpunkte sind das, was in einer Studie gemessen wird. Surrogat, also Ersatz oder Stellvertreter, sind Werte, die gemessen werden, wenn das eigentliche Ziel nicht oder eben nur zu schwer zu messen ist. Demgegenüber stehen „harte" Endpunkte, wie Tod, Herzinfarkte, Fußamputationen usw. Eindeutige Ergebnisse mit klarer Patientenrelevanz, die auch weniger Schwankungen unterliegen.

Nach einem Herzinfarkt kommt es bei vielen Patienten zu Herzrhythmusstörungen. D. h. das Herz schlägt nicht mehr so regelmäßig wie vorher. Solche Störungen sind ein Risikofaktor für einen weiteren Herzinfarkt bzw. für eine schlechtere Prognose. Es liegt also nahe, Medikamente einzusetzen, um den Herzrhythmus zu normalisieren. Das wurde auch lange Zeit getan. In den CAST-Studien (Cardiac Arrytmia Suppression Trials = Herzrhythmusstörungs-Unterbindungsstudien) wurde dann einmal untersucht, wann die Patienten der Behandlungsgruppe und der Placebogruppe sterben. Zumindest bis klar wurde: Die behandelte Gruppe hat zwar weniger Rhythmusstörungen, stirbt aber viel schneller als die Placebogruppe *mit* Herzrhythmusstörungen![33] Dies ist ein gutes Beispiel dafür, wie trügerisch solche sogenannten Surrogat-Endpunkte sind.

Wer an einem Herzinfarkt stirbt, hat *sicher* ein negatives Ergebnis erlebt. Wer weniger Herzrhythmusstörungen hat, hat nur etwas gewonnen, wenn er nicht trotzdem einen Herzinfarkt bekommt oder z. B. einen Schlaganfall. Ebenfalls ein zweifelhafter Sieg wäre es, wenn Medikament zum Beispiel Herzinfarkte verhindert, aber dafür immens die Zahl an Schlaganfällen steigert. Mit Blick auf Herzparameter alleine würde das nie auffallen! Nur wenn man betrachtet, wer wie lange überlebt, kann man das bemerken. Mit harten Endpunkten wie Überleben wird ein etwaiger Nutzen klar (oder eben nicht).

Wenn man zum Beispiel zeigen kann, dass durch verschiedene Interventionen die Senkung der Surrogate *auch* zu verbesserten harten Endpunkten führt, ist das ein Hinweis, dass das ein verlässlicherer Parameter ist. Über verlässliche Parameter wie Blutdruck, HbA1c (Langzeit Blutzucker) oder LDL-Cholesterin werden wir später sprechen, doch grundsätzlich sollte man *trotzdem* immer vorsichtig sein, wenn in einer Studie nicht „harte" Endpunkte gemessen werden.

33 The Cardiac Arrhythmia Suppression Trial (CAST) Investigators, null. (1989): Preliminary Report: Effect of Encainide and Flecainide on Mortality in a Randomized Trial of Arrhythmia Suppression after Myocardial Infarction. In: New England Journal of Medicine, 321(6), S. 406-412.

5.3 Variablen

Wenn wir uns an die Unterscheidung zwischen Ernährung und Medizin erinnern, sehen wir, dass nur erhebliche Abweichungen von bedarfsgerechter Ernährung kurzfristig zu harten Endpunkten führen könnte (viel zu wenig: Verhungern, oder viel zu viel: Wasservergiftung oder bei noch mehr: Ertrinken).

Eine Interventionsstudie mit einem Apfel pro Tag oder einem Glas Schnaps pro Tag wird auch über Wochen keinen harten Endpunkt erbringen. Also können wir daraus schließen: Ein Apfel pro Tag hält den Arzt nicht fern, und Schnaps ist nicht ungesund? Natürlich nicht.

Der Beobachtungszeitraum muss *bedeutend* verlängert werden. Was Ernährungsmuster angeht, brauchen wir also groß angelegte, gut durchgeführte Beobachtungsstudien (oder Interventionsstudien) über einen langen Zeitraum, sodass auch harte Endpunkte gemessen werden können. Glücklicherweise gibt es einige dieser Studien, die auch die absolute Basis für unser Ernährungswissen bieten (siehe Kapitel zu Kohortenstudien). Kleinere, kürzere Beobachtungsstudien können nur auf Surrogate zurückgreifen und sollten mit extremer Vorsicht genossen werden.

Das Dilemma der Ernährungswissenschaften ist also: Für belastbare, harte Endpunkte brauchen wir große, teuere Studien, die allerdings nur Rückschlüsse auf grobkörnige Ernährungsmuster zulassen. Für spezifische Ernährungsmuster oder einzelne Stoffe können wir zwar (etwas) günstigere Interventionsstudien durchführen, doch deren Surrogatendpunkte sind nicht belastbar.

5.4 X ist gesund – Kritisches Denken auf der Basis von Wissenschaft

Um die Wirkung von einzelnen Stoffen zu beurteilen, können wir Interventionsstudien gestalten. Doch es ist schwer, einer entsprechend großen Menge Menschen über 20 Jahre lang jeden Tag einen Stoff zu geben, um zu schauen, in welcher der Gruppen die Menschen länger leben. Wir können aber testen, ob z. B. Olivenöl zu mehr Herzinfarkten führt als Schweineschmalz, aber auch das ist sehr aufwendig. Noch mittelbarer können wir testen, was es für Auswirkungen auf beispielsweise die Blutfette hat, doch dann haben wir nur noch einen Surrogat-Endpunkt. Wir können stattdessen auch große Kohorten beobachten, doch ohne eine Intervention können wir uns der Kausalität nicht sicher sein.

„In der Biologie ist nichts klar, alles ist zu kompliziert, alles ist ein Durcheinander – und gerade wenn man denkt, man habe etwas verstanden, zieht man eine Schicht ab und findet darunter noch tiefere Komplikationen." – **Richard Preston, Hot Zone**

Wir müssen uns also an verschiedenen Ebenen der Evidenzpyramide bedienen, die jeweiligen Schwächen und Stärken verstehen und ins Verhältnis setzen.

Aus Beobachtungsstudien bekommen wir Informationen über Muster, die mit längerem Überleben oder mit Freiheit von Krankheit assoziiert sind, wie: pflanzenbetonte Ernährung, abwechslungsreiches Essen, Vollkorngetreide, viel Obst und Gemüse, körperliche Bewegung und kein Alkohol oder Nikotin. Durch Interventionsstudien wissen wir, welche einzelnen Nährstoffe notwendig sind, und welche Stoffe in welchen Mengen negative Auswirkungen haben.

Gehen wir also noch einmal zurück zum kritischen Denken. Wir betrachten die Aussage: Pommes seien ungesund. Wir sollten zunächst einmal über die Begriffe einig sein: Was ist denn Gesundheit? Vielleicht können wir uns einigen, dass wir Gesundheit als gesunde Lebensjahre messen.

Dann müssen wir unsere Behauptung *begründen.* Gibt es Studien, die zeigen, dass Pommes krank machen? Zu Pommes gibt es keine Studien. Aber die großen Kohorten zeigen einen Zusammenhang zwischen Fastfood und Krankheit. Doch wir können nicht wissen, ob Pommes zu diesem Effekt kausal beitragen, ob gesunde Menschen einfach weniger Fastfood essen, ob es eine andere Erklärung gibt oder ob es Zufall ist. Es gibt auch keine Interventionsstudien, bei der einer Versuchsgruppe täglich Pommes serviert werden, um zu messen, wie lange die Probanden leben werden. Schließlich können wir nur auf mechanistischer Ebene argumentieren, dass krebserregende Stoffe beim Frittieren von Pommes entstehen und dass Pommes sehr fett- und kalorienreich sind.

Wir haben also nur Korrelationen zu Klassen von Lebensmitteln, von denen wir nicht wissen, wie stark dieser Effekt von Pommes bestimmt wird, und mechanistische Erklärungen. Das ist sehr weit unten in der Evidenzpyramide. Dann müssen wir uns aber fragen, in welchem Ernährungskontext Pommes konsumiert werden. Sind Pommes Teil einer sehr fastfood-dominierten Ernährung, bei der eben auch viel mehr Fett, Kalorien und andere krebserregende Stoffe zusammenkommen? Oder ist es die Ausnahme einer Regel von sehr gemüsereicher Kost eines Sportlers?

Wenn ich Pommes als grundsätzlich ungesund bezeichne, dann müsste auch der gelegentliche Konsum bei Sportlern einen negativen Effekt auf die gesunden Lebensjahre haben. Wenn dem nicht so wäre, dann wären nicht Pommes an sich das Problem, sondern vielleicht nur die vielen Kalorien, sofern sie nicht durch Sport verbraucht werden. Die Evidenz dafür ist nicht existent. Wir können uns natürlich trotzdem entscheiden, vorsichtshalber nie Pommes zu essen, aber unsere Überzeugung, dass sie ungesund sind, ist nicht gut begründet und sollte daher beispielsweise eher 10 % betragen, statt 90%. Wenn Gesundheitsevangelisten Pommes behandeln, als ob Moses in Steintafeln geritzt die Kunde vom Berg getragen hätte, dass frittierte Kartoffeln das direkte Werk des Teufels sind, ist eine so starke Überzeugung nicht gerechtfertigt.

Das Take-away der ganzen Forschung ist: Es gibt keine ungesunden Lebensmittel! Und es gibt keine gesunden Lebensmittel. Es gibt Ernährungsmuster, von denen wir ausgehen, dass sie eher zuträglich sind, es gibt Nährstoffe, von denen wir ausreichend zuführen müssen, und es gibt Stoffe, von denen wir nicht zu viel zu uns nehmen sollten. Alle Lebensmittel und Ernährungsformen, die zu diese Voraussetzungen erfüllen, sind nach allem, was wir wissen, in Ordnung.

Exkurs: Restriktive Diäten

Das bedeutet eben auch, dass sowohl Rohkost, Keto, Carnivor, Vegan, Basisch, Ayurvedisch als auch sonstige Ernährungsmuster *theoretisch* gesund sein können. Die Frage ist immer nur: Deckt sich dieses Muster mit dem, was wir über Gesundheit wissen?

Eine vegane Ernährung, also vollkommen ohne Tierprodukte, *kann* sehr gesund sein, weil sie meist auf viel Obst und Gemüse aufbaut, viele Ballaststoffe, wenig Kalorien und viele Nährstoffe beinhaltet. Doch: Sie enthält kein Vitamin B12! Eine *nicht supplementierte* vegane Ernährung ist *ungesund*. Mit Supplementen *kann* sie gesund sein – aber eben nur, wenn sie nicht *nur* aus Pommes besteht!

Man kann sich auch *nur* von Tierprodukten ernähren, wird dann aber keinerlei Ballaststoffe zu sich nehmen und auch viele andere Nährstoffe in geringerer Menge bekommen.

Die Gemeinsamkeit von allen restriktiven Diäten, also allen Ernährungsformen, bei denen Lebensmittel oder Lebensmittelgruppen ausgeschlossen werden, besteht darin, dass dadurch wichtige Bausteine einer abwechslungsreichen Ernährung fehlen.

Das gilt aber auch für eine Ernährung *ohne* Fast Food. Für ambitionierte Triathlet*innen, die jeden Tag mehrere Stunden Sport treiben, ist es kaum möglich, den Kalorienbedarf zu decken, wenn nicht auch auf Fast Food zurückgegriffen wird!

Je größer die Einschränkung, desto eher muss man sich mit der Zusammensetzung der Nahrung auskennen.

5.5 Ernährungsempfehlungen

Um dem zunehmenden Übergewicht in der Bevölkerung Herr zu werden, macht es durchaus eher Sinn, Bananen zu empfehlen statt Pommes, um Energie zu sich zu nehmen. Aber nicht, weil diese *an sich* gesund sind, sondern weil Leuten, die zu viele Kalorien essen, abnehmen würden, wenn sie Bananen statt Pommes essen würden. Das wäre für diese dann „gesund“.

Wenn man also eine möglichst allgemeingültige Empfehlung aussprechen will, die diesen Mustern entspricht, muss man viele Dinge beachten. Für Deutschland hat glücklicherweise die *Deutsche Gesellschaft für Ernährung* (DGE) diese Aufgabe übernommen und trägt die betreffenden Informationen in Leitlinien zusammen.

Beispielsweise auf Nährstoffebene: Wie viel Fett sollten wir zu uns nehmen, welche Arten von Fett, und welche Wirkung haben diese? Das Ganze auf Basis der gesamten veröffentlichten Literatur. Dann wird untersucht, welche Stoffe in welchen Lebensmitteln enthalten sind. Zusätzlich können wir uns auch noch fragen, welche anderen Effekte bestimmte Lebensmittel beispielsweise auf das Klima haben. Das alles zusammengenommen liefert die sogenannten Lebensmittelbezogenen Ernährungsempfehlungen der DGE.

Diese entstehen, indem ein Algorithmus die Menge an Lebensmitteln verschiedener Kategorien bestimmt, die

1. den Bedarf an Nährstoffen decken,
2. förderlich für die Prävention von Krankheiten sind,
3. nicht zu stark von der typischen Ernährung abweichen und
4. möglichst wenig Treibhausgase produzieren.

Daraus hat die DGE den *Ernährungskreis* kreiert. Dieser ist eine Darstellung der relativen Mengen von Lebensmittelkategorien, die wöchentlich verzehrt werden sollten. Die von Fachgesellschaften verfassten Leitlinien oder Stellungnahmen zu verschiedenen Nährstoffen und die Lebensmittelbezogenen Ernährungsempfehlungen sind das Fundament der nachfolgenden Kapitel. Nach den vielen Zeilen über die Verzerrung unserer Wahrnehmung, der Bedeutung der wissenschaftlichen Methode und der zahlreichen Fallstricke ist hoffentlich die Überzeugung gediehen, dass diese simplen Empfehlungen mitnichten simpel aus dem Ärmel geschüttelt werden. Sie sind eine aktuelle Interpretation dessen, was von den Schultern des Riesen zu sehen ist.

6 Makronährstoffe

Makronährstoffe verdanken ihren Namen der Tatsache, dass wir sie in großen (Makro) Mengen verzehren. Sie alle teilen die Eigenschaft, dass sie von uns als Energiequelle „verbrannt“ werden können. Dieses Schicksal trifft allerdings hauptsächlich die Kohlenhydrate und Fette, während Proteine bevorzugt als Baustoff genutzt werden.

6.1 Kohlenhydrate

6.1.1 Minimalwirksame Dosis Chemie

Kohlenhydrate sind, vereinfacht gesagt, eine Kombination von Kohlenstoff und Wasser (hydros = Wasser), also aus den Elementen Kohlenstoff, Wasserstoff und Sauerstoff. In ihrer einfachsten Form sind das Zucker: kleine Moleküle in Ringform, deren Darstellung als Fünf- bzw. Sechsecke man sicher erkennen würde. Diese Einzelgänger können sich zu Ketten verbinden. Bei zweigliedrigen Ketten spricht man meist noch von (Doppel-)Zuckern (Disacchariden), bei längeren Ketten von Oligo- bzw. bei noch längeren von Polysacchariden.

Der wichtigste Vertreter der Einfachzucker ist die Glukose (Traubenzucker). Wir sind absolut auf Glukose angewiesen: Sie dient allen Zellen des Körpers als Energiequelle. Die meisten Zellen nutzen zwar auch Fett, doch einige Ausnahmen – z. B. unser Gehirn – können kein Fett verwerten. Ohne Zucker würde bei uns also ganz schnell das Licht ausgehen. Zum Glück kann unser Körper selbst etwas Glukose herstellen, um uns durch die Zeiten zwischen den Mahlzeiten (z. B. die Nacht) zu bringen.

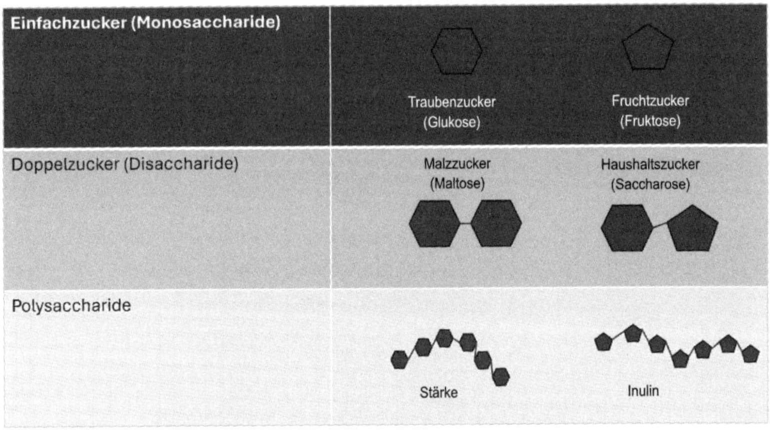

Vereinfachte Darstellung von einzelnen Einfach-, Doppel-, und Mehrfachzuckern (Konstantin Linder).

Neben Glukose gibt es Fruktose (Fruchtzucker) als weiteren wichtigen Einfachzucker. Wir können auch sie zur Energiegewinnung nutzen, doch sie spielt als Nährstoff keine so zentrale Rolle.

Verknüpft man Glukose und Fruktose, erhält man den Zweifachzucker Saccharose – den klassischen Haushaltszucker. Verbindet man Glukose mit dem Einfachzucker Galaktose (Schleimzucker), entsteht Laktose (Milchzucker), der nur in Milch vorkommt. Hier ist der Name also deutlich hilfreicher als bei Traubenzucker, der in allen möglichen Früchten steckt, und Fruchtzucker, der eben auch in Trauben vorkommt.

Der wichtigste Vertreter langkettiger Kohlenhydrate ist die Stärke: Hunderte Glukosemoleküle aneinandergehängt. In dieser Form speichern Pflanzen die Glukose, die sie bei der Photosynthese gewinnen.

Es gibt noch viele weitere Kombinationen von Einfachzuckern in verschiedenen Längen. Zellulose, der Baustoff pflanzlicher Zellwände etwa, besteht ebenfalls aus langen Glukoseketten, die wir Menschen jedoch nicht verdauen können. Ebenso unverdaulich ist Inulin: eine lange Kette aus Fruktosemolekülen, die manchen Pflanzen als Zuckerspeicher dient. Für uns schmeckt Inulin leicht süß, liefert aber keine Energie und wird vielen Lebensmitteln zugesetzt, um eine cremige Konsistenz zu erzeugen (z. B. in Eiscreme)

6.1.2 Physiologie und Diabetes

Wie bereits angemerkt, sind wir darauf angewiesen, dass etwas Glukose in unserem Blut schwimmt, um unsere Gedankenfabrik und alle anderen Körperteile mit Energie zu versorgen.

Das Problem mit dem Zucker im Blut ist, dass dieser nicht ohne Weiteres an sein Ziel kommt. Der Weg vom Blut in die Zellen führt durch spezielle Türen – doch diese sind verschlossen. Bei geschlossenen Türen kommt zum einen kein Zucker in die Zelle, zum anderen sammelt sich (z. B. nach dem Essen) eine Menge Zucker im Blut an. Wenn der Blutzucker zu lange zu hoch bleibt, beginnt er z. B. Gefäße zu „verkleben“ und Schaden anzurichten. Das ist schlecht.

Doch sobald die Türen in die Zellen offen sind, drängelt sich der Zucker sofort hindurch. Wenn die Türen aber zu weit offen stehen, würde das dazu führen, dass der ganze Zucker auf dem Weg zum Gehirn schon längst in irgendeinen Muskel abgebogen wäre. Dann gäbe es im Gehirn nichts mehr zu verbrennen und das Licht wäre aus. Das ist auch schlecht.

Damit weder das eine noch das andere passiert, regelt der Körper ziemlich genau, wie viele Türen geöffnet werden, damit nicht zu viel Zucker im Blut bleibt, aber trotzdem genug vorhanden ist, um alle zu versorgen. Diese Regelung läuft über die Bauchspeicheldrüse, die das Hormon Insulin produziert. Insulin ist quasi der Schlüssel für die Türen und regelt so die Menge an Zucker im Blut.

Es kann nun aus verschiedenen Gründen dazu kommen, dass diese Schlüssel nicht mehr richtig funktionieren – man spricht dann von *Insulinresistenz*. Nehmen wir an, ein Teil der Schlüssel würde bei Gebrauch abbrechen. Die Bauchspeicheldrüse reagiert darauf, indem sie immer mehr Schlüssel produziert, damit die abgebrochenen ersetzt werden können und sie produziert direkt etwas mehr, vorsichtshalber. Doch wenn sich die Lage weiter verschlechtert, geht die Bauchspeicheldrüse irgendwann an der ständig steigenden Produktionslast zugrunde. Wenn sie nicht mehr ausreichend Insulin produzieren kann, um ihrer Steuerungsaufgabe nachzukommen, spricht man von der Krankheit Diabetes Mellitus Typ II.

(Bei Diabetes Mellitus Typ I werden die Zellen der Bauchspeicheldrüse vom eigenen Immunsystem angegriffen und zerstört. Das geschieht meist schon in jungem Alter, und die Betroffenen müssen sich selbst Insulin spritzen. Typ II tritt eher im Alter auf und ist stark abhängig vom Lebensstil.)

6.1.3 Wie viel Kohlenhydrate sollte ich essen?

Um diesen uninteressanten Punkt schnell abzuhandeln: Es ist relativ egal! Die Empfehlung der Fachgesellschaft liegt bei ca. 55% der Kalorien. Es gibt keine Gründe davon auszugehen, dass moderate Ausschläge nach oben oder unten einen Unterschied machen. Die Ausnahme wären die Extreme. Denn fast immer bedeutet ein Mehr von einer Sache ein Weniger von einer anderen. Wer also fast alle Kohlenhydratquellen aus der Ernährung streicht, wird Probleme bekommen, ausreichend Ballaststoffe zu sich zu nehmen. (Die meisten Ballaststoffe kommen über Getreide: also Nudeln, Brot, Reis oder über Hülsenfrüchte, die alle auch viel Kohlenhydrate enthalten.) Wenn stattdessen mehr Fett konsumiert wird, wird hier die Bedeutung der Fettqualität natürlich gehebelt, und es ist leichter, auf Grund der vielen Kalorien von Fett, zu viel Energie zuzuführen. Wer sich andersherum nur von Zucker ernährt, dem fehlen irgendwann Proteine, essenzielle Fette usw. Eine so extreme Ernährung passiert aber nicht einfach mal so, sondern nur durch sehr bewusste Nahrungsmittelauswahl bzw. Restriktion z. B. im Rahmen einer Diät. Man muss sich also keine Gedanken darüber machen.

Viel spannender und kontroverser ist die Frage, was sind „gute" Kohlenhydrate. Der Gedanke, dass Glukose in einer Cola nicht unbedingt mit Glukose in einer Bohne gleichzusetzen ist, erfordert nicht gerade die intellektuelle Strahlkraft einer Supernova.

6.1.4 Qualität von Kohlenhydraten

Bereits in den 1970ern wurde beobachtet, dass unterschiedliche Kohlenhydratquellen unterschiedliche Auswirkungen auf den Blutzucker zeigten. Nachdem wir etwas Glukosehaltiges gegessen haben, wird unser Blutzuckerspiegel steigen. Das kann schnell passieren, die Glukose „schießt" ins Blut und steigert den Blutzucker sehr schnell auf ein hohes Niveau. Oder es dauert eben länger, der Zucker „sickert" ins Blut und steigert den Spiegel nur ein wenig und über einen längeren Zeitraum. Seitdem wurde von verschiedensten Personen die Bedeutung der Wirkung auf den Anstieg des Blutzuckerspiegels mehr oder weniger in der Mittelpunkt von Ernährungserwägungen gestellt. Die Frage ist, wie kann man diese Wirkung messbar machen?

Glykämischer Index, Glykämische Last

Der Glykämische Index gibt an, wie groß die Fläche unter der Blutzuckerkurve ist, also die Menge der Glukose, die im Blut landet, wenn 50g Kohlenhydrate eines Lebensmittels gegessen werden. Dies wird ins Verhältnis gesetzt zu der Kurve, die von 50g reiner Glukose verursacht wird. Der Index muss also theoretisch irgendwo zwischen 0 (gar keine Glukose kommt ins Blut) und 100 (die Kohlenhydrate bestehen nur aus Glukose) liegen.

Was nun hoch, mittel oder niedrig ist, ist eine Definitionsfrage. In Australien und Neuseeland gibt es ein Label für einen niedrigen GI als Hauptindikator von „guten" Kohlenhydratquellen (wobei auch andere Bedingungen erfüllt werden müssen). Laut der herausgebenden *Glycemic Index Foundation* ist ein GI-Wert von mehr als 69 ein hoher Wert. Ein mittlerer Wert liegt zwischen 56 und 69, ein niedriger GI liegt unter 56.

Mit der kecken Abkürzung GLYX, für den Glykämischen Index, hat die deutsche Ökotrophologin Marion Grillparzer ihre danach benannte Diät bekannt gemacht und stellt ihn entsprechend ins Zentrum.

Doch wodurch wird denn der GI beeinflusst? Natürlich sorgt ein höherer Anteil an Glukose bzw. an Stärke (die zu Glukose verdaut wird) für einen höheren Blutzuckeranstieg. Denn der Zuckerspiegel im Blut bezieht sich nur auf Glukose. Doch es gibt auch verschiedene Arten von Stärke!

Die Amylose besteht aus langen Ketten von Glukose, die sich in einer großen Spirale drehen. Amylopektin hingegen bezeichnet stark verzweigte Glukoseketten, wie ein Wurzelnetzwerk. Dieses verzweigte Netzwerk kann von verschiedenen Seiten gleichzeitig abgebaut werden. Die Mehrzahl der Verdauungsenzyme spalten nämlich immer nur das letzte Kettenglied am Ende einer Kette ab. Viele Enden in einem

Netz bedeuten also viele Angriffsstellen. Doch eine einzige lange Kette bietet nur zwei Enden.

Je nach Pflanzenart, sogar je nach Sorte, kann sowohl die Menge als auch der Anteil dieser unterschiedlichen Stärken großen Schwankungen unterworfen sein. Dann ist die Stärke aber auch noch unterschiedlich verpackt: innerhalb der Zellen in vielen kleinen Körnchen oder in eher großen. Die Oberfläche von vielen kleinen Körnchen ist natürlich größer, bietet so mehr Angriffsfläche und kann schneller verdaut werden.

Aber auch nur, wenn die Stärke durch Kochen verkleistert wird. Rohe Nudeln sind ungenießbar, und auch ein Erhitzen ohne Wasser ändert daran nichts. Es braucht Wasser, das die Strukturen auflockert und aufquellen lässt. Erst dann kommen wir an die Stärke heran. Aber Achtung: Wenn die Stärke wieder abkühlt, dann verkleben besonders die langen Amylose-Ketten miteinander und verknoten sich derart, dass sie unverdaulich werden und den Blutzuckerspiegel nicht mehr erhöhen können (allerdings widerfährt das nur ca. 1% der Stärke). Wenn die Stärke noch in ganzen Körnern steckt und wir diese nicht zerkauen, dann kann das ganze Korn einfach komplett ausgeschieden werden, ohne dass der Blutzucker jemals etwas davon gehört hätte.

Das alles bezog sich nur auf die Kohlenhydrate selbst. Doch natürlich sind auch noch viele andere Stoffe in Lebensmitteln enthalten. Ein hoher Fettgehalt oder Säure sorgen beispielsweise dafür, dass der Nahrungsbrei langsamer aus dem Magen entlassen wird und damit auch langsamer ins Blut aufgenommen werden kann. Und dann gibt es noch Stoffe, die direkt die Verdauung hemmen und die Blutzuckerkurve glätten.

Aufgrund dieser vielen Einflüsse ist es sehr schwer, den GI eines Lebensmittels zu schätzen. Und so muss der GI von Lebensmitteln im Labor ermittelt werden. Doch das Hauptproblem des GI ist, dass er unabhängig von der relativen Kohlenhydratmenge in dem entsprechenden Lebensmittel ist.

Der GI von gekochten Karotten oder Wassermelone ist höher als der von Baguette. Um die 50g Kohlenhydrate zu erreichen, die dem GI zugrunde gelegt werden, müsste man circa 700g gekochte Möhren essen, aber nur rund 100g Baguette. Dass die tatsächliche Blutzuckerkurve also realistischer von Lebensmitteln gesteigert wird, die nicht nur einen hohen Glykämischen Index besitzen, sondern auch viele Kohlenhydrate enthalten, wird von einem anderen Index berücksichtigt: der Glykämischen Last. Hier wird die enthaltene Menge Kohlenhydrate mit dem GI multipliziert. So wird die tatsächliche Auswirkung einer realistischen Menge eines Lebensmittels auf den Blutzucker angegeben und nicht die Auswirkung von einer bestimmten Menge Kohlenhydrate aus einem Lebensmittel. So sorgen eben 100g Möhren nur zu einem Siebtel des Blutzuckeranstiegs von 100g Baguette.

Basierend auf den Ideen von David Ludwig aus Harvard fasste Nicolai Worm das Prinzip von niedriger Glykämischer Last und möglichst geringer Insulinantwort als LOGI-Methode (LOw Glycemic and Insulinemic) in seinem deutschsprachigen Buch zusammen, welches einige Bekanntheit erlangte.[34]

Doch wie oben schon angerissen, sind diese Kennzahlen oft nicht aussagekräftig. Der GI schwankt selbst bei einem Grundnahrungsmittel immens zwischen verschiedenen Sorten. Wenn Produkte getestet werden, dann haben diese in einem anderen Land meist völlig andere Zusammensetzungen, die zu einem völlig anderen GI führen. Auch die individuelle Blutzuckerantwort schwankt sehr stark von Mensch zu Mensch. Auch die Dauer des Kauens, die Menge der Verdauungsenzyme in unserem Speichel bis hin zur Zusammensetzung der Bakterien in unserem Darm haben Einfluss auf unsere Blutzuckerkurve.

Meiner Meinung nach der wichtigste Punkt ist allerdings, dass der GI oder die GL nur für isolierte Lebensmittel gilt. Wer außer Enten im Park isst denn trockenes Brot? Die Menge an Streichfett, die Qualität des Streichfetts (Schmalz oder Rapsölmargarine), der Belag (Gemüse, Schokoaufstrich oder Käse) und das Getränk dazu (Orangensaft oder Kaffee ohne Zucker?) machen den Index der Brotscheibe im Kontext quasi bedeutungslos.

Natürlich wird Weißbrot mit Schokocreme den Blutzucker stärker in die Höhe treiben als Pumpernickel mit Gurken. Aber um das zu wissen, sind keine komplizierten Tabellen der Glykämischen Indizes oder Lasten nötig. Es reicht, sich an die Grundregeln zu halten: *möglichst unverarbeitetes Vollkorngetreide zu sich nehmen und raffinierten Zucker zu meiden.*

---

34 Worm, Nicolai: LOGI-Methode: Glücklich und schlank.

Da sich die Lebensmittel mit niedrigem glykämischem Index oder niedriger glykämischer Last also mit den allgemeinen Ernährungsempfehlungen decken, können sie laut Stellungnahme der DGE als Orientierung genutzt werden.

Aber ob es wirklich an der Blutzuckerwirkung liegt, bleibt zweifelhaft. Denn die Studien, die die Ernährung daraufhin untersucht haben, finden keine überzeugenden Effekte.

Exkurs: Wenn es kein Problem gibt, muss man nur genau genug hinschauen! Glukose Goddess und Co.

Man könnte das einfach so hinnehmen, dass die Blutzuckerkurve bei gesunden Menschen relativ egal ist, und trotzdem einfach Vollkornprodukte bevorzugen und Zucker meiden. Man könnte allerdings auch ein Problem erfinden und anschließend die dazugehörige Lösung verkaufen.

Die Französin Jessie Inchauspé bespielt auf Youtube als „Glucose Goddess“ über eine Million Abonnenten und schreibt Bücher über die Vermeidung von Blutzuckerspitzen. Durch die Auswahl, Kombination oder Reihenfolge von Lebensmitteln sollen Blutzuckerkurven geglättet und gefährliche Spitzen verhindert werden. Belege, dass diese irgendeinen Schaden anrichten könnten, gibt es nicht. Andere Influencer geben sich mit Mutmaßungen über ihren Blutzucker nicht zufrieden und tragen Messgeräte, die dauerhaft den Blutzucker messen und eigentlich für Typ I Diabetiker gedacht sind (da diese kein Insulin produzieren, müssen sie genau wissen, wie hoch ihr Blutzucker ist).

In dramatischen Videos wird dann eröffnet, welches vermeintlich harmlose Lebensmittel den Blutzucker hat in ungeahnte Höhen schießen lassen. Doch solange es eben keine Belege für etwas Gegenteiliges gibt, können wir davon ausgehen, dass das für gesunde Menschen völlig egal ist. Welche Folgen es allerdings hat, Lebensmittel auszuschließen (damit auf deren Nährstoffe zu verzichten) und sich konstant Sorgen um einen „schlechten“ Blutwert zu machen, kann man auch nur mutmaßen.

Was durchaus von gesundheitlicher Bedeutung ist: der durchschnittliche Blutzuckerwert. Was bei Diabetes zum Problem wird, sind unnatürlich hohe Blutzuckerkurven, weil der Zucker nicht gut in die Zellen kommt, und ein höherer „Basiswert", weil die Leber durch ihre Funktionsstörung selbst Zucker ins Blut abgibt. *Das* ist etwas völlig anderes.

Kleine Zuckerreste, die sich bei normalen Blutzuckerschwankungen vielleicht irgendwo dranbinden, lösen sich einfach wieder, wenn der Blutzucker sinkt. Nur in dieser pathologischen Stoffwechsellage kommen diese reversiblen Prozesse des Bindens und Lösens aus dem Gleichgewicht: Die verzuckerten Strukturen gehen kaputt.

Praktischerweise bindet sich der Blutzucker, der sich einfach im Wasser des Blutes löst, nicht nur an Gefäßwände, sondern auch an den Blutfarbstoff Hämoglobin. Da die roten Blutkörperchen aber dauerhaft abgebaut und neu gebildet werden, ist der Grad der Verzuckerung des Blutfarbstoffes (der Laborwert lautet HbA1c) ein recht guter Indikator für den durchschnittlichen Blutzucker. Ist der Wert hoch, dann war der Blutzucker *zu* hoch für *zu* lange Zeit, sodass sich die Verzuckerungen nicht lösen konnten.

(Da bei gesunden Menschen dieser Wert auch nicht erhöht ist, spricht das auch mechanistisch dafür, dass kurze Blutzuckerspitzen irrelevant sind.)

6.1.5 Süßstoffe und Darmbakterien

Wahrscheinlich die verbreitetste Sorge in Bezug auf Süßstoffe ist, dass sie nicht vor Gewichtszunahme schützen oder sogar für eine Zunahme sorgen. Am Anfang des Buches haben wir über diesen Fall von „reverser Kausalität" gesprochen. Es ist höchstwahrscheinlich so, dass übergewichtige Menschen eher zu Diätgetränken greifen. In Interventionsstudien, in denen Probanden entweder zucker- oder süßstoffgesüßte Softgetränke bekommen, nehmen die Gruppen mit den Zuckergetränken mehr zu als die Diätgruppe. Der Zucker hat eben mehr Kalorien, und das wird auch nicht durch mehr Appetit oder andere Effekte von Süßstoffen geändert.

An dieser Stelle widmen wir uns zwei anderen Bedenken: dem direkten gesundheitlichen Schaden und dem Effekt auf unsere Darmbewohner.

Das letzte Aufflammen der Angst vor Süßstoffen beruhte darauf, dass zum Zeitpunkt der Erstellung dieses Manuskripts Aspartam von der Internationalen Krebsforschungsagentur der UN (IARC) als möglicherweise krebserregend eingestuft wurde. Um so eingeordnet zu werden, reicht es allerdings aus, dass es irgendwelche Hinweise aus Menschen- *oder* Tierversuchen gibt, die zeigen, dass ein gewisser Stoff bei *irgendeiner* Menge krebserregend sein *könnte*. Was im Zuge dessen meist nicht kommuniziert wurde, ist die viel relevantere und zeitgleich veröffentlichte Einschätzung des Gemeinsamen Expertenausschusses für Lebensmittelzusatzstoffe der UN (JECFA), die das tatsächliche Risiko bewerten. Die geben aber „grünes Licht“: Die Menge, die ein Leben lang und täglich konsumiert werden könnte, ohne irgendwelche Symptome hervorzurufen, entspricht ungefähr der Menge von 20 Litern Cola. Pro Tag. Jeden Tag. Für immer. Es scheint sehr unwahrscheinlich, dass das versehentlich erreicht werden kann.

Das liegt vor allem daran, dass Aspartam im Darm in Asparaginsäure, Phenylalanin und Methanol aufgespalten wird. Die beiden ersteren sind Aminosäuren und fallen zwischen der Riesenmenge an anderen Aminosäuren gar nicht auf. (Das sind die Bausteine, aus denen alle Eiweiße aufgebaut sind. Dazu später mehr.) Methanol ist in höheren Mengen tatsächlich gesundheitsschädlich. In so geringen Konzentrationen wie durch den Konsum von Süßstoff ist das aber völlig egal. Methanol entsteht auch bei der Verdauung von Tomaten. Da diese aber „natürlich“ sind, gibt es hierfür keine Schlagzeilen. Aspartam ist nach wie vor gesundheitlich völlig unbedenklich und nur deswegen weiterhin zugelassen. Aber auch hier gilt: Wie hoch die Menge an mit Aspartam gesüßten Softdrinks als Teil der Ernährung sein sollte, ist eine andere Frage.

Ein weiteres Scheinargument, das Süßstoffkritiker gerne anbringen, sind die negativen Effekte auf unser Mikrobiom. Genauer gesagt: die Mikrobiota, also die Mikroorganismen, die in unserem Dickdarm wohnen. Doch auch wenn Süßstoffe einen Effekt auf die Zusammensetzung der Spezies haben können, ist völlig unklar, ob diese Effekte positiv, negativ oder neutral sind.

Auch die an vielen Stellen beworbenen Mikrobiomtests entbehren einer belastbaren wissenschaftlichen Grundlage. Die Zusammensetzung der Darmbakterien kann sich innerhalb von Stunden sehr stark ändern. Sie ist genetisch mitbedingt, ändert sich im Laufe des Lebens, abhängig von der Ernährung, aber auch von sportlicher Betätigung, dem Wohnort, Haustieren, der Art der Geburt usw. Man kann sich das Mikrobiom vielleicht wie ein anderes Ökosystem, wie einen Wald, vorstellen. Der Fuchs sieht vielleicht verdächtig aus mit seinen Zähnen, aber er erfüllt im Wald eine wichtige Aufgabe. Ohne Füchse als Fressfeinde vermehren sich vielleicht kleine Nager so sehr, dass sie die Baumwurzeln zerfressen, bis der Wald stirbt. Solche Zusammenhänge sind komplex, nur auf Ebene des Mikrobioms eben *bei weitem* nicht verstanden.

Dort Aussagen über Fehlbesiedelung durch einzelne Bakterienstämme oder darauf basierende Ernährungsempfehlungen auszusprechen, ist (in den meisten Fällen) aus der Luft gegriffen.

„Sie haben Depressionen, weil Sie zu wenig Bifidobakterien haben. Sie brauchen probiotischen Joghurt, und dann wird das" ist so sinnvoll wie: „Sie haben keine Pilze im Wald gefunden? Dort gibt es Füchse mit Zähnen, die waren das bestimmt. Legen Sie mal Backsteine aus, dann beißen die Füchse sich daran die Zähne aus und fressen nicht mehr die Pilze." Nur, dass lateinische Namen von Bakterienstämmen halt so wissenschaftlich klingen und kaum jemand Ahnung von Mikroben hat, sodass niemandem auffällt, dass es Blödsinn ist.

6.1.6 Zuckerangst, Soft-Drinks und Fruktose

Wenn wir von zuckerhaltigen Produkten sprechen, meinen wir nicht das Vollkornprodukt, welches Zucker in Form von Stärke enthält, sondern freie Einfach- und Doppelzucker.

Zucker an sich ist nicht schädlich – auch wenn ihn manche Gesundheitsfanatiker zum Oberteufel stilisieren. Die DGE empfiehlt einen Anteil von unter 10 % zugesetztem Zucker an der Gesamtkalorienmenge. Das entspricht ungefähr 50 Gramm Zucker – also dem, was auf Zutatenlisten steht oder was wir selbst in Rezepte mischen. Umgerechnet entspricht das etwa dem Zuckergehalt von 250 Gramm meiner Lieblingseiscreme pro Tag. (Vorausgesetzt natürlich, ich habe keine zuckerhaltigen Soßen oder Ähnliches verwendet – in denen sich überraschend viel Zucker verstecken kann.)

Wer sich sonst ausgewogen ernährt, muss keine Angst vor Zucker haben. Ganz egal ist das Thema trotzdem nicht.

Süße Limonaden, Eistees usw. enthalten große Mengen Zucker. Einen halben Liter Limo trinkt man eher nebenbei, als dass man einen halben Topf Eiscreme löffelt. Selbst ein Liter Limo an einem heißen Tag ist gut zu schaffen. Während ein ganzer Topf Eiscreme zumindest gut satt macht, ist nach einem Rülpser und einer halben Stunde von der Limo nichts mehr zu spüren. Da süße Getränke kaum sättigen, konsumieren wir tendenziell mehr davon – und das zusätzlich zu anderen Kalorien, nicht statt ihrer. So summieren sich die Kalorien ganz unauffällig auf.

Haushaltszucker ist ein Doppelzucker aus Glukose und Fruktose. Fruktose erhöht den Blutzuckerspiegel nicht direkt, wird aber ausschließlich von der Leber aufgenommen und dort zu Glukose umgewandelt. Diese Verstoffwechslung dient manchen als Anlass, Fruchtzucker als „Gift" zu bezeichnen. Die Tatsache, dass die Leber sich alleine um die Fruktose kümmern muss, *kann* unter bestimmten Bedingungen tatsächlich problematisch werden: Wenn etwa große Mengen fruktosereicher Softdrinks schnell konsumiert werden, trifft viel Fruktose auf einmal auf die Leber. Sind deren Zuckerspeicher voll, wird der Überschuss als Fett gespeichert. Passiert das häufig, ohne dass die Fettreserven je abgebaut werden, steigt das Risiko einer weiter verfettenden Leber – und schließlich einer Metabolismus Assoziierten Fettleber (MASLD).

Doch das Problem ist nicht die Fruktose an sich, sondern der chronische Kalorienüberschuss. Nur wenn dauerhaft zu viel Energie aufgenommen wird, kann sich Fett in der Leber ansammeln. Profi-Radsportler etwa nehmen täglich große Mengen Zucker in Form von Gels zu sich – mehr, als man über Eiscreme aufnehmen könnte. Trotzdem haben sie keine Fettleber.

Übergewicht entsteht nicht ausschließlich durch Zucker, sondern durch überschüssige Energie – egal ob aus Alkohol, Traubenzucker oder Fett. Der Konsum von Softdrinks *kann* das Risiko für eine Fettleber erhöhen – aber vor allem deshalb, weil sie viele Kalorien enthalten und kaum sättigen. Nicht, weil Fruktose „giftig" wäre.

In Softdrinks kommt eben beides zusammen: hohe Fruktosemengen und leicht erreichbarer Kalorienüberschuss. Trifft das auf eine ohnehin ausgelastete Leber, steigt der Fettgehalt dort – mit ungünstigen Folgen.

Natürlich sind Saftschorlen, ungesüßte Tees, ungesüßter Kaffee und Wasser die besseren Flüssigkeitsquellen.

Angst vor Zucker ist unbegründet. Angst vor Fruktose ist unbegründet. Man sollte es nur nicht übertreiben – und das geht mit Softdrinks deutlich einfacher (und unbemerkter) als mit Kuchen. Wenn also Softdrinks, dann bitte ohne Zucker.

6.1.7 Fazit

Die Evidenz zu Kohlenhydraten ist in der ausführlichen Leitlinie zum Thema von der *Deutschen Gesellschaft für Ernährung* aufgearbeitet. Meine Interpretation der Essenz davon lautet: Der Anteil der Kohlenhydrate ist in vernünftigen Grenzen nicht bedeutend. Was zählt, ist die Qualität. Dabei sollte man sich nicht von komplizierten Indizes wie Glykämischem Index oder Glykämischer Last irritieren lassen, sondern auf Ballaststoffe achten (Vollkorn und Hülsenfrüchte). Zugesetzten Zucker sollte man nur in Maßen in Abhängigkeit vom Kalorienbedarf konsumieren und zuckergesüßte Getränke eher meiden!

6.2 Ballaststoffe

Eigentlich gehören die Ballaststoffe chemisch zu den Kohlenhydraten. Da sie aber ganz andere Rollen in unserem Organismus spielen, behandeln wir sie hier separat.

Ballaststoffe verdanken ihren Namen der frühen Beobachtung, dass sie eben nicht aufgenommen und zur Energiegewinnung verstoffwechselt werden und damit eben nur „Ballast“ im Nahrungsmittel darstellen. Man kann sie grob in die löslichen und die unlöslichen Ballaststoffe einteilen. Die unlöslichen sind meist feste Bestandteile von Pflanzen (Zellulose zum Beispiel, die den Hauptteil der Zellwände ausmacht) oder Pilzen und Insekten (Chitin-Panzer), aber nicht von Tieren. Sie sind in unserer Verdauung tatsächlich Ballast und sorgen dafür, dass früher etwas mengenmäßig Ausscheidungswürdiges zusammenkommt, zu Deutsch: eine Kackwurst. So bleiben Nahrungsreste weniger lange im Darm. Die wasserlöslichen Ballaststoffe binden hingegen Wasser, quellen eher auf und sorgen so für eine weiche Wurst. Wichtiger ist aber, dass diese auch von den Bakterien in unserem Dickdarm gegessen werden, dazu später mehr. Doch sowohl lösliche als auch unlösliche Ballaststoffe sorgen dafür, dass unsere Nahrung mehr Volumen hat und mehr gekaut werden muss, was beides eher satt macht.

Die DGE empfiehlt eine Mindestmenge von 30 Gramm Ballaststoffen pro Tag. Das wird von der Mehrheit nicht erreicht. In der NVS II lag die Ballaststoffzufuhr bei 75 % der Frauen und 66 % der Männer unter dem Richtwert. Dass die meisten Menschen weit unter der Empfehlung liegen, erklärt vielleicht auch teilweise, dass eine höhere Ballaststoffzufuhr wahrscheinlich positive Einflüsse auf *alle* untersuchten Endpunkte (mit Ausnahme des Metabolischen Syndroms) zeigt.

Auch wenn sie chemisch Kohlenhydrate sind, und im Gramm-Bereich verzehrt werden, gehören sie nicht in die Kategorie der Makronährstoffe. Ebenso wie sekundäre Pflanzenstoffe, also alle anderen Stoffe, die Pflanzen noch so produzieren, werden sie oft unter den Mantelbegriff: Bioaktive Substanzen gefasst.

Wie sekundäre Pflanzenstoffe haben auch manche Ballaststoffe sogar eine pharmakologische Wirkung! Die Beta-Glucane, wasserlösliche Ballaststoffe aus dem Hafer beispielsweise, binden Gallensalze (die der Körper bei der Fettverdauung ausschüttet und normalerweise wieder absorbiert). Durch die Bindung werden diese ausgeschieden anstatt wieder absorbiert zu werden. Da Gallensalze viel Cholesterin enthalten, und die gebundenen Gallensalze ausgeschieden werden, sorgen sie für weniger Cholesterin im Körper. Doch sie werden sogar ins Blut aufgenommen und hemmen in der Leber die Neubildung von Cholesterin. Auf Haferflocken darf (wenn ausreichend Beta-Glucane enthalten sind) sogar ganz offiziell aufgedruckt werden, dass diese den Cholesterinspiegel senken! Doch damit nicht genug. Sie dienen eben auch den Millionen von Bakterien in unserem Darm als Nahrung.

6.3 Proteine

Proteine stellen den wichtigsten Makronährstoff dar. Sie sind aus Aminosäuren aufgebaut. Von diesen gibt es zwar unzählige, doch alle Proteine bestehen nur aus einer Untergruppe von 20 dieser Aminosäuren. Alle Aminosäuren haben unterschiedliche Eigenschaften und alle werden fein säuberlich in einer Kette aneinander gereiht. Durch die Reihenfolge, in der sie aneinandergereiht werden, ergeben sich spezielle Formen dieser Kette. Diese wird mithilfe spezieller Zellmaschinen gefaltet, und durch die Ergänzung von anorganischen Teilen (z. B. Metallen) können unvorstellbar viele Funktionen abgebildet werden.

Unsere Haare, Fingernägel, das Gerüst unserer Knochen und unsere Muskeln bestehen aus Proteinen, die Struktur geben. Als Hämoglobin, der rote Blutfarbstoff (Protein, ergänzt durch Eisen), verteilen Proteine Sauerstoff im Körper. Als Antikörper rücken sie als Teil des Immunsystems infektiösen Eindringlingen auf die Pelle. Doch vor allem regulieren sie als Enzyme … alles. Enzyme sorgen dafür, dass chemische Reaktionen, die von sich aus zwar passieren würden, aber sehr langsam vonstattengehen, unfassbar beschleunigt werden. So können Reaktionen in Sekunden passieren, die ansonsten Jahre dauern würden.

In jeder Zelle unseres Körpers passieren Millionen von chemischen Reaktionen in jeder Sekunde: Sie stellen Energie bereit, leiten Nervenimpulse weiter, lesen Informationen aus der DNS usw. All diese Reaktionen werden durch Enzyme überhaupt erst möglich. Ohne sie würden die Reaktionen so unfassbar langsam ablaufen, dass wir nicht leben könnten. Das Ein- und Ausschalten dieser Enzyme ist also essenziell – und auch das Übernehmen häufig wieder andere Proteine. Ein Verzicht auf Proteine ist in kürzester Zeit „nicht mit dem Überleben vereinbar“, wie eine Professorin immer zu sagen pflegte.

Das Spektrum der vermeintlich optimalen Proteinzufuhr ist deutlich kleiner als bei Fetten und Kohlenhydraten. Um die Frage der Menge zu untersuchen, müssen wir uns allerdings kurz mit den Aminosäuren auseinandersetzen.

6.3.1 Biologische Wertigkeit

Denn nicht alle Aminosäuren sind gleich. Als Metapher können wir uns vorstellen, ein Lehmhaus zu bauen. Einige der Aminosäuren kann unser Körper in andere umbauen, wenn Bedarf besteht (sogenannte: nicht-essenzielle Aminosäuren). Aus einem Lehmwürfel kann man eine Kugel formen und andersherum, je nachdem, was gerade gebraucht wird. Es muss nur genug Lehm zur Verfügung stehen. Doch die neun essenziellen Aminosäuren können wir nicht aus anderen herstellen. Das wären in dem Beispiel die Fenster und Türen. Wenn wir einen Wintergarten bauen wollen, aber keine Fenster zur Verfügung haben, sondern nur Türen und ganz viel Lehm, wird das ein sehr düsterer Wintergarten.

Es ist also wichtig, dass das Eiweiß, das wir zu uns nehmen, nicht nur insgesamt eine ausreichende Menge Lehm enthält, sondern auch Fenster und Türen in den Mengen, wie wir sie brauchen. Wenn wir also Proteinmengen anschauen, ist das immer nur eine Vereinfachung. Eigentlich brauchen wir verschiedene Aminosäuren in verschiedenen Mengen, doch die genaue Aminosäuren-Zusammensetzung findet man höchstens auf der Rückseite von Proteinpulvern.

Der Begriff der biologischen Wertigkeit ist ein Konzept, um zu beschreiben, inwiefern die Aminosäuren-Zusammensetzung eines Lebensmittels mit unserem durchschnittlichen Bedarf an Aminosäuren übereinstimmt. Es verwundert eigentlich auch nicht, dass tierisches Eiweiß eine besonders hohe Wertigkeit hat. Immerhin sind wir im Großen und Ganzen schon recht ähnlich zu anderen Tieren. Die Aminosäuren, aus denen Tiere Muskeln bilden, sind dieselben, aus denen wir Muskeln bilden – und sie liegen in Fleisch daher auch in den richtigen Verhältnissen vor.

Glücklicherweise sind wir aber nicht darauf angewiesen, dieses Verhältnis bei jeder Mahlzeit einzuhalten. Möchte unser Bizeps etwas Muskelquerschnitt aufbauen und benötigt dafür hypothetisch 2 Gramm der Aminosäure Leucin und 0,4 Gramm Valin, ist es völlig egal, ob wir zum Frühstück und Mittagessen jeweils die Hälfte dieser Mengen zuführen oder nur einen der beidem Stoffe.

Bei einer ausgewogenen und abwechslungsreichen Ernährung ist die Wahrscheinlichkeit groß, dass ein relativer Mangel einer Aminosäure im Laufe des Tages ausgeglichen wird. In Getreide kommt beispielsweise eine Aminosäure verhältnismäßig wenig vor, die in Hülsenfrüchten überdurchschnittlich enthalten ist. Umgekehrt ist die knappe Aminosäure in Hülsenfrüchten ordentlich in Getreide enthalten. Bohnenchili in einem Burrito aus Weizenmehl, Hummus mit Weizenpita, Baked Beans mit Brot sind nur einzelne Beispiele, um zu zeigen, dass diese Kombination selbst innerhalb einer Mahlzeit gut möglich ist.

Daher ist die biologische Wertigkeit von Proteinen *prinzipiell* zwar wichtig, *praktisch* ist es aber völlig ausreichend, die Gesamtmenge an Eiweiß zu messen und mit einem gewissen Sicherheitspuffer davon auszugehen, dass eben auch diese Menge an Eiweiß tatsächlich zum Bau von Proteinen zur Verfügung steht.

Also ist die große Frage nur: Wie viel Eiweiß brauche ich denn nun?

6.3.2 Bedarf

Die Empfehlung der DGE sind 0,8 Gramm pro Kilogramm Körpergewicht. Darin ist bereits ein gewisser Sicherheitspuffer inbegriffen.

Diese Menge ist durch eine durchschnittliche Ernährung problemlos zu erreichen. In besonderen Lebensphasen steigt der Bedarf und die Zufuhrempfehlung. Weniger zu sich zu nehmen, bedingt offensichtlich einen Mangel. Doch was ist die obere Grenze? Protein ist besonders sättigend und könnte so beim Gewichtsmanagement helfen. Doch der Effekt scheint mit der Zeit abzunehmen, weswegen von der DGE auch keine erhöhte Zufuhr empfohlen wird. Für Sportler hingegen ist eine erhöhte Proteinzufuhr von besonderer Bedeutung. Eine gesteigerte Eiweißzufuhr, besonders in Verbindung mit Muskeltraining, stimuliert den Muskelaufbau, wenn ausreichend oder mehr als genug Kalorien aufgenommen werden. In einem Kaloriendefizit schützt eine hohe Eiweißzufuhr vor Muskelabbau.

Der ein oder andere ambitionierte Bodybuilder hat sich sicher schon gefragt: Könnte man seinen Energiebedarf also direkt nur aus Proteinen decken? In Notsituationen wurde dies wohl zumindest schon getestet. Ich konnte die Originalquelle dazu nicht finden, doch in seinem Buch *Catching Fire* berichtet Richard Wrangham von Vilhjalmur Stefanssons Erfahrungen in der Arktis. Wenn keine Pflanzen zur Verfügung stehen, aber auch das Fleisch sehr mager ist, wird Protein zur einzigen Energiequelle.

Übelkeit, innere Unruhe, Durchfall und ein anhaltender, quälender Hunger, der nur durch Fett zu stillen ist, sind die Begleiter einer reinen Proteindiät – bis zum Tod nach ein paar Wochen.

Für Sportler wird von der Internationalen Gesellschaft für Sporternährung eine Zufuhr von 1,2 bis 2 Gramm pro Kilogramm Körpergewicht empfohlen. Während einer Diät sind sogar bis zu 3 Gramm pro kg Körpergewicht noch hilfreich. Solange keine Nierenerkrankungen existieren, gibt es keine Anzeichen für gesundheitlich abträgliche Effekte. (Die Nieren müssen die überschüssigen Aminosäuren – bzw. genauer: den darin enthaltenen Stickstoff – entsorgen und stoßen, wenn sie vorgeschädigt sind, dann eventuell an ihre Grenzen.)

6.4 Fette

6.4.1 Einführung und Überblick

Kohlenhydrate sind schneller zugängliche Energiequellen. Tiere, also auch Menschen, besitzen relativ überschaubare Speicher in ihren Muskeln und der Leber. Aber sie binden viel Wasser und wiegen dadurch relativ viel. Pflanzen speichern ihre Energie bevorzugt in Kohlenhydraten. Da sie sich nicht bewegen, ist ihnen das Gewicht egal. Doch diese Speicherform ist es, die es für uns attraktiv macht, sie zu essen. Da wir uns aber bewegen müssen, brauchen wir eine alternative Energiequelle, die weniger Ballast darstellt. Fett speichert circa dreimal so viel Energie pro Gramm wie Kohlenhydrate. Das macht es leichter, sie zu transportieren.

Der Begriff „Lipide“ bezeichnet eine heterogene Gruppe an Substanzen, deren Gemeinsamkeit darin besteht, dass sie sich aufgrund ihrer chemischen Struktur sehr schlecht in Wasser lösen. Lipide können fest sein und werden dann meist als Fett bezeichnet (Butter, Kokosöl, Schmalz), oder flüssig und werden dann Öle genannt. Doch das ändert nichts an ihrem Unwillen, sich mit Wasser einzulassen. Aber was haben Lipide gegen Wasser? Tatsächlich könnte man sagen, es ist eher das Wasser, das nicht mit den Lipiden spielen will. Wassermoleküle besitzen eher positiv und eher negativ geladene Bereiche. Die positiven Bereiche eines Moleküls werden vom negativen Bereich des nächsten angezogen und umgekehrt. Das sorgt dafür, dass Wasser recht stark zusammenhält und z. B. eine Oberflächenspannung aufweist. So kann man ein Glas Wasser ein kleines bisschen über den Rand füllen, ohne dass es überläuft, weil die Moleküle sich so stark festhalten, dass sie oberhalb des Glasrandes versuchen, eine Kugel zu bilden.

Lipide haben keine so stark geladenen Bereiche. Man kann sich also vereinfacht vorstellen, dass die Lipidmoleküle relativ uninteressiert an jeglichen Bindungen sind. Aber um sie herum halten die Wasserteilchen so stark aneinander fest, dass es die „unsozialen" Fettmoleküle zusammendrängt. Dort bilden sie zwar auch leichte Bindungen untereinander aus, aber nicht so stark wie Wasser.

Die Vitamine E, D, K und A sind Lipide, die wir durch die Nahrung zuführen müssen und die später bei den Vitaminen besprochen werden. Cholesterin bekommt das übernächste Kapitel. Doch wir beginnen zunächst mit der häufigsten Form von Fetten in der Nahrung: den Neutralfetten, oder noch schlauer: Triacylglyceriden. Das sind Gebilde aus drei sogenannten Fettsäuren, die die Eigenschaften des Fettes bestimmen, und einem Molekül Glycerin. Diese Fettsäuren sind Ketten von Kohlenstoff und Wasserstoff.

Bei „ungesättigten" Fettsäuren haben einige der Kohlenstoffatome besonders feste Bindungen untereinander. Das sorgt dafür, dass die Ketten geknickt sind. Diese Fette sind mit ihren Ecken noch weniger bindungsfreundlich als andere Fettsäuren. Nun kann man die geknickten Fettsäuren noch unterscheiden, ob sie eben nur einen Knick oder mehrere besitzen – also in einfach oder mehrfach ungesättigte Fettsäuren. Je mehr Knicke, desto schwächer die Bindung. Weniger Bindung heißt, die Moleküle können sich freier bewegen und werden flüssig. Olivenöl enthält viele einfach ungesättigte Fettsäuren. Im Kühlschrank oder im Winter gefriert es und wird fest. Im Sommer reicht die Umgebungstemperatur, um es flüssig zu halten. Rapsöl besitzt eher mehrfach ungesättigte Fettsäuren. Durch die noch schlechtere Bindung ist es so flüssig, dass es selbst im Kühlschrank nicht fest wird.

Wenn die festen Bindungen der Kohlenstoffatome (ungesättigte Bindungen) durch Wasserstoff gesättigt werden (Kohlenstoff hält an Wasserstoff und an seinen Nachbarn fest, statt an seinem Kohlenstoffnachbarn zu zerren), verschwindet der Knick. Fette mit vielen gesättigten Fettsäuren können besser aneinander binden und sind daher bei Raumtemperatur noch fest (Butter, Schmalz, Kokosöl).

Gesättigte Fettsäuren sind die typischen Energieträger. Besonders die mehrfach ungesättigten Fettsäuren haben primär noch andere wichtige Aufgaben, hauptsächlich als Bestandteil der Zellmembranen oder als Rohstoff für Signalstoffe.

Die vielen Knicke machen die Herstellung von diesen mehrfach ungesättigten Fettsäuren für uns Menschen kompliziert, und wir sind darauf angewiesen, diese mit der Nahrung zu uns zu nehmen. Diese „essenziellen" Fettsäuren werden wir als Erstes behandeln.

6.4.2 Essenzielle Fettsäuren

Essenzielle Fettsäuren sind eine Gruppe von Fettsäuren, die der menschliche Körper nicht selbst synthetisieren kann und die daher über die Nahrung aufgenommen werden müssen. Sie sind für zahlreiche physiologische Prozesse unverzichtbar und spielen eine entscheidende Rolle in der Gesundheit und Funktion des Körpers. Es handelt sich um mehrfach ungesättigte, also mehrfach geknickte Fettsäuren. Diese werden danach charakterisiert, an welcher Stelle der Kohlenstoffkette der erste Knick auftritt. (Omega ist der letzte Buchstabe des griechischen Alphabets und steht deswegen für das Ende der Kette. Eine Omega-3-Fettsäure hat ihre erste ungesättigte Bindung, also den Knick, am dritten Kohlenstoffatom vom Ende der Kette gezählt. Eine Omega-6-Fettsäure entsprechend am sechsten Atom. Die Einteilung vom Ende ist nicht willkürlich, sondern hat biochemische Hintergründe, auf die wir hier aber nicht in der Tiefe eingehen.)

Als weitere Grobeinteilung dient die Länge der Ketten. Längere Omega-3- bzw. Omega-6-Fettsäuren haben andere Eigenschaften und Einsatzmöglichkeiten als die kurzkettigen Pendants. Die essenziellen Fettsäuren, deren Abkürzungen es sich lohnt zu merken, sind die kurzkettige Omega-3-Fettsäure Alpha-Linolensäure (ALA) und die langkettigen Pendants Eicosapentaensäure (EPA) und Docosahexaensäure (DHA) sowie die kurzkettige Omega-6-Fettsäure Linolsäure (LA) und die langkettige Arachidonsäure (AA).

Linolsäure ist die wichtigste Omega-6-Fettsäure und wird in verschiedenen pflanzlichen Ölen wie Sonnenblumen-, Soja- und Maisöl gefunden. Sie ist ein Vorläufer für die Bildung der langen Arachidonsäure, die ansonsten nur in Fleisch und anderen Tierprodukten vorkommt.

Alpha-Linolensäure (ALA) ist die wichtigste Omega-3-Fettsäure und kommt in pflanzlichen Quellen wie Leinsamen, Chiasamen, Walnüssen und Rapsöl vor. ALA kann im Körper teilweise in die langkettigen Omega-3-Fettsäuren Eicosapentaensäure (EPA) und Docosahexaensäure (DHA) umgewandelt werden, die vorgeformt sonst nur in fettem Fisch wie Lachs, Makrele und Hering vorkommen.

Die langkettigen Fettsäuren werden wiederum zur Produktion von Eicosanoiden benötigt. Diese sind Signalmoleküle des Immunsystems. Sie haben aber auch noch viele andere Aufgaben und sind besonders im Gehirn zahlreich vertreten.

Neben den Triacylglyceriden und den darin gebundenen Ketten (Fettsäuren) gibt es noch ein anderes, wichtiges Lipid: das Cholesterin, welches aus verknüpften Kohlenstoffringen besteht. Es ist ebenfalls ein wichtiger Bestandteil der Zellmembranen und dient als Vorstufe für die Synthese bestimmter Hormone, Gallensäuren (wichtig für die Fettverdauung, siehe Beta-Glucane) und Vitamin D.

6.4.3 Cholesterin

Cholesterin ist ein aufgeladener Begriff. Obwohl den meisten wohl nicht klar ist, worum es sich handelt, ist sein Name wohl flächendeckend ruiniert. Das liegt an seiner Assoziation mit dem Nummer Eins-Killer nicht nur in Deutschland: Herzinfarkt. Dabei werden die kleinen Gefäße, die das Herz selbst mit Blut versorgen, verstopft. Dadurch sterben Herzzellen ab, aber auch die Reizweiterleitung funktioniert nicht mehr richtig. Das Herz zieht sich nicht mehr richtig zusammen und kann den Körper nicht mehr versorgen. Welche Rolle Cholesterin bei der Entstehung von Herzinfarkt spielt, ist weniger offensichtlich. Also schauen wir etwas genauer hin.

Atherosklerose

Hier müssen wir am besten einmal ganz genau lesen. Damit erspart man sich, den ganzen Absatz mehrmals lesen zu müssen. Bei den *Begriffen* geht es nämlich ums Detail!

*Arterio*sklerose ist ein Überbegriff für degenerative Veränderungen (*skleros = Bindegewebsverhärtung*) von Arterien. Wenn diese Veränderung durch ein *Atherom* (*Fetteinlagerung*) verursacht wird, spricht man von *Atherosklerose*.

Atherosklerose ist also *eine* Form von Arteriosklerose, aber nicht jede Arteriosklerose ist eine Atherosklerose. (Es gibt auch nicht-atheromatöse Arteriosklerosen wie die Mönckeberg-Sklerose oder andere.)

Uns interessiert die Atherosklerose, auch als „Arterienverkalkung" bekannt. Sie betrifft die meisten Menschen, ist sehr stark vom Lebensstil abhängig und führt in vielen Fällen zu tödlichen Komplikationen. Wenn also ein Freund erzählt, dass ihm aufgrund seines hohen Cholesterinspiegels ein Risiko für Arteriosklerose attestiert wurde, kann man darauf hinweisen, dass es sich in dem Fall genauer um Atherosklerose handelt.

Doch eine kleine Warnung aus eigener Erfahrung: Klugscheißen kann bei den Betroffenen den Blutdruck erhöhen. Das erhöht dann sowohl das Risiko für Atherosklerose – und ggfs. reduziert sich der Freundeskreis um eins.

Was ist das Gefährliche an Atherosklerose? Durch einen sehr komplexen Prozess lagern sich Fette in den Wänden von Arterien ab. Das löst eine Immunreaktion aus, die zu einer Verhärtung der Gefäßwand führt.

Durch weitere Fetteinlagerung wächst und versteift sich dieses sogenannte atherotische Plaque und verengt den Querschnitt der Ader: Es passt weniger Blut durch. Doch die eigentliche Gefahr besteht in einer Ruptur, also einem Aufreißen dieses Plaques. Diese kleine Wunde wird genauso wie ein Schnitt in den Finger versorgt, indem Blut gerinnt und das Loch verstopft. Eine Kruste am Finger ist nicht weiter schlimm. Eine Kruste *innerhalb* einer Arterie kann entweder direkt die verengte Arterie verstopfen oder sich ablösen und eine kleinere Arterie verschließen.

Ein Verstopfen der Herzkranzgefäße bedeutet einen Herzinfarkt, bei Gefäßen im Hirn einen (ischämischen) Schlaganfall. Doch auch andere Gefäße können betroffen sein: Es gibt z. B. auch einen Darminfarkt. Wenn ein Gefäß in den Extremitäten, z. B. den Beinen, verstopft, kann der Muskel absterben – die Ursache des Humpelns von Dr. House.

Dass uns degenerative, bindegewebige Veränderungen der Gefäßwände heimsuchen, ist keine Neuigkeit. Schon 4000 Jahre alte Mumien zeigen Anzeichen von Atherosklerose.[35]

Doch um vor 4000 Jahren einen Herzinfarkt zu erleben, musste man vor allem den Bedrohungen durch Infektionskrankheiten, Gewalt, Hunger und anderes von der Schippe springen. Heutzutage ist der Tod durch Herzerkrankungen der *Killer Nummer Eins*.

Doch wann kam Cholesterin ins Spiel? Der Weg zum aktuellen Erkenntnisstand und auch in die Zukunft ist eine kurvenreiche Fahrt, die bereits an vielen Nobelpreisen haltgemacht hat.

Geschichte der Lipidhypothese

Bereits im Jahr 1912 führten die russischen Forscher Nikolai Anitschkow und Semen Chalatow bahnbrechende Experimente durch. Sie induzierten Atherosklerose bei Mäusen durch die Verabreichung von Cholesterin und legten damit den Grundstein für die sogenannte Lipid-Hypothese. Diese besagt, dass erhöhte Cholesterinwerte die Entstehung von Arterienverkalkung fördern *könnten*.

Allerdings konnten die Ergebnisse bei Hunden und Ratten nicht reproduziert werden, da diese Tiere Cholesterin effektiver in Gallensäuren umwandeln und ausscheiden. Aufgrund dieser Diskrepanz wurde die Lipid-Hypothese zunächst verworfen.

Die Rolle der Ernährung in Bezug auf Cholesterin wurde bereits 1916 beschrieben. Cornelis de Langen (1887–1967) berichtete über deutlich niedrigere Cholesterinwerte bei Einheimischen in Indonesien im Vergleich zu niederländischen Kolonisten. 1922 führte er vermut-

35 Wann, S. / Thomas, G.S.: What can ancient mummies teach us about atherosclerosis? In: Trends in Cardiovascular Medicine, 24(7), 2014, S. 279-284.

lich die erste kontrollierte Studie über den Einfluss der Ernährung auf den Cholesterinspiegel durch. Er stellte fest, dass Indonesier, die drei Monate lang eine „niederländische Diät" (reich an Eiern und Fleisch) erhielten, einen durchschnittlichen Anstieg des Cholesterinspiegels um 27 % aufwiesen. Interessanterweise hatten Indonesier, die nach Amsterdam migrierten, denselben hohen Cholesterinspiegel wie die niederländische Bevölkerung.

Im Jahr 1950 startete die *Framingham Heart Study*, eine bahnbrechende Langzeitstudie der *National Institutes of Health* (NIH). Thomas Dawber und William Kannel veröffentlichten 1957 eine wichtige Untersuchung, die zeigte, dass höhere Cholesterinwerte proportional mit einem erhöhten Risiko für koronare Herzkrankheiten (CAD) verbunden sind.

Ein weiteres wichtiges Projekt war die Seven Countries Study, die 1954 bis 1956 von Ancel Keys begonnen wurde. Keys stellte die These auf, dass die Cholesterinwerte in erster Linie von der Ernährung abhängen und dass Bevölkerungen, die fettreiche Diäten zu sich nehmen, höhere Cholesterinwerte und mehr Herzinfarkte aufweisen sollten.

Bereits 1961 empfahl die *American Heart Association* (AHA) die Reduzierung des Fett- und Kalorienkonsums sowie die Ersetzung gesättigter Fette durch mehrfach ungesättigte Fette in der Ernährung.

Doch wie wir aus den vorhergehenden Kapiteln wissen, ist eine Korrelation auf Populationsebene an sich natürlich kein Beleg für eine kausale Verknüpfung. Besonders in Großbritannien wurde die These heftig angegriffen und erhöhte Cholesterinwerte als Folge von Atherosklerose verstanden. Die Wirkung wurde also als die eigentliche Ursache interpretiert.

1971 entdeckte der Japaner Akira Endo eine Verbindung, die die Neubildung von Cholesterin in der Leber blockieren konnte. Dieser und ähnliche Stoffe, Statine genannt, wurden später zur Senkung des Cholesterinspiegels eingesetzt. 1994 wurden die Ergebnisse der großangelegten Scandinavian Simvastatin Survival Study (4S) veröffentlicht. Sie zeigten eine 42%ige Reduktion der Herztodesraten.[36] Auch eine Metaanalyse von 14 Interventionsstudien mit 90.000 Teilnehmenden

36 Randomised Trial of Cholesterol Lowering in 4444 Patients with Coronary Heart Disease, 1994.

bestätigte, dass eine Senkung des Cholesterins einen protektiven Effekt hatte.[37]

Seitdem wurde die Rolle von Cholesterin als Ursache von Atherosklerose weitgehend anerkannt. Die Ergebnisse wurden in anderen Studien bestätigt und verfeinert.

Lipoproteine und Dyslipidämien

Soweit der grobe Überblick. Doch Cholesterin ist nicht gleich Cholesterin. Als Lipid ist es nämlich nicht wasserlöslich und könnte so gar nicht im Blut unterwegs sein. Es braucht spezielle Transporter, die das Fett so verpacken, dass es löslich wird, und dafür sorgen, dass es an sein Ziel kommt: die Lipoproteine. Man kann sie sich vielleicht ein wenig wie ein Briefcouvert oder ein Paket vorstellen. Damit die Post (in diesem Fall das Blut) die Sendung mitnimmt, muss sie auf eine bestimmte Art verpackt sein, und die Verpackung gibt auch an, was mit der Sendung geschehen soll.

Man kann die Fettpakete nun nach deren „Größe" ordnen – von sehr kleinen Buchsendungen bis Sperrgut. Im Labor geschieht das, indem die Blutproben schnell im Kreis geschleudert (zentrifugiert) werden. Dabei setzen sich die dichteren (also relativ schweren) Partikel unten ab, während weniger dichte weiter oben schwimmen.

Daher kommt die Einteilung in das bekannte LDL- und HDL-Cholesterin. Das LD steht für low-density, also eine niedrigere Dichte (schwimmt oben), und HD für high-density, also höhere Dichte (setzt sich eher unten ab). Vereinfacht kann man sich vorstellen, dass das LDL-C(holesterin) eher Lipide an die Körperzellen verteilt und HDL-C eher überschüssiges Fett einsammelt. Das erklärt, warum LDL das Risiko für Atherosklerose erhöht – weil es Fett in die Arterienwände transportiert –, während HDL vielleicht sogar in der Lage ist, das Fett wieder aus den Wänden zu lösen.

Für die Einschätzung des Risikos von Atherosklerose ist daher neben der absoluten Höhe der einzelnen Fraktionen auch deren Verhältnis wichtig. Auch die Menge an Triglyceriden (ein anderer Name für

37 C u.a. (2005): Efficacy and safety of cholesterol-lowering treatment: Prospective meta-analysis of data from 90,056 participants in 14 randomised trials of statins. PubMed.

Neutralfette oder Triacylglyceride) ist bei manchen Erkrankungen von erhöhtem Interesse, für Atherosklerose allerdings von nachgeordneter Bedeutung. Blutfettwerte, die von der Norm abweichen und das Krankheitsrisiko erhöhen, werden Dyslipidämien genannt.

6.4.4 Menge und Qualität von Nahrungslipiden

Neben dem Risiko für Atherosklerose ist das Hauptbedenken bezüglich Nahrungsfetten das Risiko der Entstehung von Übergewicht. Grund dafür ist die hohe Energiedichte von Fett. Wenn dadurch im Schnitt zu viele Kalorien zugeführt werden, *dann* würde das zu Übergewicht führen. Und Übergewicht gilt als Risikofaktor für zahlreiche Erkrankungen.

Doch die Autoren der Leitlinie der DGE räumen ein, dass es zweifelhaft ist, ob eine generelle Fettreduktion die effektivste Maßnahme zur Prävention von Adipositas darstellt. Wenn das Körpergewicht konstant gehalten wird, erübrigt sich diese Empfehlung ohnehin.

Was die Qualität der Fettsäuren angeht, ergibt sich ein recht klares Bild: *Gesättigte Fettsäuren sollten reduziert, Trans-Fettsäuren komplett gemieden werden.* Wenn sie durch mehrfach ungesättigte Fettsäuren ersetzt werden, verbessert das die Blutfettwerte und senkt das Risiko für koronare Herzerkrankung.

Dies lässt sich in der Praxis umsetzen, indem fettreiche tierische Produkte reduziert und durch magere Tierprodukte oder besser noch durch pflanzliche Lebensmittel wie Obst, Gemüse und Vollkornprodukte ersetzt werden.

Während mageres Fleisch oder fettreduzierte Milchprodukte weniger gesättigte Fettsäuren und Cholesterin enthalten, liegt der Gehalt in Pflanzen praktisch bei null. Pflanzen bilden kein Cholesterin und nur in Ausnahmefällen relevante Mengen an gesättigten Fettsäuren. Zu den Ausnahmen zählen Palmöl, Kokosöl und Kakaobutter. Die letzteren beiden kommen häufig in verarbeiteten Lebensmitteln vor. Palmöl hingegen steckt in fast allem – von Müsli bis Shampoo.

Exkurs: Apo-Lipoproteine

Doch kann man sich vielleicht auch gut vorstellen, dass diese Einteilung auch Nachteile hat. Wenn die Partikel nämlich ihren Inhalt abgeben, verändert sich ja auch deren Größe, Dichte und damit auch ihr Verhalten. Analog zu den Paketen, bestimmt aber ja nicht deren Größe, was mit ihnen passiert, sondern deren Adresse. Buchsendungen gehen wahrscheinlich an Privathaushalte, während ein Container mit Büchern eher an eine Buchhandlung geht. Aber vielleicht muss ein Autor seine Bücher in Massen selbst kaufen, um die Verkaufszahlen hochzutreiben (diese Option steht mir mangels Geld leider nicht zur Verfügung) oder der Buchhandel hat ein einzelnes antiquarisches Buch bestellt. Das Aussehen kann also Hinweise liefern, aber sicherer wäre es, auf den Lieferschein zu schauen. In unserer Analogie wären das die Apo-Lipoproteine, die nicht nur dafür sorgen, dass die Sendung mitgenommen wird (Löslichkeit im Blut), sondern auch bestimmen, was mit den Partikeln geschieht. Diese zu betrachten, liefert ein viel genaueres Bild als die Einteilung nach Dichte, ist aber überhaupt nicht verbreitet.

Dank anhaltender Forschung lernen wir immer mehr über das genaue Verhalten von einzelnen Lipoproteine. Beispielsweise das LP(a), gelesen: Lipoprotein a, eine besondere Form von LDL, die genetisch nur bei manchen Menschen vorkommt und deren Risiko für Atherosklerose immens steigert. Oder das Apolipoprotein ApoB, welches wahrscheinlich bestimmt, inwiefern ein Partikel tatsächlich seinen Inhalt abgibt anstatt ihn einzusammeln, und damit eine viel bessere Auflösung erlaubt als die Einteilung in LDL und HDL.

Doch was ist der aktuelle Stand in Bezug auf unser Ernährungsverhalten und das damit verbundene Risiko für verschiedene Krankheiten (insbesondere Atherosklerose)? Das betrachten wir im Folgenden anhand der Ernährungsleitlinie zu Fetten der DGE.

Erhöhung/Austausch von	Adipositas	Koronare Herzkrankheit	Krebs
Gesamtfett	↑↑[1] ○○[2]	○○	○○
Austausch von gesättigten Fetten gegen mehrfach ungesättigte		↓↓	
Transfette	↑[1] ~[2]	↑↑ ~[3]	

[1] *ohne Energieadjustierung*

[2] *mit Energieadjustierung*

[3] *bezogen auf eine eventuell unterschiedliche Wirkung von Transfetten aus bearbeiteten Pflanzenfetten und Fetten aus Wiederkäuern*

Grafisch aufbereitet werden die Forschungsergebnisse, die der DGE-Leitlinie zugrunde liegen, beispielsweise in der Tabelle oben. Für das Buch habe ich mich allerdings auf einen kleinen, exemplarischen Teil der Fettarten und Endpunkte beschränkt.

Die Anzahl der Symbole gibt an, wie überzeugend die Evidenz für den jeweiligen Zusammenhang eingeschätzt wurde – unabhängig davon, in welche Richtung dieser Zusammenhang weist. Drei Pfeile nach oben bedeuten beispielsweise überzeugende Evidenz für einen positiven Zusammenhang. Zwei Pfeile nach oben zeigen ebenfalls einen positiven Zusammenhang, allerdings wird dieser nur mit abgeschwächter Wahrscheinlichkeit angenommen. Ein Pfeil weist auf einen lediglich „möglichen" Zusammenhang hin. Die Tilde zeigt, dass es keine überzeugenden Daten für irgendeine Richtung gibt. Ein Minus bedeutet: Es liegt keine Studie vor (zumindest keine, die den Qualitätskriterien entsprochen hätte).

Zusätzlich können Kreise verwendet werden: Zwei Kreise geben an, dass wahrscheinlich *kein* Zusammenhang – weder positiv noch negativ – besteht. Mehr oder weniger Kreise stehen für stärkere oder schwächere Evidenz hinsichtlich des Fehlens eines Zusammenhangs.

Je nach Kontext können unterschiedliche Ergebnisse auftreten, die dann mit Fußnoten erläutert werden. Ein Beispiel ist der Zusammenhang zwischen Gesamtfett und Adipositas:

- Es ist wahrscheinlich (zwei Pfeile ↑↑), dass eine erhöhte Zufuhr von Gesamtfett das Risiko für Übergewicht steigert, wenn *nicht* energieadjustiert wurde.
- Es ist hingegen wahrscheinlich kein Effekt erkennbar (zwei Kreise ○○), wenn für die Gesamtenergiemenge adjustiert wurde.

Das bedeutet: Nimmt man die gleiche Kalorienmenge wie zuvor zu sich, tauscht jedoch Proteine oder Kohlenhydrate gegen Fett aus, wird man wahrscheinlich nicht zunehmen. (Das entspricht der Energieadjustierung und auch der Erwartung.) Wer allerdings zusätzlich mehr Kalorien in Form von Fett zuführt, wird vermutlich an Gewicht zulegen. Das ist wenig überraschend – aber ein anschauliches Beispiel dafür, wie wichtig es ist, genau hinzuschauen. Wer die Fußnoten überliest, könnte fälschlicherweise den Eindruck gewinnen, Fettzufuhr führe grundsätzlich *nicht* zu Adipositas.

Dieser Exkurs soll verdeutlichen, dass Symbole, Fußnoten und Abkürzungen zwar auf den ersten Blick abschreckend wirken können, wir uns jedoch die notwendigen Grundlagen erarbeitet haben, um solche Leitlinien korrekt interpretieren zu können.

Wenn also beispielsweise ein Influencer behauptet, man solle „böse Samenöle“ (als Quelle von mehrfach ungesättigten Fettsäuren) meiden und stattdessen Fleisch – eine Hauptquelle gesättigter Fettsäuren – verzehren, dann zeigt die Tabelle eindeutig: Die Evidenz spricht dafür, dass *umgekehrt* der Austausch von gesättigten durch ungesättigte Fettsäuren vor koronarer Herzkrankheit schützt.

Exkurs: Fisch-Frostschutz

Fisch enthält statt der für Fleisch typischen gesättigten Fettsäuren viele lange, mehrfach ungesättigte Fettsäuren (vor allem Omega-3) und wird daher auch von der DGE empfohlen. Gesättigte Fettsäuren würden bei den kühlen Temperaturen des Meeres fest werden, und Fische wären entsprechend so agil wie Klötze von gefrorener Butter. Da diese langkettigen Fettsäuren allerdings eine wichtige Rolle im Gehirn spielen, könnten sie gerade für Schwangere bzw. Heranwachsende von Bedeutung sein. Allgemein wird ein höherer Fischverzehr eher als gesundheitsfördernd angenommen. Wer die Verzehrempfehlung von fettem Fisch nicht einhält oder auf Nummer sicher gehen möchte, kann zumindest mit Blick auf die langkettigen Omega-3 Fettsäuren daher auch auf Nahrungsergänzungsmittel auf Fisch- oder Algenbasis zurückgreifen, die EPA und DHA enthalten.

7 Mikronährstoffe

Neben den behandelten Makronährstoffen: Kohlenhydraten, Proteinen und Fetten, die eben in großen Mengen, im Grammbereich zugeführt werden müssen, gibt es noch die in viel geringerem Umfang benötigten Mikronährstoffe. Sie werden in der Regel nicht zur Energiebereitstellung genutzt, sondern für die Aufrechterhaltung von Körperfunktionen. Zu diesen gehören die Vitamine, Mineralstoffe, Spurenelemente.

Der Begriff „Vitamin" leitet sich aus den Wörtern Vita und Amin ab. Vita bedeutet Leben, und Amine sind bestimmte Stickstoffverbindungen. Der Name bezeichnet Stoffe, die vom Körper nicht oder nicht in ausreichender Menge synthetisiert werden können und daher durch die Nahrung zugeführt werden müssen, um das Überleben zu ermöglichen. Relativ schnell nach der Identifikation der ersten Vitamine stellte sich heraus, dass es eben nicht nur Amine, sondern verschiedenste Stoffe sind, die in diese Definition fallen. Historisch ist die Namensgebung ein katastrophaler Flickenteppich. Es wurden neue Vitamine entdeckt, während andere ihren Status wieder verloren, weil festgestellt wurde, dass der Körper die Stoffe doch selbst herstellen kann. Was bleibt, ist die Einteilung in die wasserlöslichen (B-Vitamine und Vitamin C) sowie die fettlöslichen Vitamine mit eigenem Buchstaben (A, D, E, K).

Muss man nun alle Vitamine auswendig können und den Gehalt in verschiedenen Lebensmitteln kennen? Ich sage: *Nein*! Im Regelfall sollten alle Vitamine durch eine ausgewogene Ernährung ausreichend zugeführt werden. Ausnahmen von dieser Regel besprechen wir im Folgenden. Doch wenn etwas mit dem Vitamingehalt beworben wird („Mit besonders viel Vitamin C"), finde ich drollig. Es kommt mir vor, als würde eine 6er-Packung Tomaten mit dem Hinweis angepriesen, es gebe noch drei Würfel Zucker dazu. Sicher, die kann man schon irgendwie gebrauchen, aber entweder ich habe genug Zucker, dann ist mir das egal, oder ich brauche Zucker, dann besorge ich ihn mir nicht über

Tomaten. Es reicht völlig, die potenziell kritischen Nährstoffe und die entsprechend relevanten Lebensmittel zu kennen. Wie viel von einem Vitamin, mit dem ich ausreichend versorgt bin, in meinen Fruchtdrops enthalten ist, sollte mich weniger interessieren als alles andere, was auf der Verpackung steht.

Deswegen werde ich die Vitamine der Vollständigkeit halber nur kurz auflisten und dann auf relevante Stoffe näher eingehen.

7.1 Wasserlösliche Vitamine

Wasserlösliche Vitamine sind eine Gruppe von Vitaminen, die sich in Wasser lösen und nur begrenzt im Körper gespeichert werden. Sie müssen daher regelmäßig über die Nahrung aufgenommen werden.

Die B-Vitamine bilden eine Gruppe, die oft als B-Komplex bezeichnet wird. Sie spielen eine zentrale Rolle im Energiestoffwechsel, wo sie dem Körper helfen, Nahrung in Energie umzuwandeln. Die wichtigsten B-Vitamine sind:

- **Vitamin B1 (Thiamin):** Wichtig für den Kohlenhydratstoffwechsel und das Funktionieren des Nervensystems.
- **Vitamin B2 (Riboflavin):** Beteiligt am Energiestoffwechsel; fördert die Gesundheit von Haut und Augen.
- **Vitamin B3 (Niacin):** Unterstützt den Abbau von Kohlenhydraten, Fetten und Proteinen und trägt zur DNA-Reparatur bei.
- **Vitamin B5 (Pantothensäure):** Unerlässlich für die Bildung von Coenzym A, das im Energiestoffwechsel eine Schlüsselrolle spielt.
- **Vitamin B6 (Pyridoxin):** Beteiligt am Aminosäurestoffwechsel und der Synthese von Neurotransmittern.
- **Vitamin B7 (Biotin):** Unterstützt den Stoffwechsel von Fetten, Kohlenhydraten und Proteinen; wichtig für Haut und Haare.
- **Vitamin B9 (Folsäure):** Essenziell für die DNA-Synthese und Zellteilung, besonders während der Schwangerschaft.
- **Vitamin B12 (Cobalamin):** Notwendig für die Bildung roter Blutkörperchen und das Funktionieren des Nervensystems.

7.1.1 Vitamin C, Linus Pauling und die Orthomolekularmedizin

Vitamin C, auch bekannt als Ascorbinsäure, spielt zusammen mit Vitamin E eine wichtige Rolle bei der Bewältigung von besonders reaktiven Molekülen, die Schäden verursachen können. Vitamin E und C dienen quasi als Bodyguard für empfindlichere Moleküle. Sie werfen sich den gefährlichen Molekülen in den Weg, doch tragen selbst keinen Schaden davon.

Vitamin C ist auch unerlässlich für die Synthese von Kollagen, einem Protein, das das Grundgerüst für Knochen und Haut bildet. Ein Vitamin-C-Mangel führt durch die gestörte Kollagensynthese zu dem typischen Zahnausfall bei Skorbut.

Ascorbinsäure ist sicher ein tolles Molekül, und wie wir weiter oben besprochen haben, haben wir vielleicht sogar tatsächlich einen Geschmack(ssinn) dafür entwickelt. Doch den größten Gefallen an Vitamin C hatte wahrscheinlich der legendäre Wissenschaftler Linus Pauling.

Er machte wahnsinnig hohe Dosen von Vitaminen, vor allem Vitamin C, für seine Gesundheit verantwortlich und legte damit den Grundstein der sogenannten Orthomolekular„medizin“. Im Widerspruch zum Namen handelt es sich dabei aber um keine echte Medizin, sondern eine Pseudowissenschaft. Es gibt nur wenige oder spezielle Fälle, in denen extrem hohe Vitamindosen sinnvoll eingesetzt werden können. So wird Vitamin C z. B. auch in der Krebstherapie eingesetzt, allerdings als Infusion, da es unmöglich wäre, solche Mengen über die Nahrung aufzunehmen.

Außerdem wirkt es auch nicht in seiner Funktion als Vitamin (also indem es bestimmte Reaktionen ermöglicht), sondern überlastet bestimmte „Müllentsorgungssysteme“ der Zellen derart, dass die Gifte der Chemotherapie einen stärkeren Effekt haben.

Bei Elitesoldaten, die unter extremen Belastungen Vitamin C bekamen, gibt es auch sehr kleine Effekte beim Schutz gegen Erkältungen (wahrscheinlich, weil sie durch die extremen Belastungen einen viel höheren Bedarf haben).

Dafür, dass Vitamin C bei gesunden Menschen irgendeinen Effekt hätte, wenn sie nicht vorher einen Mangel davon hatten, gibt es keine Belege.

Wer Orthomolekularmedizin begegnet, sollte die Beine in die Hand nehmen oder sich bereit machen, viel Geld – meistens für Vitamin C oder D – auszugeben, ohne einen Nutzen davon zu tragen.

7.1.2 Folsäure in Schwangerschaft

Folsäure (oder Folat) ist wichtig für die Zellteilung. Das passiert zwar andauernd aber eine besonders wichtige Phase ist die erste Zeit nach der Befruchtung einer Eizelle. Eine erhöhte Folsäurezufuhr kann hier das Risiko von schlimmen Fehlbildungen sehr stark verringern. Doch damit der Spiegel bereits zum Zeitpunkt der Befruchtung eine ausreichende Höhe aufweist, empfiehlt die DGE ab mindestens 4 Wochen *vor* Schwangerschaftsbeginn und bis ins zweite Drittel der Schwangerschaft täglich zusätzlich 400 µg Folsäure einzunehmen. Folsäure ist vor allem in grünem Blattgemüse enthalten (Folat leitet sich vom lateinischen *folium* für Blatt ab). Ausreichend grünes Blattgemüse zu essen, ist sehr unwahrscheinlich, wenn man nicht sehr bewusst täglich große Mengen von grünem Blattgemüse konsumiert. Das ist vielen nicht bekannt. Wer also in Erwägung zieht, Kinder zu bekommen, oder das im Bekanntenkreis mitbekommt, sollte vielleicht einmal nachfragen, ob die Bedeutung von Folat bekannt ist.

7.1.3 Nicht nur für Veganer wichtig: B12

Das Vitamin B12 hat zweifelhafte Berühmtheit, weil es quasi ausschließlich in Tierprodukten vorkommt. Es ist damit das einzige Vitamin, das bei einer rein pflanzlichen Ernährung auf jeden Fall supplementiert werden muss. Das Tückische an B12 ist aber, dass der Körper immense Speicher anlegt und eine Unterversorgung erst nach Monaten oder in Einzelfällen sogar Jahren auffällt. Zu den Folgen gehören unter anderem Nervenschäden, die nicht reversibel sind. Doch nicht nur für Veganer ist eine Unterversorgung ein Problem. Selbst Vegetarier sind oft nicht gut versorgt und viele ältere Menschen sind von einem Mangel betroffen. Wenn also eher wenig Tierprodukte verzehrt werden und / oder das Alter hoch ist, kann es sinnvoll sein, regelmäßig den B12 Status im Blut zu messen. Einfach mal den Hausarzt fragen. (Im Zweifelsfall Holo-Transcobalamin als Laborwert anfragen, dass eine genauere Einschätzung zulässt als der B12 Wert).

7.2 Fettlösliche Vitamine

Fettlösliche Vitamine können nur zusammen mit Fett aufgenommen und im Körper gespeichert werden. Dazu zählen die Vitamine A, D, E und K:

- **Vitamin A** ist wichtig für Sehkraft, Immunsystem und Zellwachstum.
- **Vitamin D** spielt eine zentrale Rolle bei Kalziumaufnahme und Knochenstoffwechsel.
- **Vitamin E** wirkt als Antioxidans und schützt die Zellen vor oxidativem Stress.
- **Vitamin K** ist entscheidend für Blutgerinnung und Knochenstoffwechsel.

Da diese Vitamine gespeichert werden, ist ein kontinuierlicher Konsum – anders als bei wasserlöslichen Vitaminen – weniger zwingend. Dafür ist eine Überdosierung umso riskanter.

7.2.1 Vitamin E, freie Radikale und Antioxidantien

Es gibt chemische Verbindungen, die besonders gerne mit anderen Molekülen reagieren. Diese reaktiven Spezies nennt man, je nachdem ob sie Sauerstoff oder Stickstoff enthalten, ROS (reaktive Sauerstoffspezies) oder RNS (reaktive Stickstoffspezies). Dazu gehören auch die berüchtigten „freien Radikale“, deren Name vielleicht bekannter ist. Das Tückische an diesen Verbindungen: Sie können Kettenreaktionen auslösen. Ein Radikal reagiert mit einem Molekül, wandelt dieses in ein neues Radikal um, das wiederum andere Moleküle radikalisiert. Die Reaktionspartner kehren dabei nicht in den Ursprungszustand zurück. Ein Molekül, das vorher noch in irgendeine Reaktion wunderbar gepasst hat, passt nach der Reaktion vielleicht nicht mehr – so entstehen Schäden.

Fettmoleküle, insbesondere mehrfach ungesättigte Fettsäuren, sind besonders anfällig für solche Reaktionen mit Sauerstoff. Auf diese Weise „verdirbt" Fett und wird ranzig. Leinöl beispielsweise enthält viele mehrfach ungesättigte Fettsäuren und wird deshalb besonders schnell ranzig. Licht, Sauerstoff und Wärme beschleunigen diesen Prozess, da sie Radikale entstehen lassen, die die Kettenreaktion anstoßen. Deshalb sollte man sie in dunklen Flaschen an kühlen Orten lagern.

Doch warum verdirbt das Öl nicht sofort? Wenn diese Kettenreaktionen so heftig ablaufen, wie kann das Öl überhaupt haltbar sein? Die Antwort: Antioxidantien.

In fast allen Speiseölen, die wir kaufen, ist Vitamin E enthalten, manchmal auch weitere Antioxidantien. Trifft ein Radikal auf Vitamin E, wird das Vitamin ebenfalls zu einem Radikal. Doch es ist so stabil, dass es die Kettenreaktion stoppt oder verlangsamt. Es wirft sich quasi wie ein Bodyguard vor die Fettsäuren und stoppt die Reaktion. Solange also genug Vitamin E vorhanden ist, bleibt das Öl stabil. Doch: Solange Sauerstoff in der Flasche ist, entstehen immer wieder neue Radikale. Und wenn das Vitamin E aufgebraucht ist, wird das Öl trotzdem ranzig. Pflanzen produzieren übrigens selbst Vitamin E, um das Fett in ihren Samen zu schützen.

Eine ähnliche Funktion hat Vitamin C. Wenn man es auf frisch geschnittene Apfelscheiben träufelt, verhindert es die Bräunung. Auch hier steckt eine Oxidation dahinter: Inhaltsstoffe des Apfels reagieren mit Luftsauerstoff und verfärben sich braun.

Wenn solche wilden Moleküle also auch Fette in Zellmembranen unseres Körpers angreifen können, klingt es fast logisch, dass wir mehr Vitamin C, E und andere Antioxidantien zu uns nehmen sollten, oder? Immerhin wollen wir unsere Zellwände schützen.

Und tatsächlich werben viele Produkte mit Antioxidantien. Aber: So einfach ist es leider nicht. Unser Körper ist keine Ölflasche, kein Obstteller und auch kein Reagenzglas. Seine Systeme zur Entschärfung von ROS sind um ein Vielfaches schneller und gezielter als externe

Antioxidantien. Diese spielen sicher eine Rolle – aber nicht unbedingt als direkte Radikalfänger.

Möglicherweise wirken Antioxidantien zwar gegen oxidativen Stress – allerdings nicht so, wie Produktverpackungen suggerieren. Stellen wir uns Antioxidantien wie einen Fusselroller vor. Ein neuer Roller sammelt ROS (Fusseln) gut auf. Ist er aber voll, verteilt er die Fusseln eher weiter. Beim Rauchen entstehen viele ROS. Die Idee: viele Fusselroller in die Lunge schicken. Doch wenn diese bereits „verfusselt" ankommen, machen sie alles nur schlimmer.

Genau das könnte in der bekannten ATBC-Studie passiert sein. Dort erhielten Raucher Beta-Carotin oder Vitamin E (beides Antioxidantien). Die Studie wurde abgebrochen: Die Beta-Carotin-Gruppe zeigte ein erhöhtes Risiko für Lungenkrebs. Mögliche Erklärung: Beta-Carotin oxidiert in der sauerstoffreichen Lunge selbst und startet die Kettenreaktion anstatt sie zu bremsen.

Antioxidantien speichern oxidativen Stress, statt ihn weiterzugeben. Während körpereigene Systeme Radikale gezielt abbauen, dienen Antioxidantien möglicherweise eher als Indikatoren: Sie zeigen dem Körper, dass Stress da ist – und der reagiert mit der Produktion effektiver Aufräumer.

Fazit: Kleine Mengen Antioxidantien sind sinnvoll als erste Verteidigungslinie und als Signalmoleküle. Doch hohe Mengen könnten selbst zu oxidativem Stress führen.

Die ATBC-Studie ist kein Einzelfall. Es gibt kaum Belege, dass isolierte Antioxidantien-Supplemente Nutzen bringen. Studien sind oft widersprüchlich oder zeigen nur in Kombination mehrerer Stoffe Wirkung. Fachgesellschaften empfehlen daher *keine Supplementation.*

Ob ein „hoher" Gehalt an Antioxidantien überhaupt einen Nutzen hat, ist fraglich. Das unterstreicht mal wieder: Ergebnisse aus Reagenzglas-Studien sind nicht direkt auf den Menschen übertragbar.

Fast alle sekundären Pflanzenstoffe können Radikale fangen – sie bestehen oft aus Terpenen oder Phenolen. Die eigentliche Sensation wäre ein Stoff ohne antioxidative Wirkung. Trotzdem wird mit selbstverständlichen Inhaltsstoffen geworben, als wären sie ein Verkaufsargument: „Unser Frühstückssaft enthält Wasser und ist garantiert frei von Katzenhaaren." Na dann: Kann ich mit Karte zahlen?

7.3 Mineralstoffe

Mineralstoffe sind essenzielle anorganische Nährstoffe, die der menschliche Körper für eine Vielzahl von Funktionen benötigt. Sie werden in zwei Hauptkategorien unterteilt: Mengenelemente, die in größeren Mengen benötigt werden (z. B. Kalzium, Magnesium, Natrium), und Spurenelemente, die in kleineren Mengen erforderlich sind (z. B. Eisen, Zink, Jod).

Diese Nährstoffe spielen eine Schlüsselrolle bei vielen physiologischen Prozessen, darunter der Aufrechterhaltung des Wasserhaushalts, der Funktion des Nervensystems, der Knochengesundheit und der Enzymaktivität. Da der Körper Mineralstoffe nicht selbst herstellen kann, müssen sie über die Nahrung aufgenommen werden. Eine ausgewogene Ernährung ist daher entscheidend, um sicherzustellen, dass der Körper mit allen notwendigen Mineralstoffen versorgt wird.

7.3.1 Salzig: Natrium und Kalium

Wenn uns zu heiß wird, steht uns leider nur ein Bruchteil der Optionen zur Verfügung, mit denen sich andere Warmblüter abkühlen. In der heißen U-Bahn zu hecheln, wie ein Hund, würde einiges an verzogenen Augenbrauen hervorrufen. Sich wie ein Nilpferd in Schlamm zu baden, passt meist nicht gut zu egal welchem Outfit. Höcker (wie bei Kamelen), Halskragen (manche Reptilien) oder riesige Ohren (Elefanten) sind leider auch kein Teil unserer Anatomie.

Aber: Wir können schwitzen! Schwitzen ist besonders effektiv, um abzukühlen, und erlaubt es uns Menschen, selbst bei sehr hohen Temperaturen noch agil zu sein, während sich Löwen erschöpft in den Schatten verziehen. Der Nachteil ist, dass wir neben Wasser eben auch Salze verlieren, vor allem Natrium. Und zwar so viel, dass Schweiß sogar intensiv salzig schmeckt. Da Natrium allerdings auch nur wenig in der Natur vorkommt (natürlich mit Ausnahme von Meersalz oder Salzbrüchen, die früher Meere waren), haben wir eben auch einen großen Appetit darauf. Nicht umsonst wurde Salz bis vor nicht allzu langer Zeit noch „das weiße Gold" genannt.

Heutzutage ist Salz keine Kostbarkeit mehr. Kochsalz besteht zur Hälfte aus Natrium (und zur anderen Hälfte aus Chlorid). Das Problem ist, dass sich unser Salzgeschmack anpasst und wir zunehmend mehr Salz brauchen, um etwas als salzig zu empfinden. Das führt dazu, dass wir *zu* viel Salz zu uns nehmen. Ein übermäßiger Salzkonsum ist nicht nur mit einem erhöhten Risiko für Magenkrebs assoziiert, sondern kann bei einigen (sogenannten salzsensitiven) Menschen auch den Blutdruck erhöhen. Besonders in Brot, verarbeitetem Fleisch, Wurst, Käse und Fertiggerichten versteckt sich viel Salz, womit schnell die maximal empfohlene Dosis von 6 Gramm pro Tag erreicht wird.

Demgegenüber steht das Salz Kalium. Im Gegensatz zu Natrium finden wir Kalium hauptsächlich in Pflanzen (Obst, Gemüse, Getreide, Nüsse). Es ist ebenso essenziell wie Natrium für unsere Körperfunktionen. Doch während eine größere Menge an Natrium den Blutdruck steigen lässt, wirkt Kalium blutdrucksenkend.[38]

Das Thema Blutdruck wurde schon öfter angerissen. Zeit, sich nun etwas genauer damit auseinanderzusetzen.

Exkurs: Hypertonie

Im Mittelalter waren, zumindest in Europa, aus religiösen Gründen keine Obduktionen erlaubt. Das trug sicher einen wichtigen Teil dazu bei, dass es keine Vorstellung von einem „Kreislaufsystem“ gab, in dem sich das Blut bewegt. Man ging davon aus, dass es sich einfach mehr oder weniger gleichmäßig überall befand und ein Ungleichgewicht Probleme auslösen würde, was man z. B. durch Ablassen von überschüssigem Blut an der Stelle kurieren könnte (Aderlass).

Im damals deutlich fortschrittlicheren arabischen Raum wurde auf Basis der Arbeiten des Arztes Ibn an-Nafis im 13. Jahrhundert das Kreislaufsystem entdeckt. Heute wissen wir: Blut bewegt sich in einem Kreislauf in unsere Lungen, wo es mit Sauerstoff angereichert wird, Kohlendioxid abgibt und anschließend in den Rest des Körpers gelangt – um diesen mit Sauerstoff und allem anderen Wichtigen zu versorgen und den „Abfall“ mitzunehmen. Die Reise geht es allerdings

38 Mc, H. (o. J.): The importance of potassium in managing hypertension. PubMed

nicht freiwillig ein, sondern nur, weil unser Herz Druck macht. Durch seine Kontraktionen erzeugt es eine Druckwelle, die das Blut bis in die kleinsten Gefäße schiebt (der sogenannte „systolische" Blutdruck – vom griechischen *systolos* für „zusammenziehen"). Doch nicht die gesamte Blutmenge schiebt sich während eines Herzschlags durch die kleinsten Gefäße. Ein Teil des Blutes staut sich im großen Abführrohr aus dem Herzen, der Aorta, und bläht diese auf. Während sich das Herz wieder entspannt, um zum nächsten Schlag auszuholen, zieht sich dieses geweitete Gefäß zusammen und drückt das restliche Blut hinterher – wie ein Luftballon, aus dem man die Luft herauslässt. Dieser Druck ist kleiner als beim Zusammenziehen des Herzens und wird als diastolisch (von *diastole* für „Ausdehnung") bezeichnet.

So ergibt sich der Standardwert für den Blutdruck von 120 zu 80 – wobei der erste Wert den systolischen, der zweite den diastolischen Druck angibt. Aus historischen Gründen wird dieser in „Millimeter Quecksilbersäule" gemessen (mmHg, Hg für das lateinische Wort für Quecksilber: *Hydrargyrum*). Also: 120/80 mmHg.

Ohne ausreichenden Blutdruck kommt kein Sauerstoff ins Gehirn – und innerhalb von Sekunden gehen die Lichter aus. Wir brauchen also einen gewissen Mindestdruck. Doch es gibt auch ein Zuviel des Guten. Ist der Blutdruck höher als nötig, bringt das keinen zusätzlichen Nutzen, verursacht kurzfristig aber meist auch keine Beschwerden. Doch auf lange Sicht ist ein erhöhter Blutdruck die wichtigste Todesursache in Deutschland! Circa die Hälfte aller Herzinfarkte und Schlaganfälle ist auf zu hohen Blutdruck zurückzuführen. Circa jeder Dritte zwischen 30 und 70 Jahren ist von Bluthochdruck betroffen. Doch selbst ein erhöhter „normaler" Blutdruck erhöht das Risiko deutlich.[39]

Durch den zu hohen Druck wird die innere Schicht der Arterien verletzt, Atherosklerose entsteht und wirkt sich besonders auf die sehr druckempfindlichen Nieren aus. Der verkleinerte Gefäßdurchmesser durch die Vernarbung der Arterien erhöht den Druck noch weiter – es entsteht ein Teufelskreis. In diesen steigen natürlich die anderen Risikofaktoren wie Übergewicht, Dyslipidämien usw. ebenfalls mit ein. Im Schnitt steigt der systolische Blutdruck mit jedem Lebensjahr um 0,6

39 Rs u.a. (2001): Impact of high-normal blood pressure on the risk of cardiovascular disease. PubMed.

Empfohlene Lebensstiländerungen bei Patienten mit Hypertonie		
Empfehlungen	**Empf.-grad**	**Evidenz-grad[a]**
Eine Einschränkung der Kochsalzzufuhr auf < 5 g pro Tag wird empfohlen	I	A
Eine Beschränkung des Alkoholkonsums auf: › weniger als 14 Einheiten[b] pro Woche für Männer wird empfohlen. › weniger als 8 Einheiten[b] pro Woche für Frauen wird empfohlen.	I	A
Erhöhter Konsum von Gemüse, frischem Obst, Fisch, Nüssen, ungesättigten Fettsäuren (Olivenöl), Konsum von Milchprodukten mit niedrigem Fettgehalt und geringer Konsum von rotem Fleisch wird empfohlen.	I	A
Regulierung des Körpergewichts ist indiziert, um Adipositas (BMI > 30 kg/m^2 oder Taillenumfang > 102 cm bei Männern und > 88 cm bei Frauen) zu vermeiden; gesunden BMI (etwa 20–25 kg/m^2) und Taillenumfang (< 94 cm bei Männern und < 80 cm bei Frauen) anstreben, um den Blutdruck und das kardiovaskuläre Risiko zu senken.	I	A
Regelmäßige aerobe Belastung (z. B. mindestens 30 min moderates dynamisches Training an 5–7 Tagen pro Woche) wird empfohlen.	I	A
Es wird empfohlen, alle Raucher zu beraten, das Rauchen zu beenden, und hierzu Unterstützung, einschl. Raucherentwöhnungsprogramme, anzubieten.	I	B
Es wird empfohlen, Rauschtrinken ganz zu vermeiden.	III	C

[a] Evidenzgrad basiert hauptsächlich auf der Auswirkung auf Blutdruck und/oder CV-Risikoprofil.
[b] Eine Einheit entspricht 125 ml Wein oder 250 ml Bier.

Empfohlene Lebensstiländerungen bei Patienten mit Hypertonie. (Auszug aus der Taschenleitlinie der Europäischen Gesellschaft für Kardiologie)

mmHg. Doch wir haben über unseren Lebensstil einen großen Einfluss auf unseren Blutdruck.

Mit der zunehmenden Bedrohung durch Bluthochdruck nach dem Zweiten Weltkrieg wurde neben Lösungen aus der Apotheke auch nach Alternativen auf dem Teller gesucht. 1997 veröffentlichte das Nationale Herz-, Lungen- und Blutinstitut (USA) die Ergebnisse der ersten Studie zu „Ernährungsansätzen zur Senkung von Bluthochdruck" (Dietary Approaches to Stop Hypertension, kurz DASH-Diät).[40] Es handelte sich um eine Interventionsstudie mit drei Gruppen. Die erste erhielt als

40 Lj u.a. (1997): A clinical trial of the effects of dietary patterns on blood pressure. DASH Collaborative Research Group. PubMed

Kontrolle eine durchschnittliche Kost. Eine zweite Gruppe sollte mehr Obst und Gemüse verzehren, Snacks wurden eingeschränkt. Die dritte Gruppe bekam die speziell konzipierte DASH-Diät.

Die bekanntermaßen blutdrucksenkenden Mineralstoffe Kalium, Kalzium und Magnesium wurden in allen Gruppen in gleichen Mengen zugeführt. Auch der blutdrucksteigernde Salzkonsum wurde in allen Gruppen auf 3 Gramm pro Tag beschränkt. Das Gewicht sollte konstant bleiben und der Alkoholkonsum wurde begrenzt, sodass die Effekte nicht auf Änderungen anderer bekannter Einflussfaktoren (zumindest Gewicht, Alkohol und Mineralstoffe) zurückzuführen wären. Im Hinblick auf Lebensmittel lag der Fokus auf dem Konsum von Obst, Gemüse, fettarmen Milchprodukten – mit weniger Fett insgesamt, weniger Cholesterin und gesättigten Fettsäuren sowie einem höheren Anteil an Ballaststoffen und Eiweiß.

Die Studie zeigte positive Ergebnisse für beide Interventionsdiäten, aber noch bessere Effekte für die DASH-Gruppe als für die Gruppe, die nur mehr Obst und Gemüse aß und weniger snackte.

Wenn sich die Ernährung zudem einreiht in verringerten Salzkonsum, weniger Alkoholkonsum, kein Rauchen, Körpergewichtsmanagement und Bewegung, stehen noch weitere Stellschrauben zur Normalisierung des Blutdrucks zur Verfügung.

7.3.2 Kalzium und Vitamin D

Kalzium ist, dank intensiver Kampagnen der Milchindustrie, bei vielen als wichtiger Bestandteil von Knochen und Zähnen und als Inhaltsstoff in Milchprodukten bekannt. Auch in grünem Gemüse und einigen Mineralwässern ist es in relevanten Mengen vertreten. Doch es ist nicht nur wichtig, wie viel zugeführt wird, sondern auch wie viel tatsächlich davon aufgenommen wird und wofür es verwendet wird. Hier kommt Vitamin D ins Spiel.

Vitamin D, genauer Vitamin D3, ist eigentlich kein Vitamin, denn es kann vom Körper in ausreichender Menge hergestellt werden. Das limitierende an der Herstellung ist allerdings, dass dafür Sonnenlicht, bzw. UV-Strahlung, auf der Haut benötigt wird. Für unsere Vorfahren, die mangels Bürojob deutlich weniger Zeit im Büro verbracht haben, sondern dem Sonnenlicht ausgesetzt waren, stellte das wohl auch kein Problem dar. Für uns ist das heutzutage etwas schwieriger. Erschwerend hinzu kommt, dass die Strahlung eine gewisse Intensität aufweisen muss, um die Produktion ausreichend in Gang zu bringen. Im Winter in Deutschland Vitamin D zu bilden, ist genauso schwer, wie in dieser Jahreszeit einen Sonnenbrand zu bekommen. Ausreichend gefüllte Speicher können zwar über den Winter reichen, doch wenn diese im Sommer nicht ausreichend gefüllt werden, was meistens der Fall ist, ist die Versorgung im Winter mau. Da unter anderem eine zu geringe Aufenthaltszeit im Freien oder zu wenig freiliegende Haut, Sonnenschutzmittel, dunkle Haut, Alter, Übergewicht und einige chronische Erkrankungen die Menge der Eigenproduktion vermindern, kann es sein, dass die notwendige Menge nicht geschafft wird. In dem Fall kann es notwendig werden, Vitamin D durch Nahrung zuzuführen, weshalb es sich dann eben doch zu den Vitaminen zählen darf. Es gibt zwar einige Lebensmittel, die Vitamin D enthalten, doch diese tragen nur einen sehr geringen Anteil zur Vitamin D-Versorgung bei (circa 10%). Wenn ein Bluttest eine schlechte Vitamin D-Versorgung anzeigt, sollte also in Absprache mit dem Arzt die Einnahme von einem Nahrungsergänzungsmittel besprochen werden. Die Alternative ist, mehr Haut im Sommer ohne Sonnenschutz der Sonne auszusetzen. Da das allerdings beschleunigte Hautalterung und ein erhöhtes Hautkrebsrisiko mit sich bringt, sind ein paar Tabletten das kleinere Risiko.

Vitamin D ist wie viele andere Vitamine auch an unglaublich vielen Prozessen beteiligt. Doch in einer Hinsicht ist Vitamin D von herausragender Bedeutung: Knochengesundheit. Denn Vitamin D sorgt für eine gesteigerte Aufnahme von Kalzium aus der Nahrung und den Einbau in die Knochen. Ein echter Mangel an Vitamin D führt zu Problemen (bei Kleinkindern der sogenannten Rachitis mit Knochenfehlbildungen, bei Erwachsenen zur Osteomalazie mit Knochenschmerzen und verminderter Stabilität).

Exkurs: Osteoporose

Es gibt sehr publikumsstarke „Gesundheits"-Influencer, die Vitamin D als Heilmittel für alles und einen Mangel davon als Ursache jeglichen Übels von Krebs bis Steuern erklären. Das ist, um es kurz zu machen, einfach Unsinn. Es gibt durchaus auch kontroverse Zufuhrempfehlungen verschiedener Fachgesellschaften, doch daraus folgt zum einen nicht, dass bei einer niedrigeren Dosis ein Mangel besteht und zu anderen nicht, dass eine suboptimale Versorgung irgendwelche Krankheiten verursacht (mit Ausnahme von Osteomalazie) Es gilt dasselbe wie bei allen hochdosierten Vitaminen als Allheilmittel (siehe Vitamin C und Orthomolekularmedizin): Mehr ist nicht besser.

Doch zu wenig Vitamin D, zusammen mit einer zu geringen Kalziumzufuhr, einer zu geringen Proteinaufnahme und fehlender Knochenbelastung (z. B. mangels Krafttraining mit Gewichten) sind Risikofaktoren, denen man aus dem Weg gehen sollte.[41]

7.4 Spurenelemente

7.4.1 Karger Boden: Iod, Selen

Salze sind grundsätzlich wasserlöslich. In Ländern, in denen es viel regnet, steht also auch viel Wasser zur Verfügung, dass Mineralstoffe aus den oberen Bodenschichten auswäscht. Das sorgt dafür, dass sich im Meer eben auch viele Salze ansammeln. Um die Salzigkeit des Meeres zu bestätigen, reicht ein Tropfen Meerwasser auf der Zunge.

Bei Natrium, einem der häufigsten Minerale auf dem Planeten, ist das Auswaschen weniger ein Problem. Doch Kalium wird schnell knapp. Deswegen enthalten Dünger auch meist Kalium. Auch einige Spurenelemente, die aber nicht im Dünger enthalten sind, werden ausgespült und lassen kargen Boden zurück. Iod beispielsweise ist über die Jahrtausende ins Meer ausgewaschen, wo es sich in vielen Meeresbewohnern anreichert.

41 Vgl. DVO Leitlinie Osteoporose 2023 | Dachverband Osteologie e.V., 2024.

Ohne einen regelmäßigen Verzehr von Fisch oder Algen war es bis vor wenigen Jahrzehnten noch viel häufiger, einen Kropf (einen gutartigen Tumor der Schilddrüse) als Folge von starkem Jodmangel zu entwickeln. Eine Iodierung des Speisesalzes, welches in der Industrie zur Herstellung von Nahrungsmitteln gebraucht wurde, verbesserte die Versorgung der Bevölkerung. Doch auch heute sind viele nicht optimal mit Iod versorgt.

Auch der Selengehalt der Böden ist nicht optimal. In einigen Ländern Skandinaviens wurde daher der Boden mit Selen angereichert. In Deutschland ist das nicht der Fall, und es gibt auch keine selenangereicherten Lebensmittel. Als Alternative könnte man tierische Lebensmittel bezeichnen. Diese sind sowohl wichtige Iod- und Selenquellen als auch Quelle von anderen Vitaminen und Mineralstoffen, da diese im Zweifelsfall eben den Tieren supplementiert werden.

Wer dieser indirekten Supplementation durch den Verzicht auf tierische Lebensmittel entgeht, sollte überprüfen, ob die Nährstoffzufuhr ausreichend ist oder ob durch Supplemente nachgeholfen werden sollte. Doch selbst bei einer Mischkost können Iod und Selen, genauso wie B12 oder Vitamin D, durchaus in zu geringem Umfang zugeführt werden.

7.4.2 Eisen

Eisen ist Teil von charakteristisch roten Proteinen im Blut und in den Muskeln die für den Transport von Sauerstoff und Kohlendioxid verantwortlich sind. Fleisch ist daher eine wichtige Quelle von Eisen. Doch auch pflanzliche Lebensmittel enthalten Eisen. Die Bioverfügbarkeit ist allerdings geringer und hängt von vielen Faktoren ab. Das Hinzufügen von Zitronen- oder Orangensaft erhöht die Bioverfügbarkeit durch die Säuren und das Vitamin C enorm. Die Füllung der Eisenspeicher kann sehr verlässlich im Blut abgelesen werden. Nur wer dort tatsächlich eine Unterversorgung zeigt, sollte sich über eine Optimierung der Versorgung Gedanken machen. Das Risiko besteht hier hauptsächlich für Frauen, die durch ihre Regelblutung unter Umständen hohe Mengen an Eisen verlieren, und für Vegetarier.

7.4.3 Sonstige

Neben den besprochenen gibt es noch andere Elemente: Zink, Kupfer, Mangan und Molybdän, die essenziell sind, und einige bei denen unklar ist, ob sie nicht auch in kleinsten Mengen notwendig sind wie Arsen oder Vanadium. Diese kommen allerdings auch in so geringen Mengen vor, dass es schwer möglich ist, eine Ernährung zu finden in der sie gar nicht zugeführt werden oder in so geringem Umfang, dass dies zu Problemen führen könnte.

Ein Mikromanagement all dieser Stoffe ist abseits der Formulierung einer künstlichen Ernährung von Koma-Patienten (bei der ja keine Lebensmittel, sondern einzelne isolierte Nährstoffe kombiniert werden) sowohl unrealistisch als auch unnötig. Durch eine abwechslungsreiche Ernährung werden in der Regel alle Stoffe (gegebenenfalls mit den oben besprochenen Ausnahmen) in ausreichender Menge zugeführt. Jegliche restriktive Diät, also Ernährungsform bei denen einzelne oder sogar ganze Kategorien von Lebensmitteln ausgeschlossen werden, bergen mit zunehmender Restriktion aber eben das Risiko von Mangel- und Fehlernährung. Wer sich ausschließlich von Tierprodukten ernährt, bekommt keinerlei Ballaststoffe oder sekundäre Pflanzenstoffe. Wer sich ausschließlich von Pflanzen ernährt, bekommt kein B12. Rohköstler werden Probleme haben, ihren Kalorienbedarf zu decken. Je restriktiver die Ernährung, desto mehr bewusste Planung wird erfordert, um alle Nährstoffe abzudecken.

Wer auf Grund von Allergien viele Lebensmittel nicht zu sich nehmen kann, sich wegen Epilepsie ketogen ernährt (eine sehr fettreiche Diät, die medikamentenresistente Krampfanfälle reduziert) oder sich aus ethischen Gründen gegen Tierprodukte entscheidet, kann trotzdem seinen Nährstoffbedarf decken, es erfordert dann aber deutlich bewusstere Planung und Ernährungswissen.

7.5 Supplementation

Wenn wir wissen, welche Nährstoffe wir benötigen und durch unsere Ernährung nicht ausreichend zuführen, dann sind Nahrungsergänzungsmittel hilfreich. Bei einer ethisch motivierten veganen Ernährung beispielsweise, bei der (mit Ausnahme von angereicherten Lebensmitteln) kein Vitamin B12 zugeführt wird. Oder bei Säuglingen (präventive Vitamin K-Gabe). Oder in besonders vulnerablen Phasen wie einer Schwangerschaft (siehe Folsäure). Diese Empfehlungen finden sich in den entsprechenden Leitlinien. Grundsätzlich gilt: Wer weder schwanger noch stillend oder krank ist und sich entsprechend den Ernährungsempfehlungen ernährt, braucht keine Supplemente.[42]

Wer irgendwelche wunderbaren Effekte von Zufuhren oberhalb des Bedarfs beschwört, redet wahrscheinlich Unsinn. Es gibt aber durchaus viele Anwendungen, in denen hochdosierte Nährstoffe wie Medikamente eingesetzt werden. Deren Wirkung sollte dann eben auch mit Interventionsstudien belegt sein. Ansonsten können diese unbelegten Behauptungen auch ohne Beleg verworfen werden. Wer nicht gut belegte Interventionen ausprobieren will, sollte sich auch über mögliche Risiken informieren. Die einzige Gemeinsamkeit einiger „Wundermittel" und Superfoods ist, dass sie die Leber schädigen können. Hier sollte man also vorsichtshalber eine Fachkraft zu Rate ziehen!

42 Mehr dazu: Der Nährstoff-Kompass online kaufen, o. J.

8 Fazit Ernährung

Wir haben eine Reise durch Millionen Jahre Evolutionsgeschichte hinter uns, die uns Perspektiven eröffnet hat, warum wir essen, wie wir unsere Nahrung aussuchen und was uns dabei beeinflusst. Eine zentrale Erkenntnis dabei: Unser Kopf ist für unsere moderne Lebenswelt nicht gut angepasst. Unsere Wahrnehmung, unser Denken, unsere Entscheidungen sind auf Überleben und Fortpflanzung ausgerichtet, nicht auf ein langes, gesundes Leben, Glückseligkeit oder das Erkennen der objektiven Wahrheit.

Doch wenn wir die Grenzen unseres Denkens verstehen, die Verzerrungen und die Selbstimmunisierung erkennen, haben wir die Chance, einen Schritt zurückzutreten und unsere Überzeugungen kritisch zu hinterfragen. Nach der hier vorgestellten Definition von kritischem Denken müssen wir unsere Überzeugungen begründen und den Grad unserer Überzeugung an die Güte der Evidenz anpassen.

Um die Güte von Evidenz einschätzen zu können, haben wir die Stufen der Evidenzpyramide erklommen und dabei die Quellen von Verzerrungen und die Geschichte ihrer Entdeckung nachvollzogen. Selbst auf dem Gipfel haben wir jedoch zahlreiche Gründe entdeckt, warum wir auch hier noch kritisch sein sollten und wie wir selbst dann noch auf falsche Fährten gelockt werden können.

Die einfache Frage, ob etwas gesund oder ungesund ist, stellt sich als schwer zu beantworten und sehr individuell dar. Die Evidenz für starke Aussagen jenseits der Assoziationen von einigen Ernährungsmustern und bekannten Nährstoffbedarfen ist meist dünn und rechtfertigt keine starken Überzeugungen.

Wir haben besprochen, wie eine Fachgesellschaft aus diesen Daten allgemeine Ernährungsempfehlungen formuliert und die Hintergründe der wichtigsten Nährstoffe aufgearbeitet. Ich hoffe, du hast nun das Gefühl, eine gute Idee davon zu haben, warum wir essen, was wir essen, was wir essen sollten und woher wir wissen, was wir essen sollten.

Doch: Ernährung – als Quelle von Energie – und Bewegung (Sport) – als Hauptabnehmer dieser Energie – sind eng miteinander verknüpft. Zum Abschluss machen wir deshalb einen kleinen Abstecher zum Sport.

9 Bonuskapitel: Sport

Wir müssen essen. Bei der Betrachtung der Ernährung ergibt es daher Sinn zu überlegen, wie wir Ernährung gestalten sollten – denn *ob* wir uns ernähren, ist keine Frage. Aber wir *müssen* keinen Sport treiben. Wie man optimal Sport treibt, ist eine Frage, die weit hinter der Frage „Warum sollte ich mir das überhaupt antun?" liegt.

Daher ist dieses Bonuskapitel etwas anders als der Rest des Buches. Da es für die meisten eher wichtig ist, überhaupt anzufangen, werde ich auf Basis meiner Erfahrungen als Fitnesstrainer und Ernährungsberater meine persönlichen Tipps und Ansichten teilen – in der Hoffnung, den Auslöser zu geben, Sport aufzunehmen oder vielleicht zu intensivieren. Hier mischt sich also Evidenz mit subjektiven Ratschlägen.

Wir werden erst einmal besprechen, warum Sport wichtig ist und welche Hindernisse uns davon abhalten. Dabei werden wir auch wieder in der Evolution nach Erklärungen suchen. Danach werde ich konkrete Ratschläge auf Basis von offiziellen Empfehlungen zur Gestaltung eines Programms darstellen. Zum Schluss möchte ich meine ganz persönliche Perspektive auf Sport teilen.

9.1 Warum wir Sport treiben sollten

Man unterscheidet im Allgemeinen grob zwischen Krafttraining und Ausdauertraining. Der Standardtrainingsplan im Fitnessstudio beinhaltet sehr wahrscheinlich Übungen an Geräten mit 8 bis 12 Wiederholungen – das ist der optimale Bereich, um Muskelmasse aufzubauen. Mehr Muskelmasse bedeutet in der Regel auch mehr Kraft. Doch es gibt ganz unterschiedliche Arten von Kraft. Geht es um das höchste Gewicht, das man einmal bewegen kann? Oder um das Gewicht, das man über eine längere Zeit hinweg bewegen kann, etwa beim Bergauffahren mit dem Fahrrad? Und was ist mit der Kraft, die man spontan aufbringen kann, zum Beispiel beim Springen?

Es gibt viele Methoden, verschiedene Arten von Kraft zu trainieren – aber mehr Muskeln helfen immer. Daher kann man für den Zweck der allgemeinen Gesundheit Kraft- und Muskeltraining synonym verwenden. Beim Ausdauertraining hingegen werden viele und große Muskeln gleichzeitig und ohne Pausen genutzt, sodass die Versorgung mit Sauerstoff und der Abtransport von Kohlendioxid zur logistischen Herausforderung werden. Durch die Anstrengung wird der Herzmuskel stärker, die Lungen können mehr Luft aufnehmen, aber vor allem müssen die Muskelzellen die Effizienz ihrer Energieerzeugung verbessern.

Beide Anstrengungsarten sind wichtig. Oft überschneiden sich ihre positiven Effekte oder ein Training fordert sowohl Muskelkraft als auch das Herz-Kreislauf-System, sodass beide Effekte gleichzeitig erzielt werden.

Die Tabelle zeigt einen Auszug der Trainingseffekte von Kraft- und Ausdauertraining. Warum ist das so? Je mehr Muskeln zur Verfügung stehen, desto leichter kann Insulin den Blutzucker in diese einlagern – das freut die Bauchspeicheldrüsen und schützt vor Diabetes. Mehr Gefäße, die die Muskeln besser versorgen, verteilen den Blutdruck auf eine größere Fläche. Zudem werden die Gefäße durch die regelmäßigen Blutdruckspitzen beim Sport geschmeidiger. Auch Blutfette und Immunsystem passen sich an, um nur ein paar Beispiele zu nennen.

Wie genau diese Effekte im Detail entstehen, ist allerdings oft nicht abschließend geklärt. Im Gegensatz zu den Mechanismen ist jedoch eines sicher: Sport ist wichtig! Und zwar besser früher als später. Spätestens ab Anfang 30 wird es immer schwerer, Muskeln aufzubauen. Muskeln lediglich vor Abbau zu schützen, erfordert deutlich weniger Training.

Es ist wie mit dem Klimawandel: Jede Einsparung, die jetzt zwar weh tut, erspart uns in Zukunft viel drastischere Maßnahmen. Übertragen auf die Muskulatur heißt das: Jedes Gramm Muskelmasse, das wir früher aufbauen, kostet später weniger im Erhalt. Es ist mit deutlich weniger Aufwand zu erreichen, als wenn man es erst im Alter versucht. Es ist nie zu spät, anzufangen, aber je früher, desto besser. Je größer das Depot an Muskelmasse, desto besser. Dasselbe gilt übrigens auch für die Knochendichte: Durch Muskeltraining wird festerer Knochen aufgebaut. Werden Knochen nicht belastet und nagt der Zahn der Zeit, werden sie schneller brüchig.

Im Alter schützen starke Muskeln, gute Koordination und weniger Körperfett vor Gebrechlichkeit. Das größte Risiko dabei: Stürze. Dabei muss es nicht der dramatische Sturz von der Treppe sein – ein kleiner Stolperer reicht, um auf die Seite zu fallen. Sind die Knochen porös, bricht schnell der Oberschenkelhals. Ans Bett gefesselt, baut sich innerhalb kürzester Zeit Muskelmasse ab. Gute Koordination und Kraft helfen, einen Sturz abzufangen. Starke Knochen brechen seltener. Und je mehr Muskelmasse vorhanden ist, desto weniger gravierend wirkt sich der Muskelabbau im Bett aus und desto schneller ist der Wiederaufbau.

Circa jeder Sechste der Betroffenen einer Oberschenkelfraktur stirbt innerhalb von sechs Monaten. Mehr als 10 % der Überlebenden können danach nicht mehr selbstständig gehen.[43]

Doch auch mit Mitte vierzig kann man einen Autounfall haben und ans Bett gefesselt sein. Oder man erkrankt an Krebs und muss eine Chemotherapie durchstehen. Je weniger Muskelmasse vorhanden ist, desto schwerer ist es, nach einer OP wieder auf die Beine zu kommen. Und desto schlimmer sind die Nebenwirkungen der Chemotherapie.

Man könnte noch unzählige weitere Gründe nennen, warum Sport wichtig ist. Unabhängig von Krankheit oder Unfall bleibt die Frage: Wie lange möchte ich pflegefrei leben? Wie viel Lebensqualität bleibt, wenn ich körperlich nicht mehr in der Lage bin, am Leben teilzunehmen? Und warum sollte ich auf all die positiven Effekte wie besseres Aussehen oder gute Stimmung verzichten?

Es ist offensichtlich: Man sollte Sport treiben. Warum tun es trotzdem so wenige?

43 El, H. u.a. (2001): Mortality and locomotion 6 months after hospitalization for hip fracture: Risk factors and risk-adjusted hospital outcomes. PubMed.

9.2 Warum wir es trotzdem nicht tun

Offensichtliche Hindernisse für Training jeder Art sind Verletzungen. Mit einem gebrochenen Bein zu joggen ist keine Option. Fähige Trainer können eine große Hilfe sein, um mit Limitationen umzugehen und trotzdem trainieren zu können. Doch diese halten sich bevorzugt in Fitnessstudios oder Ähnlichem auf. Wenn weder ein Fitnessstudio noch ein Trainer zu Verfügung steht, ist das eine nachvollziehbare Hürde. Außerdem kosten Trainer und Trainingsanstalten Geld, welches bei den meisten von uns nicht im Überfluss vorhanden ist. Neben der finanziellen Belastung, der fehlenden Verfügbarkeit von Trainingsstätten und ggfs. körperlichen Einschränkungen werden häufig noch andere Gründe angegeben, die dem Training Steine in den Weg legen. Schauen wir als erstes etwas genauer auf soziale und psychologische Gründe.

9.2.1 Soziale Gründe

Fehlende Unterstützung im sozialen Umfeld und gender-basierte Hürden erschweren insbesondere das Krafttraining. Als Illustrationen werde ich Zitate aus der Arbeit von Vasudevan & Ford nutzen.[44]

Besonders Frauen berichten davon, dass sie angesprochen werden und ungefragt Vorschläge erhalten, dass sie angestarrt oder mit Kommentaren bedacht werden: „Frauen sollten nicht mit Gewichten trainieren“ oder „Du siehst nachher noch aus wie ein Typ“. Das sind eindeutig Äußerungen auf Basis von Einschätzungen, wie „Frauen sein sollten“. Auch wenn sich solche Vorstellungen hoffentlich ausschleichen, ist das ungefragte Ansprechen und Kommentieren eine Grenzüberschreitung, die nicht toleriert werden darf. Zwar dürfte es kaum möglich sein, absolute Sicherheit schaffen kann, aber die Wahl des Trainingsortes ist ein wichtiger Faktor. In Gewichthebevereinen oder Crossfit-Boxen, die einen Fokus auf schweres Krafttraining legen oder deren Mitgliedschaft eine jüngere Altersstruktur aufweist, sind die Chancen, mit solchen

---

44 Vasudevan, A. / Ford, E.: Motivational Factors and Barriers Towards Initiating and Maintaining Strength Training in Women. In: Prevention Science, 23(4), 2021, Article 4.

Barrieren	**Motivatoren**
Sozial:	**Sozial:**
- Geschlechtsbezogene und soziale Stigmatisierung	- Kameradschaft beim Training
- Fehlende Unterstützung	- Unterstützung durch Freunde, Familie und Partner
Psychologisch:	**Psychologisch:**
- Fehlender Fortschritt oder unerwartete Ergebnisse	- Körperbild und Fortschritt
- Interessen, Persönlichkeit und Vorlieben	- Verpflichtungsgefühl
Wissen:	**Wissen:**
- Unzureichendes Wissen und Verständnis von Krafttraining	- Verbesserung der allgemeinen Gesundheit und der muskuloskelettalen Gesundheit
- Fehlvorstellungen und geschlechtsbasierte Stigmata	- Zunahme von Wissen und Verständnis über Krafttraining
Physisch:	
- Verletzungen, Schmerzen und mangelnde Fitness	
Studioinfrastruktur und finanzielle Barrieren:	**Studioinfrastruktur und finanzielle Aspekte:**
- Ausstattung und Zugänglichkeit	- Finanzielle Anreize
- Finanzielle Hürden	- Aufsicht und Anleitung
- Fehlende Aufsicht oder Anleitung	
Zeit-/Aufwandsbezogen:	
- Verfügbarkeit von Zeit und Vereinbarkeit von Arbeit und Privatleben	
- Familienverpflichtungen und andere Verpflichtungen	

Motivationsfaktoren und Barrieren des Aufnehmens und Beibehaltens von Krafttraining von Frauen (nach Vasudevan, A. / Ford, E.: Motivational Factors and Barriers Towards Initiating and Maintaining Strength Training in Women).

Kommentaren bedacht zu werden, meiner Meinung nach deutlich niedriger als z. B. in Discounterstudios mit wenig Betreuung oder Studios mit höherem Altersdurchschnitt. Aber es kommt eben immer auf den Einzelfall an. Man sollte auf jeden Fall keine Scheu haben, verschiedene Studios auszuprobieren, um das zu finden, in dem man sich wirklich wohlfühlt. Dazu gehört meiner Meinung nach auch, wie vom Personal mit solchen Vorfällen umgegangen wird.

Doch selbst im engeren persönlichen Umfeld kann Unterstützung fehlen. Eine der Befragten berichtete aus der Familie folgenden Kommentar gehört zu haben: „Du musst abnehmen ... nicht Muskeln aufbauen." Eine andere erzählt: „Familienessen und Zusammenkünfte sind zu einem Albtraum geworden. Ich vermeide sie, wann immer ich kann ... Sie erwarten von mir, die fettigen Speisen zu essen, die sie zubereiten, und fühlen sich abgelehnt, wenn ich mein eigenes Essen mitbringe, obwohl ich ihnen nie predige, sich gesünder zu ernähren, weil sie übergewichtig sind ... Sie akzeptieren meinen Lebensstil überhaupt nicht ... Sie scheinen zu denken, ich wäre glücklicher, wenn ich heiraten, sesshaft werden und Kinder bekommen würde."

Wer im Familien- und Freundeskreis antagonisiert wird, hat schlechte Chancen, bei der Fitness zu bleiben. Wer sich *für* das Training und *gegen* das gemeinsame Abendessen mit Freunden entscheidet, die sich bei der Gelegenheit über die Anwesenden auslassen, braucht einen starken Willen.

Auf der Kehrseite ist ein unterstützendes Umfeld sehr hilfreich. Wer mit Freunden oder dem Partner zum Sport geht, wird dadurch motiviert. Das gegenseitige Anspornen kann sogar zu höheren Leistungen führen und die Verbindlichkeit von Verabredungen zwingt einen auch bei fehlender Motivation aus dem Haus.

Das familiäre und ganz sicher das soziale Umfeld sind nicht außerhalb unseres Einflusses. Ein ehrliches Gespräch über die Wirkung von Aussagen, Wünsche nach Unterstützung bis zu klaren Grenzziehungen können viel verändern. Ich kenne viele Menschen, die quasi vom Saulus zum Paulus konvertiert sind und nun einen positiven Einfluss auf ihr Umfeld ausüben. Wenn das keinen Erfolg zeigt, kann man sich schlussendlich fragen, wie viel Zeit man mit Menschen verbringen möchte, die einem ein schlechtes Gefühl geben, wenn man etwas für seine Gesundheit und das Wohlbefinden tut.

9.2.2 Psychologische Gründe

Zu den psychologischen Faktoren zählt fehlendes Interesse. Ich denke, man kann sagen, dass Gerätetraining durchaus nicht hochstimulierend ist: dieselbe Maschine, dieselben Wiederholungen, dieselben Pausen. Natürlich sollte sich das über die Zeit auch ändern, um noch einen Trainingsreiz zu erzielen, aber es ist sicher kein Actionfilm. Wenn dann auch noch die Erfolge ausbleiben, ist nachvollziehbar, dass man zur Karteileiche im Fitnessstudio wird. Doch die Konzeptualisierung des Trainings kann auch ein immenser Motivator sein: Es kommt auf die Perspektive an.

„Ich hebe ein Gewicht vom Boden, um es dann wieder hinzulegen" ist weniger motivierend als „Ich möchte meinen Enkel hochheben können".

Außerdem würde ich jedem empfehlen, lieber immer weiter neue Sportarten und Kurse auszuprobieren, statt den Versuch zu wagen, gegen mangelnde Motivation mit Disziplin anzutreten. Das Training in Gruppen oder zu Musik wird sehr oft als viel motivierender empfunden als alleine zu trainieren.

„Ich mache das, weil mich Leute sonst beurteilen" kann eine negative Motivation sein. „Ich trainiere, weil ich stark genug sein will, ein Auto hochzuheben" motiviert meiner Erfahrung nach besser.

Ebenso wird es als positiv bewertet, wenn das Training obligatorisch ist. Wer einen Kurs fest gebucht hat – besonders, wenn es kein Geld zurück gibt –, wird mit recht hoher Wahrscheinlichkeit auch auftauchen, selbst wenn die Lust niedrig ist. Umgekehrt ist die Wahrscheinlichkeit, spontan zu einem Kurs zu gehen, wenn man gerade keine Lust hat, deutlich geringer.

Ich bin ein sehr großer Freund dieser odysseeischen Selbstbindung. Der Name stammt aus der griechischen Mythologie, in der Odysseus weiß, dass er dem Gesang der Sirenen ausgesetzt sein wird. Um sich also von vornherein die Möglichkeit zu nehmen, der Versuchung nachzugeben, lässt er sich an den Mast binden und widersteht so dem Unwiderstehlichen.

Ich habe lange Zeit versucht, mein naturwissenschaftliches Wissen autodidaktisch aufzubessern. Ich würde behaupten, ich war durchaus ambitioniert und diszipliniert bei der Sache. Doch wirklich große Fortschritte machte ich nie. Also beschloss ich, ein weiteres Studium zu beginnen. Neben meiner Arbeit habe ich es selten geschafft, zu den Vorlesungen zu gehen. Ich zahlte nun aber dafür, mich für Prüfungen anzumelden und zu einem bestimmten Zeitpunkt ausreichend über ein Thema gelernt haben zu müssen. Klausurphasen sind stressig, aber durch die freiwillige Selbstbindung an Klausuren und den Studienverlauf habe ich unendlich viel mehr gelernt, als ich alleine geschafft hätte. Die Versuchung von allem Anderen war sonst meistens größer als die Lernmotivation...

Doch der mit Abstand wichtigste und in unseren Genen verankerte Grund, keinen Sport machen zu wollen, ist einfach: Wir sind faul! Und zwar zurecht!

9.2.3 Faulheit: Vielen Dank Evolution!

Wir können nicht auf Nahrung verzichten. Ein paar Minuten schon, sicher. Ein paar Stunden sind unangenehm, aber machbar. Aber normalerweise lassen wir keinen Tag freiwillig das Essen ausfallen. Spätestens nach einigen Tagen ist das Maß voll. Wenn die Reserven aufgebraucht sind, haben wir ein Problem. Die kurzfristigen Speicher sind also nicht immens. Das hat zur Folge, dass wir regelmäßig Nahrung brauchen, um uns mit Energie zu versorgen.

Wir haben bisher viel darüber gesprochen, wie wir uns evolutionär angepasst haben, um in einer kargen Welt ohne Überfluss möglichst viele Kalorien zu uns zu nehmen. Doch in dieser kargen Welt gab es auch keine Supermärkte oder Lieferdienste. Kalorien waren nicht nur rar, sondern wir mussten über unsere Entstehungsgeschichte hinweg auch einiges an Kalorien investieren, um an neue Kalorien zu kommen. Um nicht zu verhungern, brauchten wir also neben einer Vorliebe für Energieaufnahme auch eine Abneigung gegen Energieverbrauch.

> „Generation um Generation wachten unsere Vorfahren, jung und alt, jeden Morgen dankbar dafür auf, am Leben zu sein – und ohne Wahl, sondern aus purer Notwendigkeit, verbrachten sie mehrere Stunden mit Gehen, Graben und anderen körperlichen Aktivitäten, um den nächsten Tag zu überleben. Manchmal spielten oder tanzten sie auch zum Vergnügen und aus sozialen Gründen. Ansonsten vermieden sie in der

> Regel unnötige körperliche Aktivitäten, die Energie von dem einzigen Zweck ablenkten, der aus evolutionärer Sicht wirklich zählt: Fortpflanzung. Das daraus resultierende Paradoxon ist, dass unser Körper sich nie so entwickelt hat, dass er ohne lebenslange körperliche Aktivität optimal funktioniert – doch unser Geist hat sich nie so entwickelt, dass er uns antreibt, uns zu bewegen, es sei denn, es ist notwendig, angenehm oder auf andere Weise lohnend.“[45]

Wir müssen vielleicht atmen, aber müssen wir *jetzt* schon den Müll runterbringen? Müssen wir kochen oder reicht bestellen? Ein Abend auf der Couch oder lieber eine Stunde joggen? Die evolutionäre Wahl fällt immer auf das, was am wenigsten anstrengend ist. Wir sind berechtigterweise einfach faul!

Es ist völlig normal, lieber Zucker und Fett essen zu wollen als Salat. Es ist ebenso völlig normal, auf der Couch liegen zu wollen, statt Sport zu treiben: Es ist absolut normal, lieber Eis zu essen als Eis zu laufen. Wenn dann noch die Freunde Eis essen wollen, wir uns das Fitnessstudio nicht leisten können und wir denken, dass wir das eh nicht schaffen, kommen ausreichend Gründe zusammen, die uns vom Sport abhalten. Doch falsche Vorstellungen über Sport mit unrealistischen Erwartungen sind auch große Hemmnisse, um Sport überhaupt aufzunehmen.

Manchmal wundert man sich, wie sehr die Effekte von Training sowohl gnadenlos über- als auch unterschätzt werden. Ich weiß nicht, wie oft ich auf den Vorschlag, zweimal die Woche Krafttraining zu machen, den Ausspruch „Ich will aber nicht wie Arnold Schwarzenegger aussehen“ gehört habe (besonders von Frauen). Es wäre wirklich toll, wenn so minimaler Aufwand Muskelmasse auf dem Niveau von gedopten Spitzenathleten verschaffen könnte. Ich weiß nicht, von wem ich diesen Vergleich gehört habe, aber er ist wunderbar: „Kein Krafttraining machen zu wollen, weil man Angst hat wie Schwarzenegger auszusehen, ist wie keinen Führerschein machen zu wollen, weil man nicht Formel 1 fahren will.“

Auf der anderen Seite befürchten Menschen, sie müssten ihr komplettes Leben hinter sich lassen und zum Profisportler werden, um positive Effekte zu realisieren. In einem frühen Stadium kann bei Diabe-

---

45 Lieberman, D.: Exercised: The Science of Physical Activity, Rest and Health, 2020.

tes eine 5- bis 10%ige Körpergewichtsreduktion ausreichen, um kein Insulin mehr spritzen zu müssen. Um das zu erreichen, braucht man keine 20 Stunden Training die Woche. (Das ist zwar effektiver durch Ernährung zu erreichen, aber macht den Punkt hoffentlich trotzdem verständlich.)

9.3 Die kürzeste Trainingslehre der Welt

Man kann sehr viele Wörter nutzen, um die Essenz von gesunder Ernährung zusammenzufassen, aber eigentlich reichen wenige Kernelemente aus, um auf deren Fundament eine absolut ausreichende Fitness zu bewahren. Wer bereits Sport treibt, für den mögen diese Ausführungen redundant sein. Doch für alle, die kein Kraft- oder Ausdauertraining betreiben (oder sogar keins von beiden), ist es hoffentlich wertvoll. Also los.

9.3.1 Krafttraining

Es ist durchaus möglich, Krafttraining auch ohne Geräte oder Gewichte, z. B. zu Hause und ohne Betreuung, durchzuführen. Das erfordert aber mehr Wissen über Technik und Trainingsplanung. Um die notwendige Intensität zu erreichen, gehe ich im Folgenden von Training mit Gewichten aus – entweder freien Gewichten (wie Hanteln, Scheiben, Hämmern usw.) oder Trainingsgeräten im Fitnessstudio.

Die Weltgesundheitsorganisation empfiehlt, mindestens an zwei Tagen pro Woche moderat intensives Krafttraining aller großen Muskelgruppen zu absolvieren. Aber was bedeutet „moderate Intensität"?

Nehmen wir an, wir heben ein Gewicht und müssten die Belastung auf einer Skala von 0 bis 10 einschätzen: Eine 0 bedeutet, dass die Belastung so gering ist, dass wir sie kaum spüren. Wir könnten das den ganzen Tag machen und dabei einschlafen. Eine 10 wäre so unfassbar anstrengend, dass wir alle Kraft aufbringen müssten, um die Bewegung zu Ende zu führen. Selbst der angedrohte Tod unserer Familie und sämtlicher Katzenbabys, wenn wir nicht noch eine Wiederholung schaffen, würde uns nicht ausreichend motivieren. Moderate Belastung liegt ungefähr bei einer 5 oder 6; intensive Belastung beginnt bei 7 oder 8.

Warum brauchen wir diese Intensität? Ein Muskel wächst nur, wenn er mit einer Leistung gefordert wird, die über dem aktuellen Niveau liegt. Nur dann ergibt es für den Körper Sinn, Energie zu investieren, um stärker zu werden. Bei einer Intensität von 2 oder 3 passiert (fast) nichts. Der Körper denkt sich: Warum zusätzliche Muskeln aufbauen, wenn ich die Belastung eh locker schaffe? Zusätzliche Muskeln kosten Energie – im Aufbau und im Alltag. Also passiert: nichts. Wer sich nicht ausreichend anstrengt, gibt dem Körper keinen Grund, sich zu verändern.

Wenn die Intensität über längere Zeit gleich bleibt, passt sich der Körper daran an und der Trainingseffekt verschwindet. Ein Gewicht, das am Anfang noch eine 7 war, wird mit der Zeit zur 6, dann zur 5 und irgendwann zur 4. Nun gibt es keinen Grund mehr, stärker zu werden. Ziel muss es also sein, die Belastung regelmäßig zu steigern, um das Muskelwachstum aufrechtzuerhalten.

Jedes Training ist besser als keins. Doch zu leichtes Training bremst höchstens den Verfall. Wer schon Zeit investiert, kann genauso gut den maximalen Effekt mitnehmen. Sich nicht anzustrengen spart keine Zeit, sondern nur Erfolg.

Wie viele Wiederholungen man macht oder wie oft man solche Serien (Sätze) wiederholt, ist gar nicht so wichtig. Bei 8 bis 12 Wiederholungen klappt das am einfachsten. Einmal pro Woche kann schon ausreichen, um minimale Fortschritte zu erzielen. Der Trainingszustand und die Erholung bestimmen, wie oft und wie intensiv trainiert werden kann, ohne sich zu überlasten. Anfänger starten meist mit zwei Trainingstagen pro Woche, mit jeweils mindestens einem Tag Pause dazwischen. Je mehr Sätze, desto höher die Belastung. Anfänger beginnen vielleicht mit sechs Sätzen per Muskelgruppe pro Woche, während Profis auch über 20 Sätze durchführen.

Es gibt unzählige Variablen, an denen man schrauben kann und mit denen sich Trainer täglich auseinandersetzen. Aber es gibt nur wenige fundamentale Grundregeln. Wer diese befolgt, hat 90% geschafft:

Dranbleiben: Der Körper braucht Zeit zur Anpassung. Zwei verpasste Wochen mit je zwei Trainingstagen kann man nicht durch zwei

Wochen mit je vier Einheiten kompensieren. Klar, Krankheit oder Urlaub sind okay. Aber wer jede Woche konsistent trainiert, wird mehr Fortschritte machen als jemand, der ständig aussetzt. Auch an Tagen ohne Motivation: Halbes Gewicht, aber dranbleiben, ist viel besser als ausfallen lassen. Wie mein Basketballcoach immer sagte: „Wer regelmäßig zum Training kommt, kann gar nicht verhindern, besser zu werden."

Steigern: Der Trainingseffekt bleibt nur erhalten, wenn sich der Reiz dem Leistungsniveau anpasst. Wer nicht steigert, hört auf, aufzubauen, und bremst höchstens noch den Abbau. Klar, der Fortschritt verlangsamt sich mit der Zeit. Profis steigern ihr Gewicht manchmal über Wochen oder Monate nicht. Wer aber über Monate keine Fortschritte macht, ist entweder auf Profiniveau – oder macht etwas falsch (zu wenig Reiz oder zu wenig Erholung).

Ich kann es nicht genug betonen: Wer sich irgendwie anstrengt, konsistent bleibt und versucht, die Belastung zu steigern, macht zu 95% alles richtig. Trainer sind wichtig, besonders bei gesundheitlichen Einschränkungen. Aber an den Grundregeln ändert auch der beste Coach nichts.

Meine Tipps fürs Krafttraining

Jede Muskelgruppe mindestens zweimal pro Woche trainieren, mit 8 bis 12 Wiederholungen in drei Serien.

Schön anstrengen und immer versuchen die Belastung zu steigern!

Die Belastung am besten über das Gewicht steigern. Mehr Serien sind super (10 pro Woche pro Muskelgruppe sind sehr gut, bis zu 15 pro Woche bringen mehr Effekte, danach macht man sich irgendwann eher kaputt).

Richtige Umgebung suchen: Wer keine Menschen mag, geht in den Wald oder trainiert im Keller; wer Leute mag, muss dorthin, wo die Mensch nett sind. Einfach ausprobieren. Manchmal wird man auch positiv überrascht.

Kurse nutzen: Es gibt feste Termine, es gibt eine soziale Einbettung. Wer Probleme hat, sich zu motivieren, sollte Kurse probieren. Notfalls alle! Wer gerne auf Schlagermusik Fahrrad fährt, mag vielleicht nicht von einem übermotivierten Muskelberg motiviert werden. Andersrum macht es anderen Spaß, an die Grenzen zu gehen und eine lockere Schlagerfahrt klingt fürchterlich! Je nach Kursleiter, je nach Inhalt muss man vielleicht erst das passende finden.

9.3.2 Ausdauertraining

Die Empfehlung für Ausdauertraining lautet pro Woche mindestens 150 bis 300 Minuten moderat intensive aerobe Belastung, 75 bis 150 Minuten intensives Training oder eine Kombination daraus. Egal ob Schwimmen, Laufen oder Fahrradfahren. Schwimmen ist sehr gelenkschonend, wenn man Probleme hat. Ansonsten bin ich persönlich kein großer Fan von Schwimmen. Aufgrund der Gelenkschonung wird es oft älteren Menschen vorgeschlagen. Durch die Kälte im Wasser bekommt man allerdings mehr Hunger und tendiert dazu, mehr zu essen, als man verbraucht. Im Gegensatz zum Laufen führt hier mehr Körperfett durch das Zusatzgewicht aber nicht zu mehr Kalorienverbrauch, sondern verbessert vielleicht sogar die Wasserlage, erniedrigt den Widerstand und sorgt so für weniger Kalorienverbrauch und ein trügerisches Gefühl von Ausdauerleistung. Wenn Körperfettabbau ein Ziel ist, kann das ungünstig sein. Fahrradfahren ist auch eher gelenkschonend und mein Favorit, wenn nicht gelaufen werden kann. In Fitnessstudios stehen auch allerlei andere Möglichkeiten zur Auswahl wie Ergometer die Treppen steigen, Rudern oder Ski fahren simulieren.

Wie eingangs besprochen sind wir auf konstante Bewegung ausgelegt. Wenn wir sitzen, sackt unser Blut in die Beine und das Herz hat kaum etwas zu tun. Längeres ununterbrochenes Sitzen sollte vermieden werden. Wer viel sitzt, sollte mehr als diese empfohlene Mindestmenge trainieren, um die negativen Effekte abzumildern.

Meine Tipps fürs Ausdauertraining

Langes Sitzen vermeiden. Während ich diese Worte schreibe, bemerke ich, dass ich seit mindestens drei Stunden nicht aufgestanden bin. (Einen Moment bitte...)

Nachdem ich mir also gerade etwas zu trinken geholt habe, um mich zu bewegen, gestehe ich, dass das auch mir schwerfällt. Aber wir sind nicht auf stundenlanges Sitzen ausgelegt. Ich versuche öfter in sogenannten Pomodoro-Sprints zu arbeiten: 25 Minuten eine einzige Aufgabe dann 5 Minuten Pause. Das ist eine gute Möglichkeit, in diesen 5 Minuten einmal aufzustehen und sich ganz kurz durchzubewegen.

So oder so sollte man sich eine richtige Ausdauerbelastung suchen: Auch hier rate ich schwerstens, so lange zu probieren, bis man etwas findet, was gefällt. Ich war nie ein Freund des Laufens. Das Training für einen Marathon hat mich motiviert und auf langen, sehr langsamen Läufen Podcasts zu hören, hat die Belastung nicht nur erträglich, sondern angenehm gemacht. Es gibt unzählige Sportvereine und Fitnesskurse, die den Puls hochbringen. Bewegung ist alternativlos: Wer lange genug sucht, wird etwas finden, was Spaß macht.

Glück trainieren: Nach jeder Sportpause durch Urlaub oder Krankheit fühlt sich der Neustart *schrecklich* an. Wenn ich nicht wüsste, dass aufgeben keine Option ist, würde ich jedes Mal schwören, dass Sport einfach nichts für mich ist! Es dauert viele Einheiten, bis man sich wieder an solche Belastungen gewöhnt. Das Gefühl körperlicher Zerstörung wandelt sich mit steigender Toleranz zu einem Gefühl von euphorischer Erschöpfung. Ich glaube: Es dauert, bis Sport (vor allem Ausdauersport) Spaß machen kann. Nur wer lange genug dabei bleibt, um immer und immer wieder zu spüren, dass nach dieser ekligen Anfangsphase, nach dem Aufraffen und Nörgeln am Ende ein positives Gefühl steht, kann in Antizipation des schönen Gefühl eine echte Lust entwickeln, Sport zu treiben. Ich gehe *wirklich* selten zum Sport, weil ich *Lust* habe, mich anzustrengen. Meistens bin ich davor schon sehr angestrengt und will einfach auf die Couch. Ich gehe trotzdem, weil ich *weiß*, dass es mir danach besser gehen wird. Daher zählt auch hier die Grundregel: Dran bleiben.

Da Ausdauertraining zum Ausgleich von körperlicher Inaktivität wichtiger ist als zur Leistungssteigerung gilt hier nicht mal die Regel des Steigerns. Wer täglich wenig sitzt und morgens fünf Kilometer locker joggen geht, muss nicht immer schneller werden und immer länger laufen. Hauptsache man ist aktiv. Warum das so ist, wird vielleicht klarer nach dem nächsten Kapitel.

Exkurs: 10.000 Schritte

Bestimmt hat jeder schon einmal von den berühmten 10.000 Schritten pro Tag gehört, die man absolvieren sollte. Gibt es eine Studie, die zeigt, dass bei 10.000 Schritten eine magische Grenze erreicht ist, bei der beispielsweise das Risiko für irgendwelche Krankheiten sinkt? Mitnichten. Die Firma namens Yamasa, die den ersten Schrittzähler herausbrachte, stammt aus Japan. Dort gibt es ein Schriftzeichen, das mit einer Silbe gelesen wird und für 10.000 steht: MAN. Der erste Schrittzähler *manpokei* heißt übersetzt der „10.000 Schritt-Zähler", weil das gut klang und es ein einziges Zeichen für eine große Zahl gab. Die magische Grenze dieser Schritte ist das Ergebnis des Treffens von Marketing und der japanischen Sprache / Schrift. Trotzdem können 10.000 Schritte eine sinnvolle Zielmarke sein, um auf körperliche Aktivität zu achten. Sie sind aber völlig willkürlich. Vor allem sollte die körperliche Aktivität aber davon abhängen, ob man sich tagsüber auch viel bewegt oder eben fast durchgängig sitzt.

9.4 Perspektive

Besonders Schreibtischjobs reduzieren natürliche, spontane Gelegenheiten zur Bewegung drastisch. Ein konkretes Beispiel: Aufstehen, 20 Minuten Frühstück im Sitzen, eine Stunde Bahnfahrt im Sitzen, acht Stunden Arbeit plus eine Stunde Mittagspause im Sitzen, eine Stunde Rückfahrt, zwei Stunden Fernsehen im Liegen. Dazwischen vielleicht Gänge zur Toilette. Insgesamt: ca. 13 Stunden fast vollständige Bewegungslosigkeit.

Zum Vergleich: Die Hadza, eine Jäger-und-Sammler-Gesellschaft, verbringen im Schnitt 135 Minuten pro Tag mit moderater bis intensiver körperlicher Aktivität.[46] Stühle sind eine relativ neue Erfindung. Auch die Hadza sitzen, aber nicht auf Sesseln: Sie hocken oder sitzen auf Steinen, Baumstämmen oder dem Boden. Das ist anstrengender,

46 Raichlen, D.A. u.a.: Physical activity patterns and biomarkers of cardiovascular disease risk in hunter-gatherers. In: American Journal of Human Biology, 29(2), 2017, e22919.

erfordert mehr Körperspannung, die Haltung wird ständig gewechselt. Ich bin sicher kein Maßstab, aber: Muskelkater vom Sitzen auf einer Picknickdecke? Hatte ich.

Wie sich unsere Lebensmittel durch Ackerbau und Züchtung verändert haben, haben wir bereits besprochen. Würden wir unseren Vorlieben für Fett, Zucker und Salz unkontrolliert nachgeben, hätten wir ein Problem. Doch „gesunde" Ernährung und „gesunde" Bewegung unterscheiden sich in einem entscheidenden Punkt: Essen *müssen* wir. Mehrmals täglich.

Bewegung? *Müssen* wir theoretisch gar nicht. Und wenn, dann nicht nur dreimal. Wir könnten uns jederzeit spontan entscheiden, joggen zu gehen – tun es aber in 99,99 % der Fälle nicht. Unsere Vorfahren *mussten* sich bewegen, sonst gab es kein Essen. Heute ist Bewegung optional.

Meine persönliche Wahrnehmung ist, dass Sport als eine Art Kirsche auf der Torte angesehen wird. Meiner Erfahrung nach sind folgende Ansichten häufig anzutreffen:

Wer gesund ist *und* Sport treibt, tut etwas besonders Gutes. Es ist eine Kür, ein Extra, das man zusätzlich für seine Gesundheit investiert. Aber man *muss* es nicht. Es geht ja auch ohne. Spielsport? Macht man, wenn's Spaß macht oder man Lust auf Wettkampf hat. Aber wer kein Fußball mag, muss auch kein Fußball spielen.

Fitnessstudios wiederum gelten oft als Orte, an denen man für sein Aussehen oder für die Menge bewegter Gewichte bewertet wird. Es scheint eine Dreistigkeit zu sein, ein Fitnessstudio betreten zu wollen, ohne bereits einen vorzeigbaren Körper zu haben.

Wer sich zweimal die Woche überwindet, ins Studio zu gehen, weil der Arzt meinte, man müsse etwas tun, macht wirklich etwas Tolles und erbringt eine krasse Leistung.

Doch setzen wir das einmal ins Verhältnis: Wer zweimal pro Woche 30 Minuten joggt (gesamt: 60 Minuten), erreicht gerade einmal 6 % der 945 Minuten Bewegung pro Woche, die die Hadza durchschnittlich leisten. Und dafür gelten wir schon als sportlich? Das wäre, als würde jemand 6 % seiner Kalorien aus „gesunden" Lebensmitteln beziehen und dafür gefeiert: „Du hast den Döner *mit* Salat bestellt, du lebst ja wirklich *sehr* gesund!" Der Referenzstandard für Sport liegt nur knapp über null. Doch das sollte nicht so sein.

Zähne putzen

Kilometerweit zur Wasserstelle laufen, im Boden nach Wurzeln graben, Wild jagen – all das ist „natürliche“ körperliche Aktivität. Sportarten wie Gewichtheben, Radfahren oder Inlineskating haben damit wenig zu tun, sorgen aber für vergleichbare Anpassungsprozesse im Körper. Wer keinen körperlich aktiven Beruf hat, braucht künstliche Bewegung. Sport ist unsere Ersatzhandlung für die Bewegung, die der Alltag nicht mehr bietet.

Zucker fördert Karies. Bakterien im Mund ernähren sich davon, produzieren Säure und greifen damit den Zahnschmelz an. Unsere Vorfahren hatten vermutlich seltener Karies. (Wie sich in der Recherche herausstellt, ein durchaus kontroverses Thema.)

Doch statt alles in unserem Leben zurück auf Steinzeit zu setzen, um Karies zu verhüten, haben wir die Zahnbürste erfunden: eine „künstliche“ Lösung für ein modernes Problem. Sie verhindert Karies nicht, mildert aber die Folgen unserer modernen Ernährung.

Sport ist das Bewegungs-Äquivalent dazu. Fast Food, Zucker und Aromen sind auf Ernährungsseite das, was Aufzüge, Rolltreppen und Lieferdienste auf der Bewegungsseite sind. Ich plädiere also dafür, Sport wie Zähneputzen zu sehen: Als notwendiges Übel, das die Folgen moderner Bequemlichkeit abmildert. Zwei Minuten Zähneputzen, zweimal täglich, gelten als Minimum. Einmal pro Woche Zähneputzen? Besser als nichts, aber weit von optimal entfernt. Den Standard für Sport haben wir hier vorgestellt: zweimal Krafttraining und dreimal Ausdauertraining.

Ich hasse Zähneputzen! Besonders abends. Ich hasse auch meistens, zum Sport zu gehen. Aber hinterher bin ich froh. Auf dem Weg dorthin fühle ich jedoch jedes Mal George Sheehans Zitat in mir aufsteigen: „Sport wird gegen den eigenen Willen ausgeübt und nur beibehalten, weil die Alternative noch schlimmer ist.“

9.5 Abnehmen mit Sport

Es ist vielleicht interessant, auch einmal eine kontroverse Sichtweise vorzustellen. Beim Thema Abnehmen denken viele sicher an Sport. Doch in der Leitlinie zur Adipositas findet Sport keine besondere Anerkennung. Er wird auch nur zum Gewichtserhalt erwähnt, nicht zum Abnehmen. In der Tat ist das auch ein sehr wichtiger Aspekt. Es gibt Hinweise, dass Sport dabei hilft die Kalorienaufnahme zu justieren, sodass nur so viele Kalorien zu sich genommen werden, wie verbraucht wurden. Durch den Sport werden also zwar auch mehr Kalorien gebraucht, aber vielleicht insgesamt weniger *zusätzlich verzehrt* als *zusätzlich verbraucht* wurden. Wer also durch eine Diät Gewicht verliert, könnte das durch Sport auf dem Niveau halten. Der Effekt von leichtem Sport auf das Gewicht ist allerdings überschaubar. Viele Menschen überschätzen sehr stark die Kalorien, die bei Sport verbrannt werden. Eine intensive 20-minütige Einheit kann einen für den ganzen Tag ausschalten, verbrennt aber wahrscheinlich nur wenige hundert Kalorien (je nach Tätigkeit, Training, Körpergewicht usw.). Das ist durch eine unmerklich größere Portion beim Abendessen wieder drin! Ernährung ist mit Abstand der größere Hebel. *Aber…*

Sport in einem Umfang, den die meisten als „normal“ bezeichnen würden, hat kaum einen Effekt. Doch wie ich hoffentlich darlegen konnte, ist der Referenzrahmen völlig verschoben. Im evolutionären Maßstab liegt „normale“ Bewegung bei mehreren Stunden pro Tag. Hunderte von übergewichtigen Menschen zu einem entsprechenden Sport- und Ernährungsprogramm zu verpflichten, ist sehr wahrscheinlich kaum möglich. Für die breite Gesellschaft ist ein so intensives Sportprogramm unrealistisch und wird vielleicht deswegen auch nicht empfohlen.

Doch für das Individuum ist es natürlich möglich, durch Sport abzunehmen. Mein Lieblingsbeispiel ist Triathlon. Hier wird jede Woche geschwommen, Rad gefahren und gelaufen – je nach Ambition mehrere Stunden pro Tag! Wenn ich 90 Minuten joggen gehe und anschließend eine Stunde Rad fahre, verbrenne ich so viele Kalorien, dass ich das mit zwei „gesunden“ Mahlzeiten gar nicht abdecken kann. Ein Freund von mir hat so tatsächlich 70 kg Fett abgenommen und seine Liebe zum Sport gefunden. Ich persönlich würde, wenn ich Körperfett abbauen möchte, lieber *jeden Tag* 1000 Kalorien mehr durch Bewegung verbrennen, als jeden Tag 1000 Kalorien einzusparen.

Ein anderer Faktor, der nach meinem Verständnis nicht berücksichtigt wird, ist der langfristige Effekt von Muskelaufbau. Muskeln verbrauchen mehr Energie als Fett. Mit einer größeren Muskelmasse steigt der Energiebedarf pro Tag. Nach einigen Monaten Training verbrennt man natürlich kaum mehr als vorher. Aber wer Krafttraining zur Gewohnheit macht, kann nach zwei bis drei Jahren auf mehrere Kilogramm Muskelmasse kommen. Die mir bekannten Bodybuilder oder Powerlifter haben eher ein Problem damit, *genug* Kalorien zu essen, als dass sie darauf verzichten müssten. Das ist eine ganz andere Perspektive!

Das passiert nicht über Nacht, aber wenn man Sport als an sich alternativlos und wichtig akzeptiert – und eben nicht als Mittel zum Zweck des Abnehmens –, dann ist es auch egal, dass der Effekt erst verzögert auftritt. Dies nicht als Option in einer Leitlinie aufzunehmen, finde ich schon nachvollziehbar. Doch es ist durchaus möglich und hängt meiner Einschätzung nach stark von der Konzeptualisierung von Sport ab.

Literaturverzeichnis

Asher, Richard: Talking Sense About Medicine. London: Pitman Medical, 1972, S. 46

Biotechnology Innovation Organization, Informa Pharma Intelligence & QLS (2021): Clinical Development Success Rates and Contributing Factors 2011-2020. https://go.bio.org/rs/490-EHZ-999/images/ClinicalDevelopmentSuccessRates2011_2020.pdf

C, B., A, K., Pm, K., L, B., G, B., C, P., A, K., T, S., R, P., R, C., & R, S. (2005). Efficacy and safety of cholesterol-lowering treatment: Prospective meta-analysis of data from 90,056 participants in 14 randomised trials of statins. Lancet. https://pubmed.ncbi.nlm.nih.gov/16214597/

Cartier, J.: The voyages of Jacques Cartier: Published from the originals with translations, notes and appendices. Hrsg. von H.P. Biggar. F.A. Acland 1924

Christopher, B. (21. September 2016): Why the Father of Modern Statistics Didn't Believe Smoking Caused Cancer. Priceonomics. https://priceonomics.com/why-the-father-of-modern-statistics-didnt-believe/

Cohen, G. L. (2003): Party Over Policy: The Dominating Impact of Group Influence on Political Beliefs. Journal of Personality and Social Psychology, 85(5), S. 808-822. https://doi.org/10.1037/0022-3514.85.5.808

Constitution of the World Health Organization (1948): https://www.who.int/about/governance/constitution

Dachverband Osteologie e.V. (12. Februar 2024). DVO Leitlinie Osteoporose 2023. https://leitlinien.dv-osteologie.org/

Donaldson (o.J.): Anton Mesmer and his Animal Magnetism. Royal College of Physicians of Edinburgh, https://www.rcpe.ac.uk/heritage/heritage-blog/anton-mesmer-and-his-animal-magnetism (abgerufen 28. Februar 2025)

Donaldson, IML: „The Reports of the Royal Commission on Mesmer's System of Animal Magnetism and Other Contemporary Documents". James Lind Library, Sibbald Library, o.J. https://www.rcpe.ac.uk/sites/default/files/files/the_royal_commission_on_animal_-_translated_by_iml_donaldson_1.pdf, S. 33 (abgerufen am 28. Februar 2025).

El, H., J, M., Jj, W., Ea, E., Sb, S., M, G., Rs, M., Ma, M., Gm, O., & Al, S. (2001): Mortality and locomotion 6 months after hospitalization for hip fracture: Risk factors and risk-adjusted hospital outcomes. Jounral of the American Medical Association. https://pubmed.ncbi.nlm.nih.gov/11386929/

Fc, B., Ss, A.-A., S, B., K, B., Mp, B., G, C., C, C., Jp, C., S, C., R, C., Pc, D., L, D., U, E., J, F., Cm, F., L, G., M, G., R, J., Pt, K., … Jf, W. (o.J.): World Health Organization 2020 guidelines on physical activity and sedentary behaviour. British Journal of Sports Medicine, https://pubmed.ncbi.nlm.nih.gov/33239350/ (abgerufen 16. September 2024)

Fragen und Antworten zu Cumarin in Zimt und anderen Lebensmitteln – BfR (27. September 2012), https://www.bfr.bund.de/de/fragen_und_antworten_zu_cumarin_in_zimt_und_anderen_lebensmitteln-8439.html (abgerufen 21. Februar 2025)

Gilbert, R. / Salanti, G. / Harden, M. / See, S. (o. J.): Infant sleeping position and the sudden infant death syndrome: Systematic review of observational studies and historical review of recommendations from 1940 to 2002. International Journal of Epidemiology, https://academic.oup.com/ije/article-abstract/34/4/874/692905?login=false (abgerufen 5. April 2025)

Goldacre, Ben: Bad Pharma: How Drug Companies Mislead Doctors and Harm Patients. London: Fourth Estate 2012

Goldacre, Ben: I Think You'll Find It's a Bit More Complicated Than That. London: Fourth Estate 2014

Greenberg, S. A. (2009): How citation distortions create unfounded authority: Analysis of a citation network. https://doi.org/10.1136/bmj.b2680

Ibn Sina (2010): The Canon of Medicine. James Lind Library. https://www.jameslindlibrary.org/ibn-sina-c-1012-ce-c-402-ah/

Ibrahim, M. K. M. / Elnimeiri, M. K. M. (2020): Non-classical presentation of vitamin D deficiency: A case report. Journal of Medical Case Reports, 14(1), 126. https://doi.org/10.1186/s13256-020-02454-1

Institute for Health Metrics and Evaluation (2024): Global Burden of Disease 2021: Findings from the GBD 2021 Study. https://www.healthdata.org/research-analysis/library/global-burden-disease-2021-findings-gbd-2021-study

Irle, M. / Möntmann, V. / Festinger, L.: Theorie der Kognitiven Dissonanz (2. Aufl.). Hogrefe 2012

Kahneman, Daniel: Schnelles Denken, langsames Denken. München: Siedler Verlag 2012

Kovic, M. (2016): A generalized defnition of critical thinking. Swiss Skeptics Discussion Paper Series 1, 1, S. 1-31

Lepper, E.R. / Smith, N.F. / Cox, M.C. / Scripture, C.D. / Figg, W.D. (2006): Thalidomide metabolism and hydrolysis: Mechanisms and implications. Current Drug Metabolism, 7(6), 677–685. https://doi.org/10.2174/138920006778017777

Lexchin, J. / Bero, L.A. / Djulbegovic, B. / Clark, O. (2003): Pharmaceutical industry sponsorship and research outcome and quality: Systematic review. In: BMJ: British Medical Journal, 326(7400), 1167

Lieberman, Daniel E. Exercised: Why Something We Never Evolved to Do Is Healthy and Rewarding. New York: Pantheon 2021

Lj, A., Tj, M., E, O., Wm, V., Lp, S., Fm, S., Ga, B., Tm, V., Ja, C., Mm, W., Ph, L., & N, K. (1997): A clinical trial of the effects of dietary patterns on blood pressure. DASH Collaborative Research Group. New England Journal of Medicine. https://pubmed.ncbi.nlm.nih.gov/9099655/

Luyken, R., / Luyken-koning, F. W. M. / Pikaar, N.A. / Blom, A.: „Nutrition Studies in New Guinea“. In: The American Journal of Clinical Nutrition 14, Nr. 1 (1964): 13–27. https://doi.org/10.1093/ajcn/14.1.13.

Macleod, Malcolm R. / O'Collins, Tori / Horky, Laura L. / Howells, David W. / Donnan, Geoffrey A. (2005): Systematic review and metaanalysis of the efficacy of FK506 in experimental stroke. In: Journal of Cerebral Blood Flow and Metabolism. https://doi.org/10.1038/sj.jcbfm.9600064

Mc, H. (2011): The importance of potassium in managing hypertension. In: New England Journal of Medicine. https://pubmed.ncbi.nlm.nih.gov/21403995/

Mcleod, J.C. / Stokes, T. / Phillips, S.M. (2019): Resistance Exercise Training as a Primary Countermeasure to Age-Related Chronic Disease. In: Frontiers in Physiology, 10, 645. https://doi.org/10.3389/fphys.2019.00645

Nickerson, R.S. (2002): The production and perception of randomness. In: Psychological Review, 109(2), 330-357. https://doi.org/10.1037/0033-295X.109.2.330

Paré, Ambroise: The Works of M. Ambroise Paré, Advisor, and First Surgeon to the King, with Figures and Portraits Concerning Anatomy as Well as Surgical Instruments, and Several Monsters. https://www.jameslindlibrary.org/pare-a-1575/

Pinker, Steven: Rationality: What It Is, Why It Seems Scarce, Why It Matters. New York: Viking 2021

Preston, Richard: Hot Zone – A terrifying true story. 1st Anchor Books Edition Knopf Doubleday Publishing Group, 1994.

Raichlen, D.A. / Pontzer, H. / Harris, J.A. / Mabulla, A.Z.P. / Marlowe, F.W. / Josh Snodgrass, J. / Eick, G. / Colette Berbesque, J. / Sancilio, A. / Wood, B.M. (2017): Physical activity patterns and biomarkers of cardiovascular disease risk in hunter-gatherers. In: American Journal of Human Biology, 29(2), e22919. https://doi.org/10.1002/ajhb.22919

Randomised trial of cholesterol lowering in 4444 patients with coronary heart disease: The Scandinavian Simvastatin Survival Study (4S). (1994). In: The Lancet. https://doi.org/7968073

Reproducibility Project: Psychology. (o.J.). https://doi.org/10.17605/OSF.IO/EZCUJ

Rippetoe, Mark: Starting Strength: Basic Barbell Training. 3rd ed. Wichita Falls, TX: The Aasgaard Company 2011.

Rs, V., Mg, L., Ep, L., Jc, E., Cj, O., Wb, K., & D, L. (2001). Impact of high-normal blood pressure on the risk of cardiovascular disease. New England Journal of Medicine. https://pubmed.ncbi.nlm.nih.gov/11794147/

Sagan, C. / Druyan, A.: The Demon-Haunted World: Science as a Candle in the Dark (12th ed. edition). Random House Publishing Group 1997

Simmons, J.P. / Nelson, L.D. / Simonsohn, U. (2011): False-Positive Psychology: Undisclosed Flexibility in Data Collection and Analysis Allows Presenting Anything as Significant. https://journals.sagepub.com/doi/full/10.1177/0956797611417632

Smith, L.A. / Cornelius, V.R. / Plummer, C.J. / Levitt, G. / Verrill, M. / Canney, P. / Jones, A. (2010): Cardiotoxicity of anthracycline agents for the treatment of cancer: Systematic review and meta-analysis of randomised controlled trials. In: BMC Cancer, 10(1), 337. https://doi.org/10.1186/1471-2407-10-337

Smollich, Martin. Der Nährstoff-Kompass. München: Gräfe und Unzer 2025

Strohm, D. (2013): Glykämischer Index und glykämische Last – ein für die Ernährungspraxis des Gesunden relevantes Konzept? In: Ernährungsumschau, 1. chrome-extension://efaidnbmnnnibpcajpcglclefindmkaj/https://www.ernaehrungs-umschau.de/fileadmin/Ernaehrungs-Umschau/pdfs/pdf_2013/01_13/EU01_2013_M026_M038.2.pdf

The Cardiac Arrhythmia Suppression Trial (CAST) Investigators (1989). Preliminary Report: Effect of Encainide and Flecainide on Mortality in a Randomized Trial of Arrhythmia Suppression after Myocardial Infarction. In: New England Journal of Medicine, 321(6), S. 406-412. https://doi.org/10.1056/NEJM198908103210629

Ungar, Peter S. Evolution's Bite: A Story of Teeth, Diet, and Human Origins. Princeton, NJ: Princeton University Press 2017

Vasudevan, A. / Ford, E. (2021): Motivational Factors and Barriers Towards Initiating and Maintaining Strength Training in Women: A Systematic Review and Meta-synthesis. Prevention Science, 23(4), Article 4. https://doi.org/10.1007/s11121-021-01328-2

Wagner, Lorenz. „Leben lassen". In: SZ Magazin, 10. Januar 2019. https://sz-magazin.sueddeutsche.de/gesundheit/leben-lassen-86606

Wann, S. / Thomas, G.S. (2014): What can ancient mummies teach us about atherosclerosis? Trends in Cardiovascular Medicine, 24(7), S. 279-284. https://doi.org/10.1016/j.tcm.2014.06.005

Wechsler, M.E. / Kelley, J.M. / Boyd, I.O.E. / Dutile, S. / Marigowda, G. / Kirsch, I. / Israel, E. / Kaptchuk, T. J. (2011): Active Albuterol or Placebo, Sham Acupuncture, or No Intervention in Asthma. In: The New England journal of medicine, 365(2), S. 119-126. https://doi.org/10.1056/NEJMoa1103319

Willett, Walter C. / Skerrett, Patrick J.: Harvard Medical School Guide – Gesunde Ernährung. Stuttgart: TRIAS 2022

WMA – The World Medical Association – WMA Declaration of Helsinki – Ethical Principles for Medical Research Involving Human Participants. (o.J.), https://www.wma.net/policies-post/wma-declaration-of-helsinki/ (abgerufen 2. Mai 2025)

Worm, M., Reese, I., Ballmer-Weber, B., Beyer, K., Bischoff, S. C., Classen, M., Fischer, P. J., Fuchs, T., Huttegger, I., Jappe, U., Klimek, L., Koletzko, B., Lange, L., Lepp, U., Mahler, V., Niggemann, B., Rabe, U., Raithel, M., Saloga, J., … Kleine-Tebbe, J. (2015): Guidelines on the management of IgE-mediated food allergies. In: Allergo Journal International, 24, 256–293. https://doi.org/10.1007/s40629-015-0074-0

Worm, Nicolai: LOGI-Methode: Glücklich und schlank. Lünen 2009

Wrangham, Richard. Catching Fire: How Cooking Made Us Human. New York: Basic Books 2009

Zajonc, R.B. / Rajecki, D.W. (2013): Exposure and affect: A field experiment. In: Psychonomic Science, 17(4), Article 4. https://doi.org/10.3758/BF03329178

Abbildungsnachweis

Seite 48: Idee von James Kennedy (https://jameskennedymonash.wordpress.com/2013/12/12/ingredients-of-an-all-natural-banana/).

Seite 64: Nach G.L. Cohen: Party Over Policy: The Dominating Impact of Group Influence on Political Beliefs (2003), S. 811.

Seite 76: tylervigen.com/spurious/correlation/2496.

Seite 112: Wechsler, M.E. u.a.: Active Albuterol or Placebo, Sham Acupuncture, or No Intervention in Asthma (2011), S. 123 bzw. 124.

Seite 126 und 128: Greenberg, S. A. How citation distortions create unfounded authority: Analysis of a citation network, 2009, S. 4 bzw. S. 5.

Seite 130: Smith, L. A. et al.: Cardiotoxicity of anthracycline agents for the treatment of cancer, 2010, S. 6.

Seite 136 und 137: Hauner, Hans / Angela Bechthold / Heiner Boeing u.a.: „Evidence-Based Guideline of the German Nutrition Society: Carbohydrate Intake and Prevention of Nutrition-Related Diseases". Annals of Nutrition and Metabolism 60, Nr. Suppl. 1 (2012), S. 1-58. https://doi.org/10.1159/000335326, S. 17 bzw. S. 18.

Seite 139: https://www.awmf.org/regelwerk/stufenklassifikation-nach-systematik.

Seite 141: Randall Munroe, xkcd.com.

Seite 163: Institute for Health Metrics and Evaluation. „Global Burden of Disease 2021: Findings from the GBD 2021 Study". 2024. https://www.healthdata.org/research-analysis/library/global-burden-disease-2021-findings-gbd-2021-study.

Seite 172: Konstantin Linder.

Seite 198: Nach Evidenzbasierte Leitlinie: Fettzufuhr und Prävention ausgewählter ernährungsmitbedingter Krankheiten, DGE e.V., 2015, S. 204-205.

Seite 211: Taschenleitlinie der Europäischen Gesellschaft für Kardiologie, ESC / ESH Pocket Guidelines, S. 33.

Seite 225: Nach Vasudevan, A. / Ford, E.: Motivational Factors and Barriers Towards Initiating and Maintaining Strength Training in Women, 2021, S. 686.

Alibri